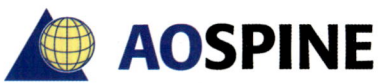

AOSPINE大师丛书

颈椎创伤

丛书主编 [巴西] Luiz Roberto Vialle
主　　编 [荷] F. Cumhur Öner
　　　　　[美] Alexander R. Vaccaro
主　　译 孙宇

山东科学技术出版社

图书在版编目（CIP）数据

颈椎创伤/（巴西）路易斯·罗伯托·维埃勒（Luiz Roberto Vialle）等主编；孙宇主译．—济南：山东科学技术出版社，2019.3

（AOSpine大师丛书）

ISBN 978-7-5331-9759-9

Ⅰ．①颈… Ⅱ．①路… ②孙… Ⅲ．①颈椎–脊柱损伤–诊疗 Ⅳ．① R681.5

中国版本图书馆CIP数据核字（2019）第006265号

Copyringt © of the original English language edition 2015 by Thieme Medical Publishers, Inc., New York, USA.
Original title:
AOSpine Masters Series, Volume 5: Cervical Spine Trauma
Editor: Luiz Roberto Vialle
Guest editors: F. Cumhur Öner / Alexander R. Vaccaro
图字号：15-2016-14

颈椎创伤

JINGZHUI CHUANGSHANG

责任编辑：李志坚
装帧设计：孙　佳

主管单位：山东出版传媒股份有限公司
出 版 者：山东科学技术出版社
　　　　　地址：济南市市中区英雄山路189号
　　　　　邮编：250002　电话：（0531）82098088
　　　　　网址：www.lkj.com.cn
　　　　　电子邮件：sdkj@sdpress.com.cn
发 行 者：山东科学技术出版社
　　　　　地址：济南市市中区英雄山路189号
　　　　　邮编：250002　电话：（0531）82098071
印 刷 者：山东临沂新华印刷物流集团有限责任公司
　　　　　地址：山东省临沂市高新技术产业开发区
　　　　　　　　新华路东段
　　　　　邮编：276017　电话：（0539）2925659

规格：16开（184mm×260mm）
印张：12.75　字数：210千
版次：2019年3月第1版　2019年3月第1次印刷
定价：138.00元

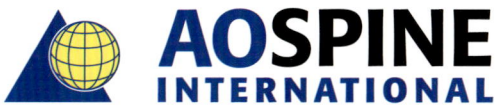

AOSpine 大师丛书

丛书主编　Luiz Roberto Vialle, MD, PhD

卷 1　转移性脊柱肿瘤
卷 2　原发性脊柱肿瘤
卷 3　颈椎退变性疾病
卷 4　成人脊柱畸形
卷 5　颈椎创伤
卷 6　胸腰椎创伤
卷 7　脊髓损伤与再生
卷 8　腰背痛
卷 9　儿童脊柱畸形
卷 10　脊柱感染

丛书主编

Luiz Roberto Vialle, MD, PhD
Professor of Orthopedics, School of Medicine
Catholic University of Parana State
Spine Unit
Curitiba, Brazil

主编

F. Cumhur Öner, MD
Professor
Spinal Surgery
University Medical Center Utrecht
Utrecht, The Netherlands

Alexander R. Vaccaro, MD, PHD
Richard H. Rothman Professor and Chairman
Department of Orthopaedic Surgery
Professor of Neurosurgery
Co-Director, Delaware Valley Spinal Cord Injury Center
Co-Chief of Spine Surgery
Sidney Kimmel Medical Center at Thomas Jefferson University
President, Rothman Institute
Philadelphia, Pennsylvania

编者

Ahmet Alanay, MD
Professor
Department of Orthopedics and Traumatology
Faculty of Medicine
Acibadem University
Istanbul, Turkey

David T. Anderson, MD
Orthopaedic Spine Surgeon
OrthoCarolina
Charlotte, North Carolina

Richard Assaker, MD, PHD
Professor
Department of Neurosurgery
Centre Hospitalier Regional Universitaire de Lille
Clinque de Neurochirurgie
Lille, France

Ronald L.A.W. Bleys, MD, PhD
Professor of Anatomy
Department of Anatomy
University Medical Center Utrecht
Utrecht, The Netherlands

Thomas Cha, MD, MBA
Orthopaedic Spine Center
Boston, Massachusetts

Saad B. Chaudhary, MD, MBA
Assistant Professor
Department of Orthopaedics
Mount Sinai Beth Israel
New York, New York

Xavier Demondion, MD, PhD
Professor
Musculoskeletal Department of Radiology
Centre Hospitalier Regional Universitaire de Lille
Lille, France

Máximo-Alberto Díez-Ulloa, MD
Associate Professor
Doctor in Medicine and Surgery
University of Santiago de Compostela
Orthopaedics and Traumatology Service
Universitary Hospitalary Complex of Santiago de Compostela
Santiago de Compostela, Spain

Peter M. Formby, MD
Resident
Department of Orthopaedics
Walter Reed National Military Medical Center
Bethesda, Maryland

Ahmer K Ghori, MD
Chief Resident
Harvard Orthopaedic Surgery Residency
Department of Orthopaedic Surgery
Massachusetts General Hospital
Boston, Massachusetts

C. Chambliss Harrod, MD
Attending Spinal Surgeon
Bone and Joint Clinic of Baton Rouge
Baton Rouge, Louisiana

Melvin D. Helgeson, MD
Chief
Pediatric and Spine Surgery Service
Department of Orthopaedic Surgery
Walter Reed National Military Medical Center
Orthopaedics Department
Bethesda, Maryland

Frank Kandziora, MD, PhD
Head of Department
Center for Spinal Surgery and Neurotraumatology
Zentrum für Wirbelsäulenchirurgie und Neurotraumatologie
Berufsgenossenschaftliche Unfallklinik
Frankfurt am Main, Germany

Dana Leonard, BA
Clinical Research Coordinator
Department of Orthopaedic Surgery
Brigham and Women's Hospital
Boston, Massachusetts

Kevin P. McCarthy, MD
Bone and Joint Clinic
Baton Rouge, Louisiana

Paul W. Millhouse, MD
Rothman Institute
Thomas Jefferson University
Philadelphia, Pennsylvania

William Muñoz, MD
Resident
Department of Orthopaedics
Rutgers New Jersey Medical School
Doctor's Office Center
Newark, New Jersey

Nuno Neves, MD
Orthopedic Surgeon
Spine Group
Orthopedic Department
Centro Hospitalar Sao João
Faculty of Medicine, University of Porto
Porto, Portugal

F. Cumhur Öner, MD
Professor
Spinal Surgery
University Medical Center Utrecht
Utrecht, The Netherlands

Ripul Rajen Panchal, DO
Assistant Professor
Department of Neurological Surgery
University of California Davis Medical Group
Sacramento, California

Wilco C. Peul, MD, PhD
Director
Spine Intervention Prognostic Study Group
Leiden University Medical Center
Medical Center Haaglanden
The Hague, The Netherlands

William A. Robinson, MD
Resident Physician
Department of Orthopaedic Surgery
The Mayo Clinic
Rochester, Minnesota

Philipp Schleicher, MD
Fellow
Center for Spinal Surgery and Neurotraumatology
Berufsgenossenschaftliche Unfallklinik
Frankfurt am Main, Germany

Matti Scholz, MD
Senior Consultant
Department for Trauma and Orthopaedic Surgery
Berufsgenossenschaftliche Unfallklinik
Frankfurt am Main, Germany

Gregory D. Schroeder, MD
Rothman Institute
Thomas Jefferson University
Philadelphia, Pennsylvania

Alexander R. Vaccaro, MD PhD
Richard H. Rothman Professor and Chairman
Department of Orthopaedic Surgery
Professor of Neurosurgery
Co-Director, Delaware Valley Spinal Cord Injury Center
Co-Chief of Spine Surgery
Sidney Kimmel Medical Center at Thomas Jefferson University
President, Rothman Institute
Philadelphia, Pennsylvania

Jorrit-Jan Verlaan, MD, PhD
Orthopaedic Surgeon
University Medical Center
Utrecht, The Netherland

Luiz Roberto Vialle, MD, PhD
Professor of Orthopedics, School of Medicine
Catholic University of Parana State
Spine Unit
Curitiba, Brazil

Michael J. Vives, MD
Associate Professor
Chief
Spine Division
Department of Orthopedics
Rutgers New Jersey Medical School
Newark, New Jersey

Carmen L.A. Vleggeert-Lankamp, MD
Department of Neurosurgery
Leiden University Medical Center
Leiden, The Netherlands

Caglar Yilgor, MD
Assistant Professor
Department of Orthopedics and Traumatology
Faculty of Medicine
Acibadem University
Istanbul, Turkey

Fahed Zairi, MD
Assistant Professor
Department of Neurosurgery
Lille University Hospital
Lille France

主　译

孙　宇　北京大学第三医院骨科　主任医师

译　者（按姓氏笔画排序）

刁垠泽　北京大学第三医院骨科　副主任医师
王圣林　北京大学第三医院骨科　主任医师
田　耘　北京大学第三医院骨科　主任医师
吕　杨　北京大学第三医院骨科　副主任医师
刘　鑫　北京大学国际医院　医学博士
张一龙　北京大学第三医院骨科　医学博士
张凤山　北京大学第三医院骨科　主任医师
张　立　北京大学第三医院骨科　主任医师
张志山　北京大学第三医院骨科　副主任医师
张学军　首都医科大学附属北京儿童医院　主任医师
陈　欣　北京大学第三医院骨科　副主任医师
周非非　北京大学第三医院骨科　副主任医师
赵衍斌　北京大学第三医院骨科　副主任医师
唐　冲　北京大学首钢医院　副主任医师
曹　隽　首都医科大学附属北京儿童医院　医学博士
熊　健　北京大学人民医院　副主任医师
潘胜发　北京大学第三医院骨科　副主任医师

丛书序

脊柱医疗的进展日新月异。在脊柱病变的处理方面,需要尽快整合现有的最佳循证医学证据和专家观点,这对当代脊柱医疗专业人士是一个挑战。"AOSpine 大师丛书"正是做了这种尝试——该系列中每一卷都展示了针对一种疾患的专家观点(入路、诊断、临床要点和难点),并介绍了目前最有价值的研究成果。

为了给更多的读者带来大师级的教程和学术会议的精华,AOSpine 邀请了全球知名的脊柱外科领域领军者来编写这套"大师丛书",以便分享他们的经验和观点,并提供相关的文献。每本书的内容都关注当今最引人注目的话题,有时也是有争议的话题。

这套"AOSpine 大师丛书"格式独特而高效,使读者快速聚焦于与主题紧密相关的核心信息,同时也鼓励读者进一步查阅推荐的文献。

通过这些方法,AOSpine 正在推动全球的脊柱医学事业的发展。

Luiz Roberto Vialle, MD, PhD

序

颈椎创伤的诊断和治疗是一个快速发展的领域。影像学和重症监护的发展，以及专科器械和手术技术的进步，使许多遭受以往是致死性损伤的患者获得救治。但是，如果不能正确判断这些损伤并采取恰当的治疗措施，往往会给患者带来灾难性后果，其中许多损伤伴有神经系统损伤。随着人们对脊髓原发性和继发性损伤机制的认识的不断深入，早期手术减压和稳定的重要性已经被广泛接受。因此，首要工作是让所有脊柱外科医师做好准备，能够对遭受这些损伤的患者迅速做出正确的诊断和治疗。

尽管以往脊柱损伤通常是高能量创伤的结果，患者一般多被送往专科诊疗中心，但是随着人口老龄化，许多老年患者因为低能量创伤（跌倒）发生颈椎损伤而被送往社区医院急诊室。本书将帮助脊柱外科医师轻松应对这些复杂损伤。

本书对上颈椎和下颈椎（枢椎以下）最常见损伤的基本概念进行了详尽叙述。专家们详细讨论了解剖、生物力学、患者的评估，以及在处理这些复杂病例过程中作出决策的重要步骤。每一章节的作者既讨论了历史文献，同时又综合分析了当代文献，并结合个人的临床经验一并呈现给了读者。作者们还以最佳循证医学数据为依据建立了治疗原则。

F. Cumhur Öner, MD

Alexander R. Vaccaro, MD, PhD

孙宇 译

目 录

1 颈椎解剖 ··· 1
2 颈椎的生物力学：正常状态与损伤状态 ··· 15
3 颈椎损伤的评估 ·· 23
4 颈椎外伤的非手术治疗 ·· 37
5 枕骨髁骨折和枕颈分离 ·· 48
6 寰椎损伤 ··· 61
7 齿突骨折，Hangman 骨折与枢椎体骨折 ·· 73
8 压缩性损伤（AO A 型损伤）·· 83
9 下颈椎损伤：分离损伤（AO B 型损伤）·· 94
10 关节突和侧块骨折 ··· 106
11 颈椎脱位（AO C 型损伤）··· 116
12 颈胸结合部损伤 ··· 130
13 颈椎外伤合并强直性脊柱炎或弥漫性特发性骨肥厚症 ···························· 139
14 类风湿性关节炎和骨质疏松 ·· 146
15 儿童颈椎损伤 ·· 155
16 新的 AOSpine 下颈椎损伤分型系统 ·· 168
索 引 ··· 176

1
颈椎解剖

原著 Ronald L. A. W. Bleys
翻译 张一龙　审校 孙 宇

■ 引言

颈椎是脊柱的一部分，上至颅骨，下至胸部。颈椎有C1~C7共七节椎骨。由于所承受的重量较下方椎节小，所以椎骨也较小。虽然颈椎间盘的厚度比胸椎和腰椎的椎间盘要薄一些，但是相对于椎体高度来说，颈椎间盘要相对厚一些，这样更有利于增加颈椎的活动性，因为颈椎的屈曲、仰伸、侧屈及旋转幅度是所有脊柱节段中最大的。关节突关节的方向和颈椎周围软组织较少等特点，也进一步增加了颈椎的活动性。C3~C6椎骨是典型的颈椎椎骨。寰椎（C1）和枢椎（C2）是不典型的，C7由于棘突较长也有所不同。

采用颈椎前路和后路手术入路时，需要注意很多重要结构。由于头部重心在颈椎前方，所以颈部后方肌肉更加丰富。后方肌肉分为多个层次。颈部后方最上方的枕下肌对于维持坐姿非常重要。

许多神经和血管与颈椎关系密切。脊神经来自椎间孔，椎动脉则穿过横突孔。

本章将讨论颈椎椎骨、相关韧带、后方肌肉及颈椎血供的一般特征，并进一步描述上颈椎及下颈椎。

■ 一般特征

颈椎椎骨

C3~C7椎骨与胸椎和腰椎类似，由椎体、椎弓和7个突起组成（图1.1）。椎体小而宽，其上表面呈鞍形，两侧向上突起形成钩突。椎体前上缘轻微下陷，而椎体前下缘也轻微向下凸出，并与椎间盘前方部分重叠。椎体这些特殊的表面形状限制了侧向和前后方向的滑动。

椎弓位于椎体后方，分为两个椎弓根和两个椎板。椎孔位于椎体与椎弓间，面积大并呈三角形，容纳颈膨大。颈膨大是脊髓位于颈椎位置的膨大部分，与上肢的神经支配有关。椎弓根的上、下方是上、下椎骨切迹，构成椎间孔，脊神经由此穿过。7个突起包括2个横突、1个棘突和4个关节突。颈椎横突的特点是其有一个孔——横突孔。横突由腹侧部分和背侧部分组成，腹侧部分为肋脊的残留，背侧部分为原始横突。横突在侧方止于前结节和后结节。由于椎动脉向上走行在上方6个椎体的横突孔中，

颈椎创伤

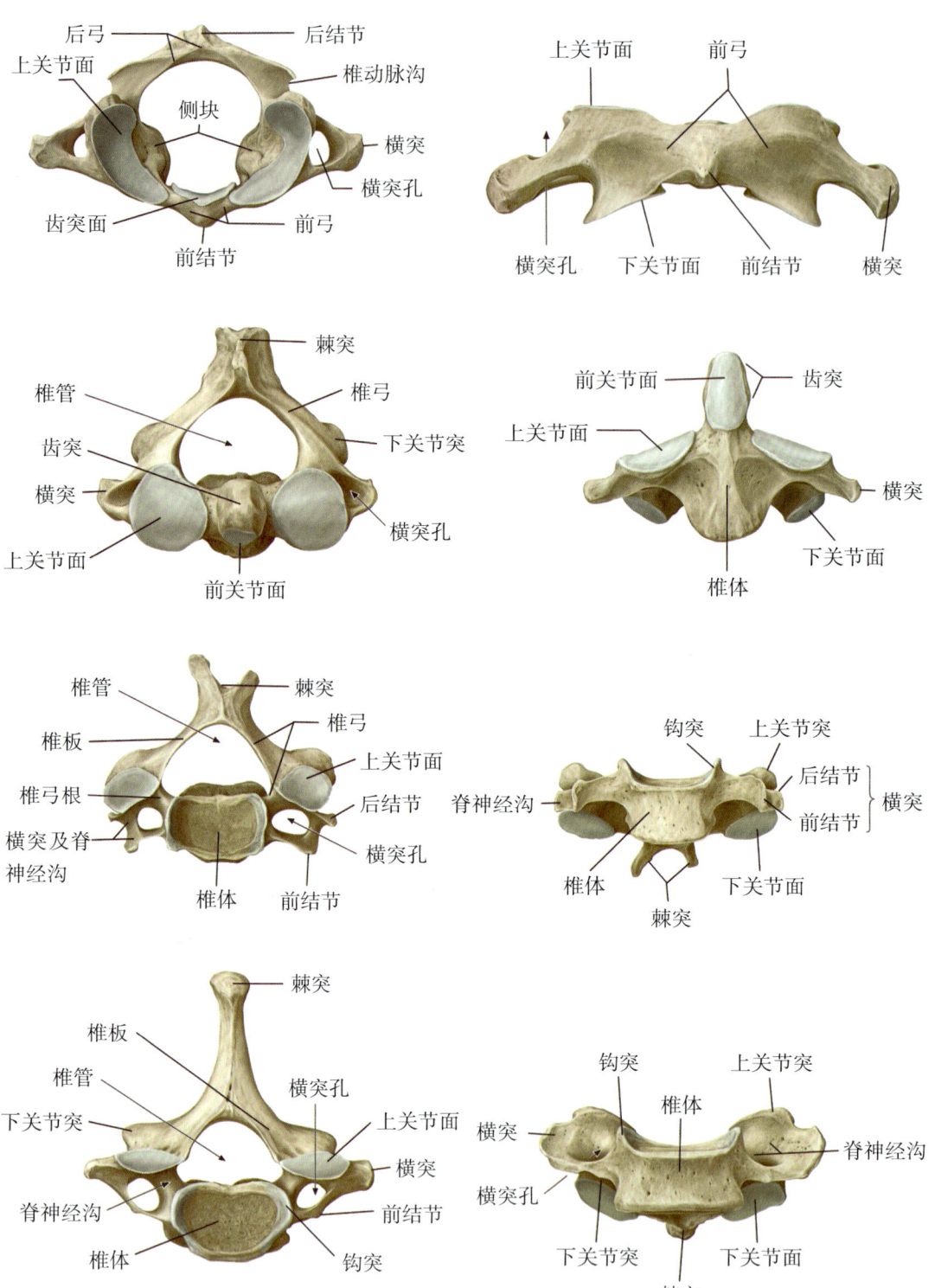

图 1.1 第一、第二、第四、第七颈椎的上面观（a）和前面观（b）（引自 Schuenke M, Schulte E, Schumacher U, eds. Thieme Atlas of Anatomy. General Anatomy and Musculoskeletal System. New York: Thieme; 2006. © Thieme, 2005. Illustration by Karl Wesker.）

因此 C7 的横突孔较小。

C3~C6 的棘突呈分叉状，C3~C5 的棘突则较短。已有关于人种和性别的差异报道，短而分叉的棘突在白人男性中多见[1]。C7 的棘突较长且不分叉，与 C3~C6 的棘突不同。该椎体被称为隆椎，因为多数人的该椎体都有显著的棘突，并且可以在体表轻易触及，尤其是在屈曲位时。但是 C6 和 T1 的棘突有几乎一致的特点，所以很难区分 C6、C7 和 T1。

C1 和 C2 椎体将在下文中进行讨论（见"枕部与上颈椎"）。

脊柱的韧带

椎骨由若干韧带连接（图 1.2）。韧带可以分为沿着脊柱最大部分走行的长韧带和连接相邻椎体的短韧带。长韧带包括前纵韧带、后纵韧带和棘上韧带。

前纵韧带是连接椎体前侧方的坚强、宽大的韧带，由枕骨延伸至 C1 的前结节，继而向下直至骶骨前方。前纵韧带最上

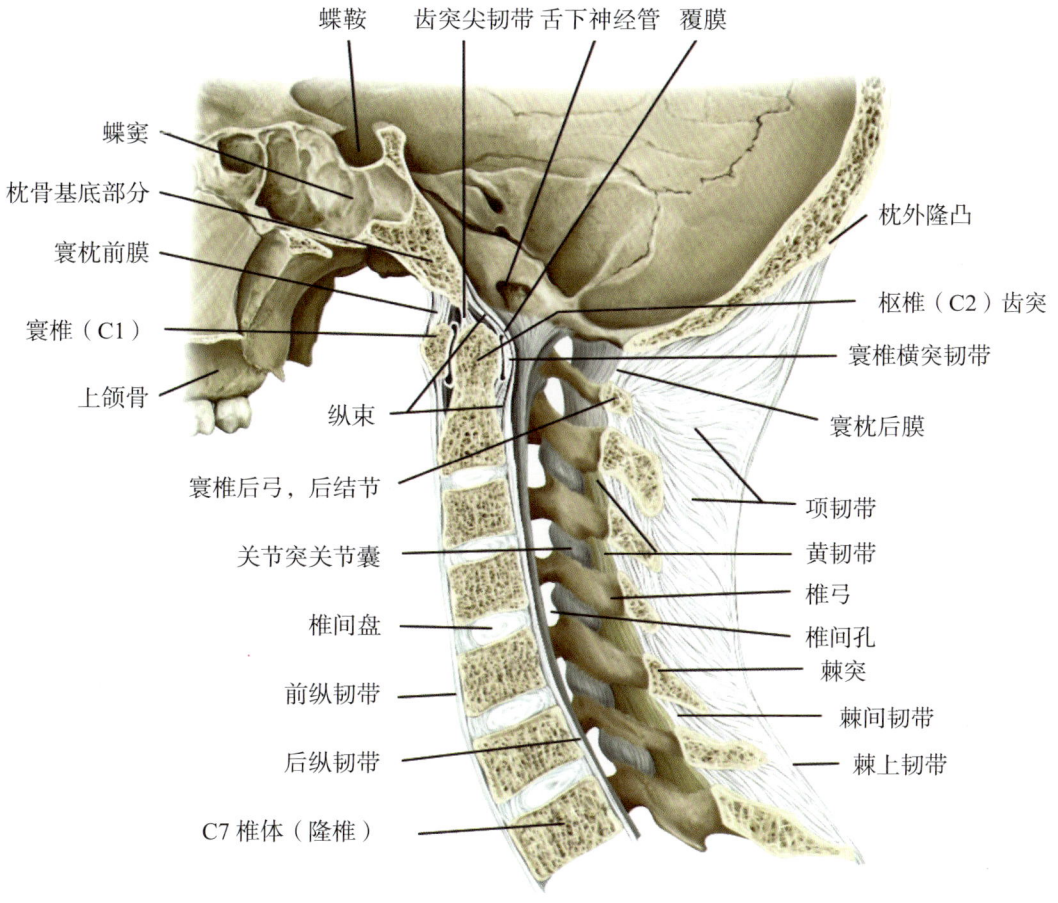

图 1.2 颈椎韧带正中矢状面，左侧观（引自 Schuenke M, Schulte E, Schumacher U, eds. Thieme Atlas of Anatomy. General Anatomy and Musculoskeletal System. New York: Thieme; 2006. © Thieme, 2005. Illustration by Karl Wesker.）

方的部分相对较窄。前纵韧带在椎间盘和相邻椎体边缘最为紧密，作用为限制颈椎的仰伸。

后纵韧带走行于C2至骶骨的椎管内，并且连接椎体的后表面。在脊柱的较低节段，后纵韧带在椎间盘的部分要比椎体部分更宽，所以外观呈锯齿状。但是在颈椎及上胸椎，后纵韧带是等宽的。其最强的附着点位于椎间盘。后纵韧带从C2向上延展为覆膜，直至颅底。

棘上韧带是连接C7至骶骨棘突顶点的纤维条索。在颈椎区域，棘上韧带扩展为项韧带。

项韧带在结构上有所不同，由纤维弹性组织组成。项韧带是三角形的双层肌间隔结构，由枕骨外隆凸起始，至枕骨大孔后侧，再延伸至C1后结节，最后止于其他椎骨的棘突分叉处（图1.2）。在两层肌间隔之间是一层疏松结缔组织，这些不同的层次在项韧带后方融合为一体。由于C3~C5的棘突较短，所以项韧带成为肌肉的附着点。其他动物的项韧带要肥厚很多，对于维持头部稳定有很重要的作用。

短韧带包括棘突间韧带、横突间韧带和黄韧带。棘突间韧带是连接相邻棘突的薄层韧带。横突间韧带连接相邻的横突。在颈椎区域，它们的作用并不显著，并且被横突间肌肉部分取代了。

黄韧带是连接相邻椎骨椎板的坚强黄色弹力韧带，也是椎管后壁的组成部分。黄韧带在胸椎和腰椎区域较为肥大。在颈椎区域则较薄、较长并较宽，以适应颈椎较大的活动范围。黄韧带限制脊柱过度屈曲，避免椎弓分离。由于其由弹力纤维组成，所以在屈曲后会有辅助仰伸、恢复直立状态的作用。

关于枕骨和上两节颈椎的特殊韧带，会在后文中讨论（见"枕部与上颈椎"）。

背部肌肉

颈椎肌肉分为椎前肌肉和背部肌肉。椎前肌肉包括椎体前方和侧方的肌肉，该部分会在下文中讨论（见"枕部与上颈椎"和"下颈椎"）。

由于大部分人体重量在脊柱前方，所以背部肌肉（图1.3）要比椎前肌肉发达。后方的肌肉不应只局限于颈椎区域，应将背部肌肉作为整体来理解。

这些肌肉分为浅层肌、中层肌和深层肌，只有深层肌是直接作用于脊柱的真正的后方固有肌肉，由脊神经背侧支支配。浅层肌和中层肌为后方外围肌肉。浅层外围肌肉主要作用于肩胛带和肩关节，包括斜方肌、肩胛提肌、背阔肌和菱形肌。中层肌包括辅助呼吸的上后锯肌和下后锯肌。在所有外围肌肉中，只有斜方肌和肩胛提肌位于颈椎区域。

固有肌肉也是有层次的，分为浅层、中层和深层（表1.1）。

浅层肌只存在于颈椎和上胸椎，由头夹肌和颈夹肌组成。这些宽厚的肌肉由中线（棘突和项韧带）从上外侧延伸至C1~C3（或C4）的横突、颅骨和乳突（头夹肌）。左侧和右侧的肌肉共同作用时可以使头部和颈部仰伸，单独作用时可向同侧拉伸并旋转头部，因此与对侧胸锁乳突肌协同发挥作用。

竖脊肌组成了中层肌肉。它是附着在椎骨两侧的大肌肉群，由外至内可分

1 颈椎解剖

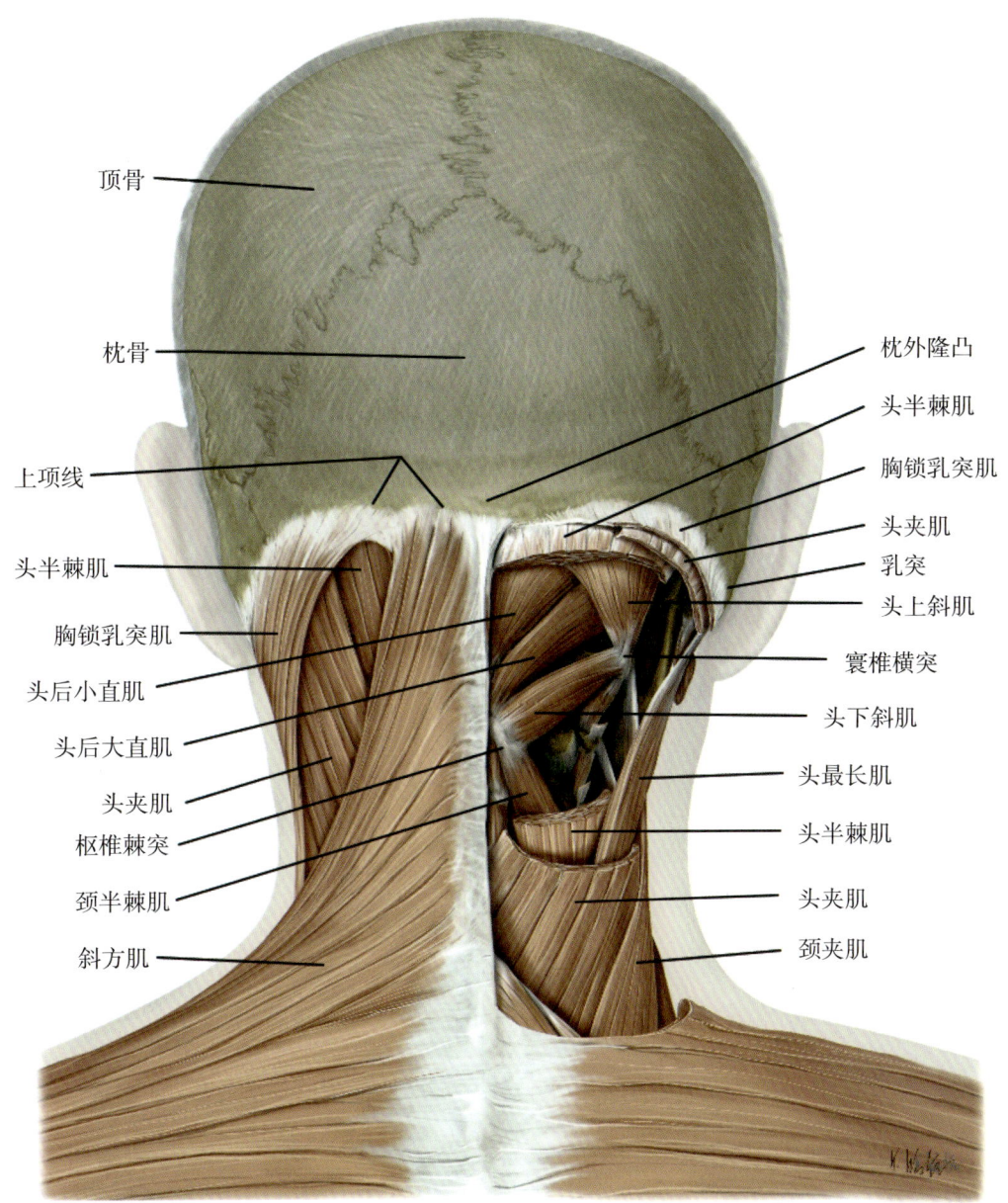

图1.3 颈椎后方肌肉。左侧所有肌肉都是完整的。斜方肌、夹肌和头半棘肌覆盖颈部深方。切除这些肌肉（右侧）后进入枕下区。4块枕下肌连接枕部、寰椎和枢椎（引自 Schuenke M, Schulte E, Schumacher U, eds. Thieme Atlas of Anatomy. General Anatomy and Musculoskeletal System. New York: Thieme; 2006. © Thieme, 2005. Illustration by Karl Wesker.）

为三个部分：髂肋肌、最长肌和棘肌。每块肌肉由其上层附着节段可以进一步按区域进行划分（表1.1）。各部分的起止在这里不作深入讨论。在颈椎节段，夹肌的深层包含所有的部分。竖脊肌是使椎骨和头部仰伸的主要肌肉，单侧作用时可以使脊柱向侧方弯曲。头最长肌可以使头部向同侧旋转。

深层肌肉为横突棘肌肌群，位于竖脊肌的深面，并可进一步分为半棘肌、多裂肌和回旋肌肌群，每个肌群依据其头侧附着的节段可以按区域进一步进行划分（表1.1）。这些肌肉位于上方椎体的棘突与横突间，如其名所示，占据了棘突与横突之间的空间。半棘肌连接4个或更多的椎骨，多裂肌连接2~4个椎骨，回旋肌连接2个椎骨或相邻椎骨。在颈椎区域，半棘肌很发达。头半棘肌附着于枕骨，在颈部形成一个中线旁边的纵行凸起。半棘肌可以使头部和脊柱仰伸，单侧作用时可以向对侧轻度转动头部。多裂肌对脊柱运动时的节段稳定性有很重要的作用。回旋肌在颈椎区域相对不是很发达。

在横突棘肌群深方，有一组由棘间肌和横突间肌组成的第四组肌群。这些短肌连接相邻椎骨的棘突和横突，像多裂肌一样，对维持节段稳定发挥重要的作用。棘间肌和横突间肌在颈椎区域最发达。横突间肌由前方和后方肌肉组成，分别附着于横突的前结节和后结节。所以，脊神经的腹侧支走行于前方和后方肌肉之间。

枕下肌在上颈椎部分，位于头半棘肌深方。其由4部分肌肉组成，连接枕骨、C1和C2，占据了所谓的枕下区。这些肌肉会在后文中介绍（见"枕部与上颈椎"）。

在颈椎后路手术中，由浅层至深层，会涉及如下肌肉（图1.3，图1.5）：
- 斜方肌
- 头夹肌/颈夹肌
- 头半棘肌/颈半棘肌和头最长肌
- 多裂肌和回旋肌
- 棘间肌和横突间肌/枕下肌

当打开项韧带的各个层次后，可以轻松显露椎骨。

表1.1 背部固有肌肉

肌群	肌肉名称	所在区域
浅层	夹肌	颈部
		头部
中层（竖脊肌）	髂肋肌	腰部
		胸部
		颈部
	最长肌	胸部
		颈部
		头部
	棘肌	胸部
		颈部
		头部
深层（横突棘肌）	半棘肌	胸部
		颈部
		头部
	多裂肌	
	回旋肌	腰部
		胸部
		颈部
短肌	棘间肌	
	横突间肌	

颈椎的血供

与胸椎和腰椎不同，颈椎并没有节段动脉。颈椎的血供主要来自于源于节段动脉吻合支的纵向动脉的脊柱分支，包括椎动脉、颈深动脉和颈升动脉。椎动脉发自锁骨下动脉，该部分内容会在下一个章节讨论。颈深动脉发自肋颈干并在横突后方上升，走行于头半棘肌和颈半棘肌间。颈升动脉为甲状腺下动脉的分支，沿横突前结节上升。

脊髓静脉构成了分布于全部椎体的静脉丛。这些静脉丛位于椎管的内侧和外侧，并且由于其在前方和后方更加丰富，所以习惯上我们将其称为前、后椎内静脉丛和前、后椎外静脉丛。椎内静脉丛位于硬膜外间隙（见"枕部与上颈椎"）。静脉丛间可以自由交通并注入胸椎及腰椎区域的节段静脉，在颈椎则注入椎静脉。

■ 枕部与上颈椎

枕骨、寰椎和枢椎

枕骨分为鳞状部分、基底部和侧方（髁突）部分。鳞状部分是枕骨大孔后上方的骨板。外面可见的最有特点的结构为枕外隆凸与枕外嵴。枕外嵴由隆凸走行至枕骨大孔。许多肌肉附着于枕骨的该部分，包括斜方肌、头夹肌和头半棘肌。基底部位于枕骨大孔前上方，其下表面为咽部和一些肌肉的附着点；上表面为颅腔斜坡，邻近延髓和脑桥，椎动脉远端和基底动脉也走行于此。两侧（髁突）部分位于枕骨大孔两侧。枕骨髁位于其下表面，并与寰椎上关节面相连接，呈椭圆形或肾形，并且长轴会聚于前内侧。枕骨髁上方为舌下神经管。枕骨髁后方的髁窝有包含导静脉的髁管，该髁导静脉连接乙状窦和枕下三角的静脉。

C1 即寰椎（图 1.1）没有椎体也没有棘突，环形骨包括两个侧块，由前方短弓和后方长弓连接。椎体部分被枢椎的齿突取代。在发育过程中，C1 椎体与 C2 椎体融合形成齿突。所以，C1 与 C2 间没有椎间盘。侧块与枕骨形成关节，承受颅骨的重量。横突起自侧块，所以与其他颈椎相比，其横突更靠外侧，并且横突本身也较长。所以，C1 是颈椎中最宽的椎体，其横突甚至可以在下颌支和乳突间触摸到，使其成为维持头部平衡的良好杠杆。每个侧块均有一个肾形的上关节面，与枕骨髁相连；下关节面为平圆形，与 C2 相连。前弓有前结节，其外侧面有前纵韧带附着，内侧面有齿突关节面。后弓的正中线处有后结节，是未发育成熟的棘突，有项韧带附着于此。后弓的上表面有椎动脉走行形成的沟。发自 C1 脊神经背侧支的枕下神经走行于椎动脉与后弓之间。

C2 椎体的特点为齿突（图 1.1）。齿突由椎体向上，寰椎以此为轴进行转动。成人齿突平均长度为 15 mm，前表面有与寰椎前弓的关节面，后表面有寰椎横韧带走行形成的沟。枢椎椎体包括未发育成熟的椎间盘，是 C1 与 C2 融合的中心。椎弓根与横突中间部分上有扁平的上关节面，寰椎在此进行旋转。横突向下侧方延伸，所以横突孔靠外侧，使得椎动脉可以在侧方进入寰椎横突孔。枢椎的椎板较厚，上下缘附有黄韧带。枢椎棘突宽大并分叉。

关节与韧带

上颈椎的关节总称为颅颈关节，连接颅骨、寰椎和枢椎，所提供的活动度较大。寰椎与枢椎提供颈椎全部旋转度的一半。此处的关节包括寰枕关节和寰枢关节，均为滑囊关节。

寰枕关节是由枕骨髁与寰椎侧块上关节面组成的。枕骨髁的表面凸起，寰椎侧块上关节面凹陷，关节囊薄而松弛，关节轴方向为前内侧。主要的活动为仰伸与屈曲（点头），同时也包含一定的侧屈与旋转。颅骨与寰椎由寰枕前/后膜相连。寰枕前膜宽而密，连接C1前弓和枕骨大孔前缘，内侧延续为前纵韧带，在侧面成为关节囊的一部分。寰枕后膜宽而薄，连接C1后弓与枕骨大孔后缘，也参与形成关节囊。由于在后弓有椎动脉沟，所以该膜覆于动脉之上直至动脉进入颅腔。关节表面和纤维结构（关节囊、膜和韧带）参与维持颈椎稳定。背部肌肉，尤其是枕下肌对于姿势维持也有很重要的作用。

寰枢关节包括寰椎与枢椎间的3个关节，即2个由寰椎侧块的下关节面与枢椎上关节面组成的寰枢外侧关节、1个寰枢中央关节。外侧关节的关节面几乎是平的，可以滑动。在寰枢中央关节，齿突前面与寰椎前弓、后面与横韧带构成关节。齿突后面的沟有软骨覆盖，与横韧带构成关节。该关节为枢轴关节，可以旋转。所以，这三个关节的共同作用就是以齿突为轴进行旋转，保证头部40°的旋转范围。这三个关节的关节囊比较疏松，在旋转过程中，齿突由坚强的横韧带维持稳定，该韧带位于侧块之间，构成齿突窝的后壁，长约20 mm。横韧带附着于枢椎侧块内侧结节，并与表面覆有软骨的齿突构成关节。横韧带的上、下缘是中间的纵韧带，上至颅骨，下至C2椎体。这些上方和下方纵韧带与横韧带一起组成寰椎十字韧带。

连接枢椎与颅骨的还有一些其他韧带，其中3条附着于齿突。位于齿突两侧较厚的翼状韧带连接枕骨大孔外侧缘，限制寰枢关节过度旋转。在齿突的顶端，（齿突）尖韧带向枕骨大孔前缘扇形展开，位于寰枕前膜和十字韧带（上方纵韧带）之间，并被脂肪垫分开。覆膜是后纵韧带的延续。在枢椎椎体，覆膜在十字韧带后方向上延伸，并附着于枕骨大孔前缘上方，该位置正好是后颅窝底部，覆膜在这里与颅内硬脑膜融为一体。覆膜和十字韧带间有一层薄的疏松结缔组织。概括地说，由前到后，从脊柱前缘至椎管，在颅骨和枢椎复合体的寰椎/齿突的前弓之间，中线上有以下层次（图1.2）：
- 寰枕前膜和前纵韧带
- 脂肪垫
- 齿突尖韧带
- 脂肪垫
- 上方纵韧带和十字韧带
- 疏松结缔组织
- 覆膜
- 硬膜外间隙
- 硬脊膜

韧带是维持寰枢关节稳定的重要结构，尤其是横韧带。其他重要结构包括关节囊和枕下肌。

在寰椎，横韧带将椎管分为两部分：前三分之一，包括齿突；后三分之二，包括脊髓和周围的脊膜。脊髓仅占据了后三分之二的一半，周围留下较大空间。这种排列方式对于头部完成简单的旋转动作非常必要。由于作为旋转轴的齿突处于偏心位置，旋转会造成椎管空间的缩小。脊髓周围充分的空间可以避免在头部旋转时发生脊髓受压。脊髓周围大部分空间为椎内静脉丛占据。这些硬膜外间隙内的大量静脉组织从边缘窦向下延伸，与椎体旁许多静脉相连接，最远至盆腔。影像学研究已经证实，在寰枢关节旋转时，位于上颈椎节段的静脉丛会发生血液分流，防止硬膜囊受压。当头部回到中立位时，静脉丛会再次充盈。椎内静脉丛起到了容量缓冲的作用[2]。

枕下区

枕下区是一个颈椎后上方的深层肌肉群，位于斜方肌、胸锁乳突肌、头夹肌和头半棘肌的深方，在枕外隆凸的下面，寰椎和枢椎的后方。颈椎后路手术中，头半棘肌是显露该区域必须切除的最后一块肌肉。枕下区内包含4块枕下肌、椎动脉和上方3条颈脊神经背侧支。

枕下肌包括连接颅骨、寰椎和枢椎的4块短肌，即头后大直肌、头后小直肌、头上斜肌和头下斜肌（表1.2，图1.3）。头下斜肌是唯一一块没有附着在颅骨上的肌肉。这些肌肉在头部仰伸、旋转和维持姿势等方面起着很重要的作用。它们有高密度的肌梭，而肌梭是本体感觉的感受器。有报道称，头后直肌与头上斜肌维持姿势的作用甚至大于运动。

表1.2 枕下肌

肌肉	起点	止点
头后大直肌	C2 棘突	枕骨下项线
头后小直肌	C1 后弓后结节	枕骨下项线
头上斜肌	C1 横突	下项线上方枕骨
头下斜肌	C2 棘突	C1 横突

头后大直肌和头斜肌群构成了枕下三角的边缘（图1.4）。三角形的底边由寰枕后膜和寰椎后弓组成，这里可以见到走行于后弓椎动脉沟中，在寰枕后膜下方进入椎管的椎动脉。发自于C1脊神经背侧支的枕下神经走行于椎动脉和后弓间，支配4块枕下肌并有分支到头半棘肌。

寰枢椎间没有椎间孔。C2脊神经走行于寰椎后弓和枢椎椎板间，位于头下斜肌下方。其背支比其他颈神经背支都要大，分为粗大的内侧支和细小的外侧支。内侧支即枕大神经（图1.4），在头下斜肌的背侧上行，进入头半棘肌并支配该肌肉；然后该神经进入斜方肌，并向前支配头皮直至头顶。外侧支支配头半棘肌、头夹肌和最长肌。C3脊神经出椎间孔后向后方走行，至C3椎骨背侧后分为内侧支和外侧支。内侧支为第三脑神经，在中线旁上行并进入斜方肌，支配枕部下方和枕下区皮肤。该神经位于枕大神经内侧（图1.4）。所有上述背侧支间均有交通支。

椎动脉分为4段。前两段（颈前段、颈段）将在后文讨论（见"下颈椎"）。椎动脉从C2横突孔穿出后，走向外侧到达C1横突孔，然后作为寰椎（第三）段，在头外侧直肌内侧、C1侧块后方、头上斜肌深方向内侧走行，进而进入被头半

颈椎创伤

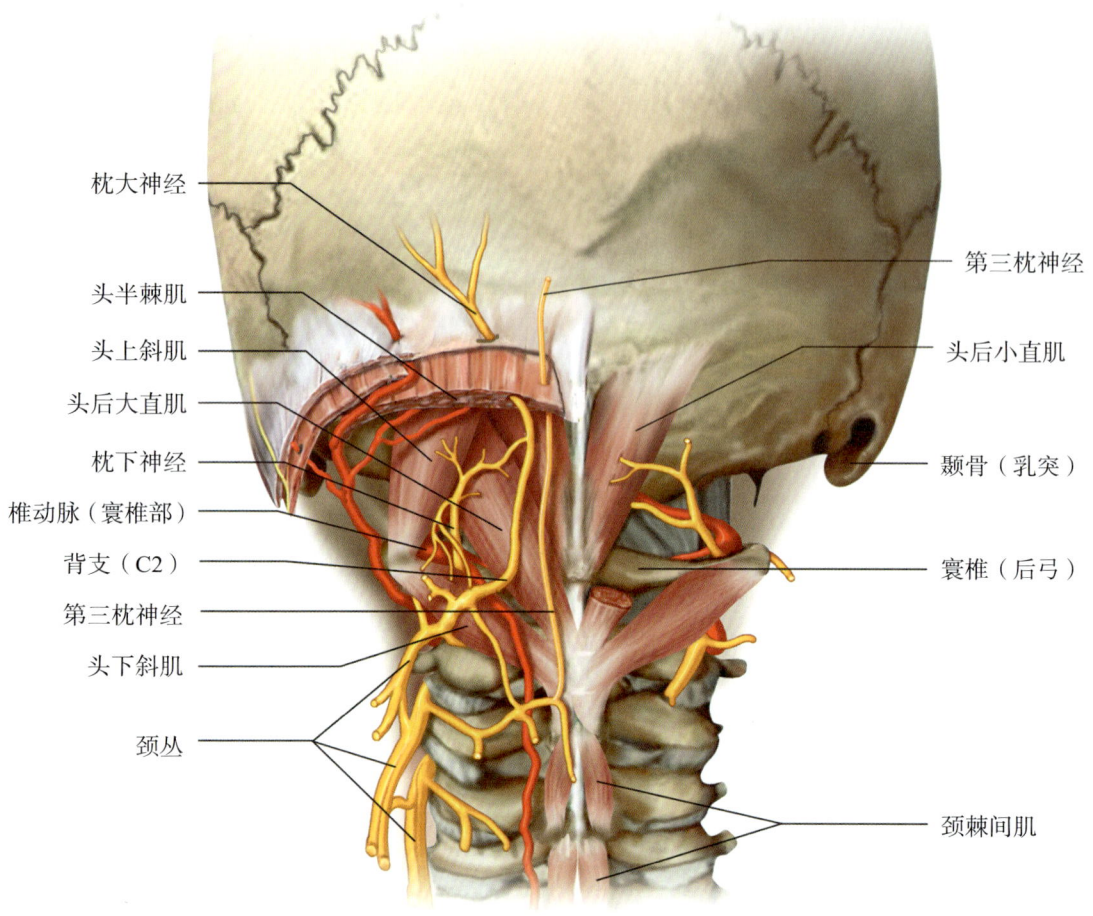

图1.4 切除表面肌肉后的枕下区背侧观。颈椎脊神经背侧支发出枕下神经（C1），枕大神经（C2）和第三枕神经（C3）。椎动脉位于C1后弓的椎动脉沟中并穿寰枕后膜

棘肌覆盖的C1后弓上表面的椎动脉沟，并在寰枕后膜下方进入椎管（图1.4）。颅内（第四）段椎动脉穿硬脑膜和蛛网膜下腔，经枕骨大孔入颅，与其他血管形成基底动脉。椎动脉在C1和C2横突之间有一定的弯曲，使动脉较为松弛，以保证头部旋转时不会损伤椎动脉[3]。

另一条重要的动脉是枕动脉。这条大而弯曲的动脉是颈外动脉的后侧分支，位于乳突内侧的沟中，并走行于头上斜肌和半棘肌后方，进入连接胸锁乳突肌、枕骨和斜方肌附着点的筋膜，也就是颈筋膜的包覆筋膜层。弯曲的分支供应头皮直至头顶。

枕下区有静脉丛，接受来自椎外静脉丛和相邻肌肉分支的静脉回流。枕下静脉丛通过左、右颈静脉引流，并汇成颈外静脉。

尽管不在枕下区，但是另外两块短肌也必须了解，因为它们也连接寰椎与枕骨。头外侧直肌起自C1横突，头前直肌起自C1侧块前表面。头前直肌在寰枕关节水平使头部屈曲，头外侧直肌则使头部侧屈。

下颈椎

关 节

从C2向下，椎骨之间通过关节突关节（小关节）和椎间盘连接，C3~C7同时还有钩椎关节。

关节突关节是相邻椎骨的上、下关节突间的平面滑膜关节。在颈椎，关节表面是由前上斜向后下的。因此，下关节突的关节面是朝向前下方的，而上关节突的关节面是朝向后方上的。关节突关节可以完成屈曲与仰伸运动。由于关节面倾斜，该关节也可以完成侧屈与旋转。此处关节囊薄而疏松，允许较大的活动度。

与椎体高度相比，颈椎椎间盘较厚，前方较后方更厚，参与颈椎前凸的形成。椎间盘由发育良好的髓核和纤维环组成。颈椎的纤维环与其他区域的纤维环有显著差别。研究表明，成人颈椎间盘纤维环后侧不完整；位于髓核前方的纤维环不是同心层样的，而是呈新月形，斜面朝向钩突；后方只有一层薄的纵向纤维，其缺陷由后纵韧带弥补[4]。

通常在10岁后，椎间盘侧方开始产生裂缝。这些裂缝在C3~C7的钩突部分和相应的椎体下侧方表面引发钩椎关节或裂口（Luschka）的形成，这些关节为颈椎所特有。裂缝和由此而产生的关节在上方3个椎间盘率先产生，继而是下方的2个椎间盘。关节表面覆有软骨，外侧周围被结缔组织包绕，形成假关节囊。钩椎关节来自未发育的关节，逐渐变为成熟的关节，为颈椎提供活动度及稳定性，随着衰老而发生退化[5]。

肌 肉

颈椎后方肌肉在上文中已进行过讨论（见"一般特征"）。在此将讨论前方和侧方肌肉。

前方肌肉包括头前直肌（见"枕部与上颈椎"），头长肌和颈长肌。头长肌起自枕骨基底部，至C3~C6的横突。颈长肌走行于C1-C6和C3~T1的椎体和横突间。头长肌和颈长肌位于颈筋膜深层的椎前筋膜层，由颈椎脊神经支配，作用是使头部和颈部屈曲。

侧方肌肉包括头外侧直肌（见"枕部与上颈椎"），肩胛提肌，前、中、后斜角肌。肩胛提肌发自C1~C4的横突并走行于肩胛骨内侧缘上方，作用于肩胛骨。如果固定肩部，则肩胛提肌可以辅助颈椎侧屈。其由肩胛背神经和颈丛分支支配。斜角肌起自横突——前斜角肌起自C3~C6，中斜角肌起自C3~C7，后斜角肌起自C4~C6——走行至第一肋（前斜角肌和中斜角肌）或第二肋（后斜角肌）。斜角肌作用于颈椎（侧屈，如果前斜角肌一同作用可以使颈椎屈曲）和肋骨（在用力呼吸时向上提升）。斜角肌由颈椎脊神经短支支配。

解剖关系

充分了解颈部横断面解剖有助于理

解颈椎解剖位置和主要的解剖关系（图1.5）。颈部有筋膜系统，并形成若干分隔。筋膜分隔的重要临床意义在于限制病理改变在一定范围内的扩散，尤其是感染。

颈筋膜浅层为皮下结缔组织，连接深层筋膜与真皮。其包含了大量的脂肪组织，并在前侧方包含颈阔肌。颈深筋膜包含三层，即包覆（浅层）筋膜、气管前筋膜和椎前筋膜，同时还形成了颈动脉鞘。包覆筋膜像围领一样包绕颈部，并同时包绕了胸锁乳突肌和斜方肌，向后连接C7棘突骨膜和项韧带。气管前筋膜很薄并且只在前方存在，可分为两部分：一部分包绕舌骨下肌群或带状肌，并与包覆筋膜在前方融合；另一部分包覆甲状腺。椎前筋膜包绕颈椎，包括椎前和椎后肌肉。所以"椎前"这个词可能不如"椎周"这个词准确。但是，该层筋膜在侧方和后方很薄，位于斜方肌深方。前方是非常重要的，可以分为两层，前面一层为翼状筋膜。深层筋膜的三层最后均变为颈动脉鞘。深筋膜包绕颈总动脉、颈内动脉、颈内静脉和迷走神经。

颈深筋膜将肌肉、器官和神经血管

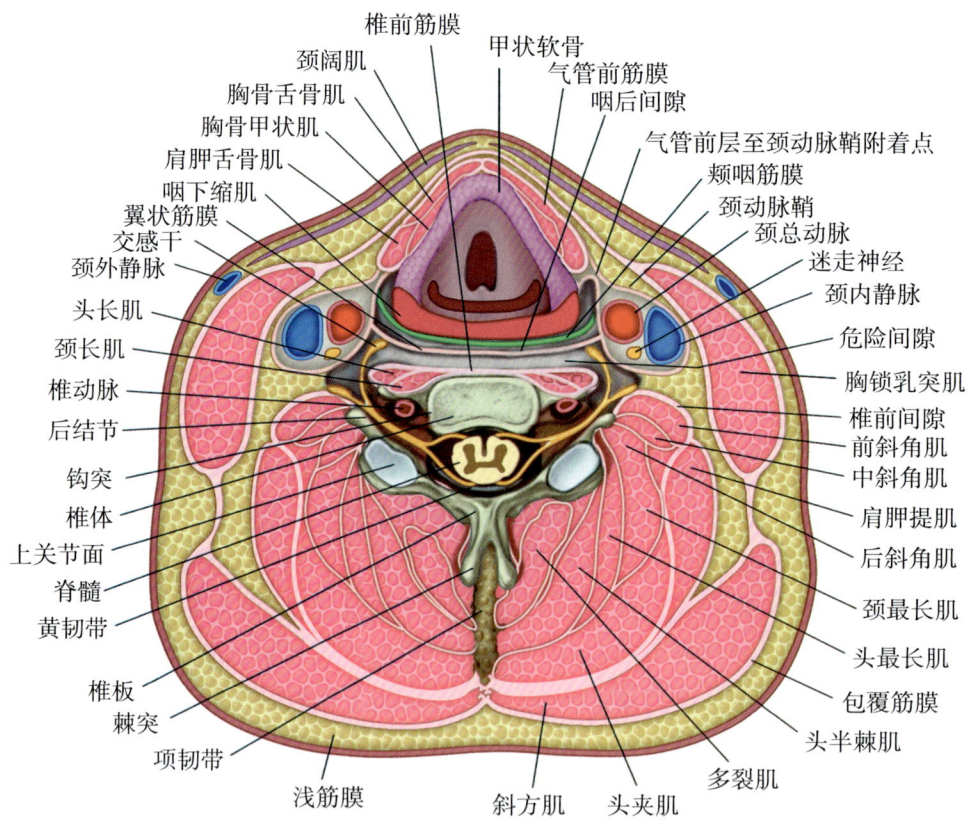

图1.5 C5椎体水平的颈部横断面解剖示意图。颈深筋膜分为包覆筋膜、气管前筋膜和椎前筋膜层，最终形成颈动脉鞘。其分布最终形成了肌肉、器官和神经血管间隔。在前路手术中，会穿过神经肌肉间隔和内脏间隔

分隔开。肌肉间隔包括胸锁乳突肌、舌骨下肌群、斜方肌和椎前、椎后肌肉。器官间隔包括颈前部的甲状腺、甲状旁腺、咽、喉以及气管和食管的上部。后方由脏筋膜封闭。咽部后方为颊咽筋膜，向下延伸为食管外膜。神经血管间隔包括颈动脉鞘，要特别注意两个包含疏松结缔组织的筋膜内间隙，分别为脏筋膜和翼状筋膜、翼状筋膜和椎前筋膜间的裂缝样间隙。这些间隙允许在吞咽过程中器官相对颈椎的活动。前方间隙为脏后间隙，包括咽后间隙和食管后间隙。后方间隙又称为"危险间隙"，这也说明了其临床重要性。因为这些间隙均与纵隔相连，构成了头部、颈部感染向纵隔传播的途径。

在横断面上我们可以看出，在颈椎前路手术中，手术入路位于神经肌肉间隔与内脏间隔之间（图 1.5）。谨慎操作可以避免损伤重要结构，但是颈袢的分支却存在一定的损伤风险。颈袢是颈丛的神经回路，汇合于颈动脉鞘，分支支配舌骨下肌群。另一个需要牢记并且有重要功能的结构是交感干，位于颈深筋膜的椎前筋膜浅层，颈动脉鞘后内侧，在椎体横突水平。颈部交感干的下半部分包括许多细支，所以更加难以辨认；向上则会聚为一束，包括位于 C2 和 C3 的横突的颈上神经节。

颈丛由 C1~C4 的脊神经腹侧支组成，在肩胛提肌和中斜角肌的内侧，其皮支支配颈部前方和侧方。一条重要的运动分支为膈神经，走行于前斜角肌的前方。

喉返神经由颈部下方上行至喉部，通常在进入喉部前位于气管食管沟中，在下方位于气管和食管旁的疏松结缔组织中，更多的是在气管旁[6]。

椎动脉来自锁骨下动脉的第一分支。其第一段为椎前部分，在颈长肌和前斜角肌间上升，位于 C7 的横突和 C7、C8 的神经腹侧支的前方。进入 C6 的横突孔后称为颈椎（第二）段。椎动脉通过经其余椎体横突孔上行，周围围绕静脉丛。该静脉丛在颈部下方汇入头臂静脉。椎动脉进入横突孔的节段不尽相同，甚至有可能是 C3。在横突，椎动脉位于 C2~C6 的脊神经腹侧支的前方。第三和第四（寰椎和颅内）段已在前文中进行了讨论（见"枕部与上颈椎"）。

■ 本章小结

颈椎是脊柱椎体中活动度最大的，可以进行屈曲、仰伸、侧屈和旋转等运动。其由 7 个较小的椎骨组成，横突孔中有椎动脉通过是一个典型的特征。

寰椎和枢椎是不典型椎骨。寰枕关节对于点头动作至关重要，并且寰枢关节可以进行约 40° 的旋转。颅颈关节有较大的活动范围，其稳定性由关节囊、膜、韧带和枕下肌来维持。寰椎坚强的横突间韧带非常重要，同时还有有高密度肌梭的枕下肌，对于姿态维持很重要。这些肌肉位于头半棘肌深方的枕下区，与椎动脉、支配这些肌肉的枕下神经和枕大神经解剖关系密切。

C2 以下颈椎通过倾斜的关节突关节相连，椎间盘较厚。成人椎间盘的后方环状纤维通常不完整，后纵韧带弥补了这一缺陷。在 C3~C7，10 岁后在椎间盘侧方会形成小的钩椎关节。这些关节对颈椎活动度与稳定性有一定的贡献。

颈椎后方结构包括项韧带和背侧肌肉。项韧带是三角形的双层肌间隔，为肌肉提供附着点。在韧带层次间可以轻松地到达椎骨。后方肌肉要比前方肌肉发达，因为大部分身体重量位于脊柱前方。其分为表层、中层和深层，只有深层是真正的后方固有肌肉。它们有多层结构，分为夹肌、竖脊肌和横突棘肌。后者包括头半棘肌，在颈部形成一个中线旁的纵行凸起。

前方重要的关系包括颈部内脏鞘、颈动脉鞘、颈丛、交感干和喉返神经。颈椎前入路在内脏间室与神经血管间室中穿过。

要点

- 牢记颈椎是脊柱椎体中活动度最大的。
- 牢记颈椎椎骨独特的特点，包括那些非典型椎骨。
- 记住背侧肌肉的多层分布。
- 牢记枕颈关节有较大的活动度。
- 理解作为姿势肌的枕下肌的重要性。
- 理解颈深筋膜的结构、分布和间隔的形成。

难点

- 不要忽略维持枕颈关节稳定的因素。
- 不要忽略椎动脉和枕下区神经的确切走行。
- 不要忽略颈前方神经结构的走行。

■ 参考文献

5篇"必读"文献

1. Duray SM, Morter HB, Smith FJ. Morphological variation in cervial spinous processes: potential applications in the forensic identification of race from the skeleton. J Forensic Sci 1999;44:937-944

2. Reesink EM, Wilmink JT, Kingma H, Lataster LM, van Mameren H. The internal vertebral venous plexus prevents compression of the dural sac during atlantoaxial rotation. Neuroradiology 2001;43:851-858

3. Wiseman O, Logan B, Dixon A, Ellis H. Tortuosity in the cervical part of the vertebral artery. Clin Anat 1994; 7:26-33

4. Mercer S, Bogduk N. The ligaments and annulus fibrosus of human adult cervical intervertebral discs. Spine 1999;24:619-626, discussion 627-628

5. Hartman J. Anatomy and clinical significance of the uncinate process and uncovertebral joint: a comprehensive review. Clin Anat 2014;27:431-440

6. Liebermann-Meffert DM, Walbrun B, Hiebert CA, Siewert JR. Recurrent and superior laryngeal nerves: a new look with implications for the esophagesl surgeon. Ann Thorac Surg 1999;67:217-223

2
颈椎的生物力学：正常状态与损伤状态

原著 Ahmer K. Ghori, Dana Leonard, Thomas Cha
翻译 张 立 审校 孙 宇

■ 引言

颈椎损伤比较常见，一般说来高发于两个年龄段的患者：一个是年轻患者，常为严重暴力、高能量损伤；另一个是老年患者，常为轻微暴力、低能量跌倒损伤。根据受伤机制和特点，最常见的致颈椎损伤暴力可以分为压缩、屈曲/伸展和旋转暴力。认识和了解颈椎的解剖结构，包括各种稳定装置和构造，以及它们在生理活动范围内的生物力学特性，有助于更好地理解颈椎的损伤状态。本章阐述了颈椎的生物力学与颈椎损伤之间的关系，以及颈椎在某种特定暴力作用下稳定结构受到破坏后出现的损伤类型。尽管实际发生的颈椎损伤机制是复杂的，但是我们描述某种特定致伤暴力与损伤类型的关系时却相对简化了，这样有利于理解颈椎损伤的生物力学变化。

■ 生物力学：功能解剖和稳定性

掌握颈椎的解剖，对了解颈椎的生物力学至关重要。颈椎由 7 块椎骨组成，彼此排列形成 20°~40° 的前凸。从功能解剖的角度来看，颈椎可以分为上颈椎和下颈椎两部分，各有不同的特点。骨与韧带的复合体结构共同维持颈椎的稳定性，保持颈椎在生理范围内的活动：在颅颈交界区，能支持头颅的屈曲、伸展和旋转功能；在颈胸结合部，能保持与躯干的连接与活动。此外，还能保护颈脊髓、椎动脉和脊神经[1]。

功能解剖：上颈椎

上颈椎由 C1 椎骨、C2 椎骨及其各自的关节连接结构（寰枕关节和寰枢关节）组成。韧带复合体结构维持上颈椎的稳定性，并保持在生理范围内活动。

C1 椎骨

C1 又称寰椎，是颈椎中唯一真正呈环状的椎骨。寰椎由前弓和后弓组成，两者在两侧较大的侧块处相连。侧块的上关节突为凹面，与枕骨髁的凸面关节面组成活动关节，这种凹凸结合的关节关系使寰枕关节能够做屈伸运动[2]。寰椎侧块下关节突的关节面呈凸面，枢椎上关节突的关节面也呈凸面，两者形成活动关节，这种凸-凸结合的关节关系使寰枢椎之间的关节能够做旋转运动。

C2 椎骨

C2 又称枢椎，属于向下颈椎的过渡节段，既有独特的形态特征，又有与下颈椎共同的结构特点。从前方看，它的齿突结构与寰椎前弓形成关节，上关节突和下关节突在矢状面上并不平行而有偏移，上关节突比下关节突的位置更靠前。这种不平行的偏移排列延长了在矢状面上呈45°角的峡部区域的关节面，造成枢椎峡部区域受到的压力不均衡增高，使枢椎易于受损和发生不稳定，这些会在本章的后面部分进行讨论。

寰枕关节

寰枕关节没有椎间盘，其稳定性是由枕骨髁的凸面关节面和寰椎侧块上关节突的凹面关节所形成的球窝关节来提供的。此关节是介于头颅和脊柱之间唯一的负重关节。寰椎上关节突的凹面结构的一致性和从颅底延续至后纵韧带的覆膜所提供的强大的稳定性，使寰枕关节的活动主要是50°生理范围内的屈伸活动（点头动作），而且不会产生前后的滑移活动。从颅底延续至前纵韧带的覆膜也加强了寰枕关节的稳定性，但作用较弱。在上颈椎，起于齿突、止于两侧枕骨髁的翼状韧带是限制枢椎旋转的基本稳定结构[3, 4]。

寰枢关节

寰椎的下关节突和枢椎的上关节突都是凸面的，这确保寰枢椎之间能有50°范围内的正常旋转活动。寰椎围绕枢椎齿突做旋转活动时，身体同侧侧块向后、向内滑动，同时对侧侧块向前、向内滑动[5]。防止寰椎后脱位最基本的稳定结构是枢椎齿突，而防止寰椎前脱位的稳定结构是寰椎横韧带[6]，次要的稳定结构是寰枢关节的关节囊和齿突尖韧带。在寰枢关节，维持轴向旋转最基本的稳定结构包括翼状韧带（附着于颅骨和齿突）和关节囊，外在的稳定结构包括椎旁肌、项韧带和棘突间韧带。

功能解剖：下颈椎

C3~C7，其形态结构以及起稳定作用的韧带结构是相似的，因此常被认为是典型的颈椎而放在一起进行讨论。在下颈椎，有3个起稳定作用的解剖结构：钩突、侧块关节以及包绕在椎体前后壁上的前纵韧带和后纵韧带。

钩突是位于每一个椎体的后外侧向上的骨性突起，与上位椎体的相应部位形成钩椎关节。从概念上讲，可以理解为像一层层叠起来的花盆的样子。钩椎关节通过限制颈椎的侧屈来增强颈椎的稳定性[7]。

下颈椎的侧块关节在矢状面上与水平面成45°角，这个方向可以确保下颈椎能够进行屈伸活动。下颈椎的屈伸活动占整个颈椎屈伸活动的50%。侧块关节也是抵抗轴向垂直压缩力的主要因素，可以吸收20%~30%的轴向垂直压缩负荷[8]，同时能抵抗过屈和剪切暴力。

包绕在椎骨骨壁上的韧带结构由前纵韧带、后纵韧带和棘突间韧带组成[2]。这些韧带结构增强了颈椎的稳定性，防止颈椎的活动超出生理范围。

功能稳定性

正常的颈椎可以在无痛范围内承受生理负荷、维持正常的体位，以及保护神经组织。下面我们讨论特殊的稳定机制对三种外在应力的反应。

压缩应力

承受压缩应力的结构是脊柱和椎间盘。当压缩应力超过正常限度时,椎体终板先于椎间盘受损[9, 10]。

屈伸应力

屈曲应力能够被椎旁肌、棘上韧带、棘突间韧带、侧块关节/关节囊复合体以及黄韧带的张力所抵消。尸体研究已经证实,屈曲不稳定与棘突间韧带、棘上韧带以及黄韧带的损伤密切相关,而伸展不稳定与前纵韧带、椎间盘终板以及关节囊的损伤断裂密切相关[11, 12]。

旋转应力

在上颈椎,翼状韧带是限制旋转的基本结构,其他共同起作用的还有寰枕关节的关节囊、覆膜以及寰椎横韧带。在下颈椎,椎间盘、侧块关节/关节囊以及后方韧带复合体结构限制颈椎的旋转活动。

■ 生物力学:不稳定的定义

颈椎复杂的生物力学导致很难用单一的系统来描述不稳定的特征。White 和 Panjabi[13]描述了正常颈椎的生理活动范围(表2.1),并将颈椎的稳定性定义为"在生理负荷范围内,能够限制那些有可能导致损伤或刺激脊髓神经根的脊柱移位,同时防止那些有可能导致疼痛或畸形的结构性改变"。

寰枕关节做屈伸活动时,如果向一侧的轴向旋转超过 8°以及相对于齿突基底部的滑移超过 1 mm,就被认为是不稳定的;而在寰枢关节,如果寰椎相对于

表2.1 颈椎的正常活动范围(度)

节段	屈曲/伸展	侧屈	旋转
C0~C1	25	5	5
C1~C2	20	5	40
C2~C3	10	10	3
C3~C4	15	11	7
C4~C5	20	11	7
C6~C7	17	7	6
C7~T1	9	4	2

引自 White AA, Panjabi MM. Clinical Biomechanics of the Spine, 2nd ed. Philadelphia: Lippincott; 1990.

枢椎的侧方滑移超过 7 mm、寰枢关节的单侧旋转超过 45°、寰齿前间隙(ADI)超过 3 mm 以及脊髓空间(SAC)小于 13 mm,就被认为是不稳定的[14]。

在下颈椎,屈伸侧位 X 线片上椎体的滑移超过 3.5 mm 或 20%,或者中立位侧位 X 线片上矢状面成角超过 11°,就被认为是不稳定的。其他不稳定因素包括椎体前柱或后柱的断裂、脊髓或神经根损伤、先天性椎管狭窄(脊髓空间 SAC 小于 13 mm),以及异常的椎间隙狭窄[2]。

发生韧带损伤时,判断是否存在不稳定特别困难。尸体研究证实,在整个颈椎,棘上韧带、棘突间韧带横断时,结构完整性还可以维持;但在后纵韧带横断时,就会出现不稳定[14]。因此,在评价颈椎创伤的稳定性时,确定后方韧带结构的完整性非常重要。传统上,颈椎屈伸侧位片和开口正位片有助于判断是否存在韧带损伤,但现在 MRI 有更高的敏感性和特异性,已经取代了上述这些方法。对于急性颈椎损伤,MRI 比动力位 X 线片更安全。

■ 生物力学：损伤状态下的颈椎

基于对颈椎生物力学的认识，通过对不同类型的损伤暴力进行区分，颈椎损伤可以分为特定的损伤类型。多数脊柱创伤的致伤暴力是复杂而且难以预估的，这种分类方法虽然简单，但有助于通过正常生物力学来解释创伤机制。

屈曲型损伤

颈椎的屈曲型损伤是在急加速或急减速状态下，躯干被固定而头部继续保持运动的结果。在过度屈曲情况下，颈椎前部结构受到压缩性损伤，同时后部结构也受到牵张性损伤。依据旋转轴的位置不同，屈曲型损伤可以导致屈曲压缩型或者屈曲分离型损伤。致伤能量的大小决定了损伤的严重程度，可以从轻微的扭伤到严重的不稳定，可以伴有或无神经损害。后方韧带结构受到牵张应力时，可以出现不同程度的损伤。最初伤及棘上韧带，然后可以出现棘间韧带甚至黄韧带的损伤，最终损伤后纵韧带。由于韧带结构在X线影像中不显影，因此X线检查往往难以发现韧带损伤，而只能依靠那些细微的继发性改变来间接反映不稳定的情况，如棘突间隙的增宽、局部的后凸以及椎间隙的增宽等。创伤性屈曲型损伤患者应当避免进行屈伸位摄片检查，否则有可能加重已经存在的颈椎不稳定。MRI有很高的敏感性和特异性，可以明确损伤类型以指导治疗。屈曲暴力可以导致部分类型的损伤，主要类型将在后面的章节进行概述。

铲土工骨折

这是一种发生于棘突的撕脱骨折，典型部位是C7棘突[15]。屈曲暴力超过棘突间韧带的张力带强度，导致棘突尖部发生骨折。

后方韧带损伤

屈曲在瞬间可以导致单纯的韧带损伤，损伤程度可以从轻微的颈部扭伤到后方韧带结构的完全断裂。在单纯的韧带损伤，最初的放射学检查可能显示颈椎顺列正常，能够提示有损伤的细微表现仅可能是棘突间隙的增宽、终板成角或局部的后凸。在某些情况下，如果后方的张力带结构不能耐受生理负荷，则韧带的损伤可以进展。文献报道，30%~50%的病例可以出现迟发性不稳定[16]。因此，如果因存在损伤的机制、相应的临床体检所见（颈后方压痛）或X线片上的细微异常变化而疑有韧带损伤时，应行MRI检查，以除外后方韧带的损伤[17]。

单纯楔形压缩骨折

屈曲暴力导致椎体前部受到冲击，楔形骨折可以通过终板进入椎间盘[18]，导致压缩骨折，同时伴有椎间盘中央塌陷。典型情况下，后方的结构是完整的，但是静态的放射学检查并不能排除后方的韧带损伤。

屈曲—压缩型损伤（泪滴样骨折）

在这种类型的损伤中，后方结构在牵张应力作用下发生损伤，屈曲暴力的旋转轴位于椎体内部，导致椎体前下方的骨折。根据暴力的程度不同，这种损伤可以是稳定的或不稳定的。致伤暴力较小时，后纵韧带可以保持完整，脊柱的前柱和后柱可以保持顺列良好，仅有的病理变化可能是骨质损伤以及轻微的棘突间隙的增宽；随着致伤暴力的增大，椎体的后下缘可以发生半脱位并进入椎管；当后纵韧带断裂时，可以出现这种损伤的最严重情况，即骨折块向后明显移位进入椎管并导致脊髓损伤[2]。

屈曲—分离型损伤

在这种类型的损伤中，屈曲暴力的旋转轴位于椎体的前方。损伤的轻重程度包括从后方结构的扭伤到后方结构和椎间隙的完全分离，导致前后柱的不稳定。在损伤早期，屈曲—分离暴力的作用可以导致双侧侧块关节半脱位[2]。随着致伤暴力的增大，损伤进展以至于出现上位椎骨的下关节突顺着下位椎骨上关节突的关节面向前、向上移位。这种由屈曲—分离暴力所导致的最严重的情况，是双侧关节突脱位，此时上位椎骨的下关节突移到下位椎骨上关节突的前方。这种损伤往往同时合并椎间隙的张力性损伤，侧块、椎弓根、椎板或棘突骨折。50%~60%的病例同时合并椎动脉损伤[19]。上位椎体的向前滑移超过50%，这可以在侧位X线片上清楚看到，极有可能导致神经损伤[2]。

屈曲—平移型损伤

作用于颈椎的屈曲—平移的暴力导致双侧关节突的损伤。这种类型的损伤可以导致单纯的上关节突骨折、单纯的下关节突骨折，或者上下关节突均有骨折[20]。与关节突脱位不同的是，关节突骨折并不合并关节囊破裂。后方的韧带复合体虽然被拉紧，但并不会断裂。然而，如果屈曲—平移的暴力同时伴有牵张暴力，那么后方的韧带复合体结构会撕裂，并同时出现牵张性骨折，如椎板骨折或椎弓根骨折[21]。如果暴力存在剪切因素，那么可以导致后方韧带的断裂，严重者可以同时出现椎间盘断裂[2]。

屈曲—旋转型损伤

如在屈曲的同时合并旋转扭曲暴力，可以导致单侧关节突骨折或者单侧关节突脱位。上关节突骨折比下关节突骨折更常见[22]。关节突脱位时，关节囊会发生破裂；但关节突骨折时，关节囊保持完整。完整的关节囊会把关节突的骨折碎块牵拉到椎间孔，从而导致神经损伤。单侧关节突脱位可以导致上位椎体的向前滑移，但滑移程度不会超过25%[2]。

屈曲—侧屈型损伤

作用于颈椎的单纯的屈曲—侧屈暴力，可以导致单纯的钩突骨折[23]。但是颈椎的侧屈活动常伴有旋转，因此单纯的屈曲—侧屈损伤非常罕见[2]。

上颈椎的屈曲型损伤

伴有水平剪切或分离暴力的严重屈曲型损伤，可以导致维持寰枕关节稳定的韧带断裂，出现枕骨相对于寰椎的向前脱位，这常是致命性的。即使没有导致伤者死亡，也常在早期的创伤评估中被漏诊。因此，所有的颈椎CT检查应当包括寰枕关节，经治医生应当对此给予足够重视，用侧位X线片和CT检查来排除这种损伤。

过伸型损伤

典型的过伸型损伤，是由当头部固定而身体保持运动时的急加速或急减速导致的，或者老年患者跌倒时头面部摔伤而导致的。当受到过伸暴力的时候，后方结构由于压缩而受损，而前方结构则会出现牵张性损伤。损伤最轻的可以仅有前纵韧带撕裂，更进一步的牵张暴力或剪切暴力可以导致椎间隙的分离、椎板关节突或者棘突的骨折，最严重的类型是椎体向后脱位而导致脊髓受压。如果只有单纯的韧带损伤，在 X 线片上仅有的损伤标志性表现可能只是轻微的前方椎间隙鱼嘴样改变，因此易被漏诊。如果是双侧的关节突骨折，可以伴有椎间隙的改变，这种损伤非常不稳定，但是可能只能通过 MRI 检查才能被发现。经治医生应当对这种损伤类型保持高度警惕，特别是当患者同时合并发育性颈椎管狭窄、颈椎退变、颈椎融合〔如强直性脊柱炎或弥漫性特发性骨肥厚病（DISH）〕等情况时应当更加注意。发育性颈椎管狭窄的患者，可以因为脊髓直接受压而出现神经损害，或者出现不完全性脊髓损伤（如中央脊髓综合征）。在已有颈椎融合的患者，过伸型损伤可以出现类似长管状骨骨折的骨折，合并损伤节段明显地不稳定[24]。强直性脊柱炎患者在椎间隙损伤时发生大出血的风险更高，而且容易出现更严重的神经损害[25]。

侧块骨折—分离

伸展—旋转暴力导致侧块骨折—分离，特征为同侧椎弓根和椎板骨折，并导致侧块呈游离、悬浮状态。依据损伤暴力的大小，侧块可以移位，并可以出现上位和下位节段的不稳定。绝大多数的不稳定发生在损伤节段或其下方节段[26]。

上颈椎的过伸型损伤

在过伸位，导致压缩的暴力作用于位于枕骨和枢椎后方结构之间的 C1 后弓。单纯的过伸型损伤可以导致 C1 后弓骨折；如果同时存在伸展暴力和垂直压缩暴力，可以出现双侧前弓和后弓骨折（Jefferson 骨折）[27]。这种损伤暴力对寰椎横韧带施加了一个牵张应力，可导致寰椎横韧带的部分撕裂或者侧块撕脱骨折。这种类型的损伤可以是不稳定的，如果和侧块一起移位超过 7 mm，在生物力学上就属于不稳定的了。C1 前弓有前纵韧带和颈长肌附着，施加于 C1 前弓的牵张暴力可以导致其附着部位发生撕脱骨折。过伸暴力可能和其他暴力同时存在，如侧屈、轴向垂直压缩以及旋转暴力，这些复合暴力可以导致 C1 前弓、后弓、侧块和横突的骨折。

枢椎骨折

轴向垂直压缩结合过伸暴力，使得 C2 关节突之间的峡部承受剪切应力[2]，导致枢椎的双侧峡部骨折，也可以称之为 Hangman 骨折。初始损伤后，屈曲或分离暴力可以导致分离—平移的复合移位，造成神经系统损伤。

合并严重剪切或分离暴力的过伸型损伤，可以导致寰枕关节后脱位。如前所述，经治医生也应该对此高度重视，排除这种类型的损伤。

寰枢半脱位和脱位

C1~C2 关节周围韧带稳定结构的断

裂可以导致不同类型的严重损伤，如寰枢关节的半脱位和脱位。屈曲暴力可以使限制C1前脱位的寰椎横韧带受损[2]，如果寰椎横韧带撕裂或在横韧带以下出现齿突骨折，则可以导致寰椎向前半脱位；如果暴力足够大，则可出现寰椎前脱位。伸展暴力可以导致齿突骨折并向后移位，伴有C1的向后半脱位或脱位[2]。维持寰枢关节旋转稳定性的主要结构是翼状韧带，其次是寰椎横韧带、覆膜以及关节囊。如果旋转暴力足够大，这些结构都可能发生损伤，并导致旋转半脱位或旋转脱位[28]。

■ 本章小结

颈椎的骨与韧带结构维持颈椎在生理范围内的正常活动，正确掌握这些知识，对于认识和理解在特定暴力作用下，一个或多个稳定结构可能受到的损伤非常重要。依据损伤程度的不同，颈椎可能不能支撑头部，或者不能承受生理负荷，也不能保护脊髓。韧带的损伤在X线片上无法显示，当X线检查发现颈椎顺列良好时也可能漏诊。MRI对于明确韧带损伤所致不稳定非常重要，已经成为评估颈椎损伤必不可少的检查手段。正确理解颈椎的功能解剖、颈椎稳定结构的生物力学，以及特定损伤暴力与已知损伤类型的因果关系等，是我们成功治疗患者的关键。

要点

- 颈椎创伤由破坏颈椎正常生物力学的多种暴力所致，因此医生需要认识了解颈椎正常的解剖结构和生物力学。
- 直立位颈椎X线检查，对于评价颈椎骨与韧带结构在重力情况下的功能稳定性是很有用处的。

难点

- X线检查可能会漏诊严重的韧带损伤，尽管此时颈椎的整体顺列仍保持良好。MRI在确定是否存在由韧带损伤导致的不稳定方面效果显著，已经成为评价颈椎损伤必不可少的检查手段。

■ 参考文献

5篇"必读"文献

1. Voo LM, Pintar FA, Yoganandan N, Liu YK. Static and dynamic bending responses of the human cervical spine. J Biomech Eng 1998; 120:693-696
2. Savas PE. Biomechanics of the injured cervical spine. In: Vaccaro AR, eds. Fractures of the Cervical, Thoracic, and Lumbar Spine. New York: Marcel Dekker; 2003:23-44
3. Dvorak J, Panjabi MM. Functional anatomy of the alar ligaments. Spine 1987;12:183-189
4. Dvorak J, Schneider E, Saldinger P, Rahn B. Bio-mechanics of the craniocervical region: the alar and transverse ligaments. J Orthop Res 1988;6:452-461
5. Bogduk N, Mercer S. Giomechanics of the cervical spine. I: Normal Kinematics. Clin Biomech (Bristol, Avon); 2000;15:633-648.

6. Fielding JW, Cochran Gv, Lawsing JF III, Hohl M. Tears of the transverse ligament of the atlas. A clinical and biomechanical study. J Bone Joint Surg Am 1974;56:1683-1691
7. Clausen JD, Goel VK, Traynelis VC, Scifert J. Uncinate processes and Luschka joints influence the biomechanics of the cervical spine: quantification using a finite element model of the C5-C6 segment. J Orthop Res 1997;15:342-347
8. Maiman DJ, Sances A Jr, Myklebust JB,et al. Compression injuries of the cervical spine:a biomechanical analysis. Neurosurgery 1983;13:254-260
9. Maiman DJ, Yoganandan N. Biomechanics of cervical spine trauma. Clin Neurosurg 1991;37:543-570
10. Brown T, Hanson R, Yorra A. Some mechanical tests on the cervical spine with particular reference to the intervertebral discs. J Bone Joint Surg 1957;39:1135-1141
11. Panjabi MM, White AA III, Johnson RM. Cervical spine mechanics as a function of transection of components. J Biomech 1975;8:327-336
12. Panjabi MM, Oxland TR, Parks EH. Quantitative anatomy of cervical spine ligaments. part II. Middle and lower cervical spine. J Spinal Disord 1991;44:277-285
13. White AA, Panjabi MM. Clinical Biomechanics of the Spine,2nd ed. Philadelphia: Lippincott; 1990
14. White AA III, Panjabi MM. Update on the evaluation of instability of the lower cervical spine. Instr Course Lect 1987;36:513-520
15. Cancelmo JJ Jr. Clay shoveler's fracture.A helpful diagnostic sign. Am J Roentgenol Radium Ther Nucl Med 1972;115:540-543
16. Southern EP, Pelker RR, Crisco JJ II, Panjabi MM. Posterior element strength six months postinjury in the canine cervical spine. J Spinal Disord 1993;6:155-161
17. Vaccaro AR, Falatyn SP, Flanders AE, Balderston RA, Northrup BE, Cotler JM. Magnetic resonance evaluation of the intervertebral disc, spinal ligaments,and spinal cord before and after closed traction reduction of cervical spine dislocations. Spine 1999;24:1210-1217
18. Crowell RR, Shea M, Edwards WT, Clothiaux PL, White AA III, Hayes WC. Cervical injuries under flexion and compression loading. J Spinal Disord 1993;6:175-181
19. Willis BK, Greiner F, Orrison WW, Benzel EC. The incidence of vertebral artery injury after midcervical spine fracture or subluxation. Neurosurgery 1994;34:435-441, discussion 441-442
20. Shanmuganathan k, Mirvis SE, Levine AM. Rotational injury of cervical facets: CT analysis of fracture patterns with inplications for management and neurologic outcome. AJR Am J Roentgenol 1994;163:1165-1169
21. Yoganandan N, Pintar FA, Maiman DJ, Cusick JF, Sances A Jr, Walsh PR. Human head-neck biomechanics under axial tension. Med Eng Phys 1996;18:289-294
22. Levine AM. Facet injuries in the cervical spine. In: Camins MB, O'Leary PE, eds. Disorders of the Cervical Spine. Baltimore: Williams & Wilkins; 1992:289-302
23. Lee C, Kim KS, Rogers LF. Triangular cervical vertebral body fractures: diagnostic significance. AJR Am J Roentgenol 1982; 138:1123-1132
24. Kwon BK, Hilibrand AS. Management of Cervical fractures in patients with diffuse idiopathic skeletal hyperostosis. Curr Opin Orthop 2003; 14:187-192
25. Kwon BK, Vaccaro AR, Grauer JN, Fisher CG, Dvorak MF. Subaxial cervical spine trauma. J Am Acad Orthop Surg 2006;14:78-89
26. Levine AM. Facet fractures and dislocations. In: Levine AM, Eismont FJ, Garfin SR, Zigler JE, eds. Spine Trauma. Philadelphia: WB Saunders; 1998:331-366
27. Jackson RS, Banit DM, Rhyne AL III, Darden BV II. Upper cervical spine injuries. J Am Acad Orthop Surg 2002;10:271-280
28. Dvorak J, Panjabi M, Cerber M, Wichmann W. CT-functional diagnostics of the rotatory instability of upper cervical spine. 1. An experimental study on cadavers. Spine 1987;12:197-205

3
颈椎损伤的评估

原著 Richard Assaker, Fahed Zairi, Xavier Demondion
翻译 周非非　审校 孙　宇

■ 引言

颈椎外伤占成人钝性外伤的2%~6%[1,2]，约占脊柱外伤的三分之一[3]，其中43%的颈椎外伤为不稳定性的。漏诊颈椎外伤会造成严重后果。据统计，约0.2%的被漏诊的颈椎外伤会导致灾难性的神经功能损害。对患者的全面评估，对"排除"或"确诊"颈椎外伤有重要意义。过早去除颈椎制动往往存在由未发现的外伤造成脊髓损害的风险。因此，医生在面对颈椎外伤时通常会偏于保守，并且需要借助X线、CT、MRI等影像学检查来评估颈椎骨性和韧带结构的情况[4,5]。一方面，如果未能及时诊断颈椎外伤，则可能导致严重的后果甚至引起医疗纠纷[6,7]；另一方面，如果用围领等行颈椎外制动时间超过72小时，也会出现相应的一系列并发症[8]。研究显示，颈椎制动72小时后每多延长1天，皮肤溃疡的发生率会升高66%[9]。为了降低颈椎外伤的漏诊率，医生在理论上可以进一步为患者完善影像学检查，但往往检查的结果都是正常的。这些影像学检查会增加医疗费用的支出，并给患者带来不必要的辐射[10,11]。恰当的临床评估可以在明确诊断颈椎外伤的同时，减少不必要的X线或CT等影像学检查[12,13]。

本章结合最新的颈椎外伤循证医学资料，探讨如何通过临床评估判断颈椎外伤，减少不必要的影像学辅助检查。对于确有必要进行影像学检查的患者，本章节旨在着重讨论针对意识清楚和意识不清的患者选取适合且恰当的检查项目。

■ 临床评估

对于颈椎钝性外伤患者，临床评估的目的是明确诊断，并且确定是否需要进一步的影像学检查。对于意识清楚的患者，第一步的临床评价非常容易完成；但对于意识不清的患者，临床评估无法进行，那么明确诊断就仅能依靠影像学检查。严重颅脑损伤的患者（格拉斯哥昏迷评分较低）常可能合并颈椎外伤。如果怀疑患者存在颈椎外伤，必须对患者进行颈椎制动，直到经过一系列临床和影像学检查明确诊断。

■ 影像学评估

X线片

常规X线影像

标准X线片是评估有症状的颈椎钝性外伤患者的首选影像学检查。常规X线检查包括正位（前后位）、侧位和开口位片（图3.1）。

研究显示，X线片对颈椎外伤的诊断率为84%[14]。但在颈胸结合部和寰枢椎区，由于局部解剖的关系，X线片清晰显示解剖结构有一定困难。这些部位的外伤在进行外固定前需要行斜位X线片和CT等检查。

动力位X线影像

对于意识清楚、有症状的颈椎外伤患者，动力位X线片结合标准X线片能够提高诊断的敏感性（99%）和特异性（93%）。动力位X线片检查常用于排除可能存在的椎间盘及韧带损伤（图3.2）。由于肌肉痉挛，动力位X线检查可能出现假阴性，因此在颈椎外伤后急性期的应用有一定的争议。

对于昏迷患者，如果标准X线表现正常，被动屈伸位X线检查可能非常危险，使用应慎重。单纯的韧带损伤甚为罕见（约占0.4%），且绝大部分可以通过标准X线片和CT明确。在一项纳入了14 577例颈椎外伤病例的研究中，2 605例患者意识不清，其中14例通过标准X线片或CT明确诊断了单纯的韧带损伤[15]。

CT

高分辨率CT对颈椎外伤的诊断价值优于X线片，尤其对于意识不清的患者。在兼顾检查的便捷、时间及敏感性和特异性前提下，CT成为很多创伤中心对颈椎外伤患者的标准检查之一。除此之外，CT还有助于判断颈椎骨折的类型、形态和可能的受伤机制，并指导后续治疗方案的选择（图3.3）。有一项研究纳入了1 199例颈椎外伤患者，通过CT和X线片进行影像学评估，44例患者的颈椎外伤在X线片上未能发现而通过CT明确，并且均需接受进一步的治疗[16]。

由于CT在准确性和预测性上优于X线片，因此对于意识不清、不能配合评估的患者（高危患者）应作为首选[17-20]。如果完成了高质量CT检查，就没有必要再行普通X线检查。

Vanguri等[21]完成的一项循证医学证据等级为Ⅱ级的研究显示，CT对钝性颈椎外伤中骨与韧带损伤的敏感性达100%。因此，单纯CT检查足以明确是否存在颈椎外伤，无须其他影像学检查。

Gargas等[22]的一项针对儿童颈椎外伤病例的回顾性研究发现，与多层密扫的颈椎CT加矢状位、冠状位重建相比，MRI对儿童颈椎创伤的确诊并无优势。

磁共振（MRI）

对于X线、CT表现均正常但临床有症状的患者，MRI检查可以用于排除椎间盘和韧带的损伤[23]。检查时机非常重要，软组织损伤异常信号多在受伤后48小时内能够在MRI上显示出来。短时反转恢复序列（STIR）适用于评估颈椎后方韧带结构，以便确定损伤的分型。

3 颈椎损伤的评估

图 3.1 经典的三个 X 线体位摄片：（a）张口位（齿突位）；（b）侧位；（c）前后位。颈胸结合部显示欠清晰

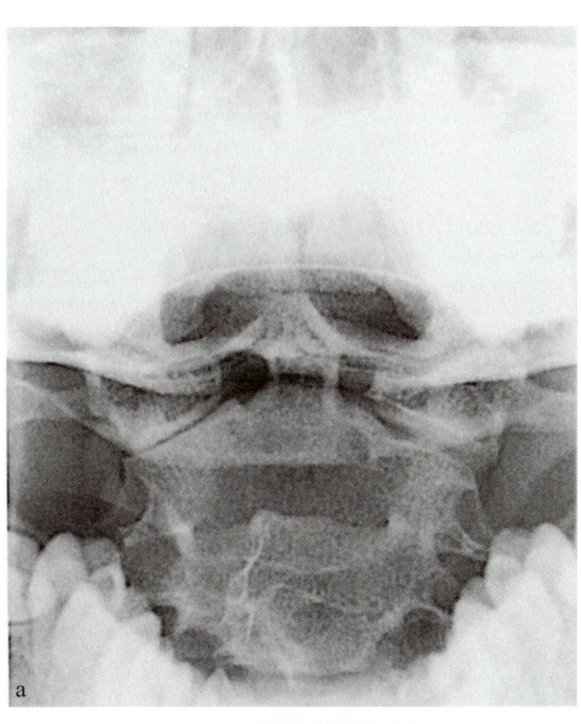

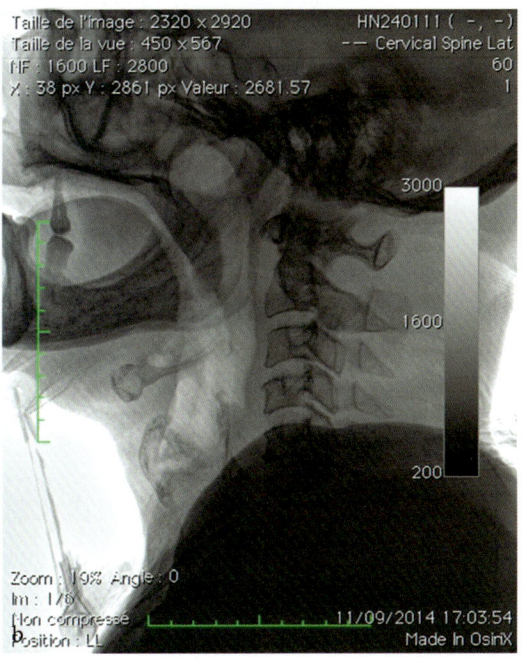

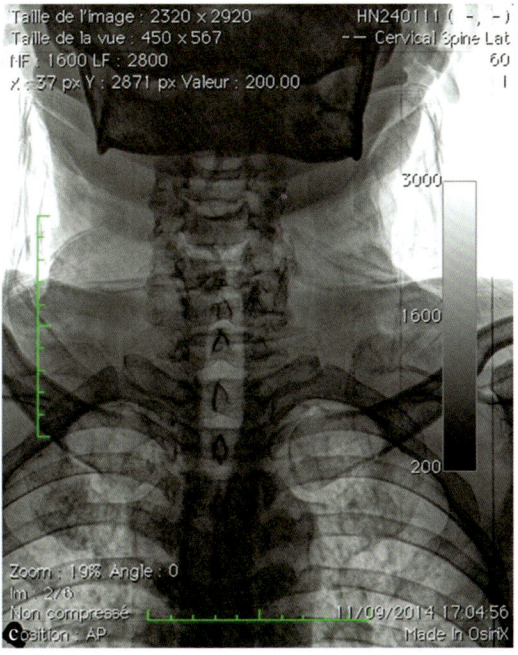

颈椎创伤

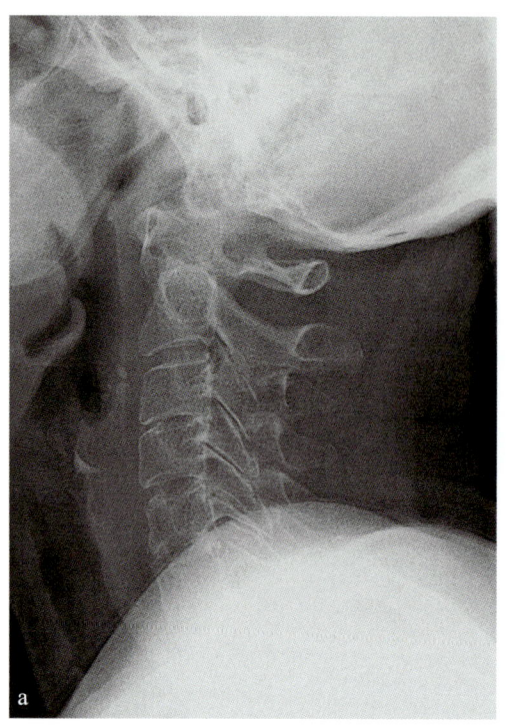
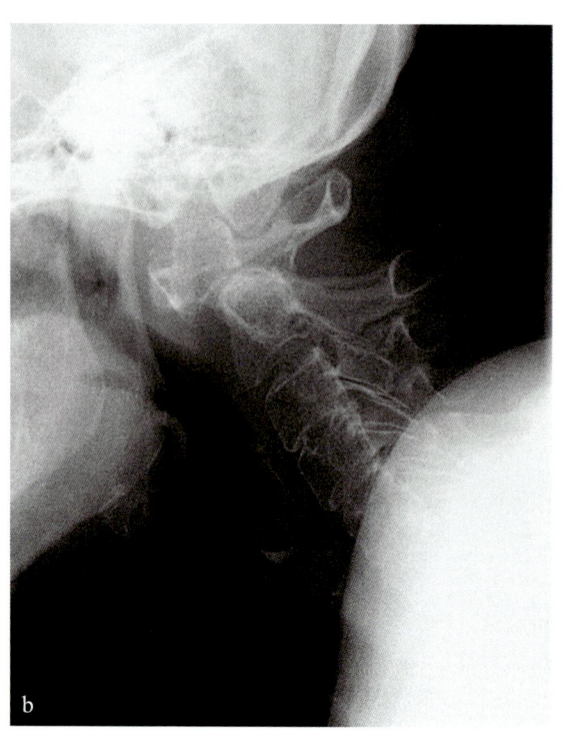

图 3.2　屈曲位 X 线片示 C1–C2 不稳

此外，MRI 在有症状的创伤性脊髓病患者脊髓评估方面具有一定优势（图 3.4）。

Khanna 等[24] 最近就 MRI 在意识不清（格拉斯哥昏迷评分 <13 分）、没有明显的神经损害症状且 CT 检查正常的患者中的应用价值开展了一项研究。结果发现，颈椎 MRI 对于神经查体阴性、CT 检查结果正常的意识不清或昏迷的颈椎外伤患者，无法提供有助于后续处理的信息。

MRI 检查的劣势在于将患者转运至 MRI 检查室需要时间，并且已行气管插管的昏迷患者无法接受 MRI 检查。此外，目前也没有足够的证据支持 MRI 检查的费效比等卫生经济学指标。

■ 颈椎外伤的临床评估

接诊外伤患者时，临床上可能遇到以下三种情况：
1. 意识清楚，没有临床症状
2. 意识清楚，存在临床症状
3. 意识不清，无法进行临床评估

Hoffman 等[10] 在 1998 年为国家急诊 X 线应用研究组（National Emergency X-Radiography Utilization Study Group, NEXUS）制定了颈椎外伤的判断决策。根据这一决策流程，临床接诊时可排除颈椎外伤的评估包括以下内容：
- 无颈部疼痛和压痛
- 无神经系统功能损害
- 意识清楚

3 颈椎损伤的评估

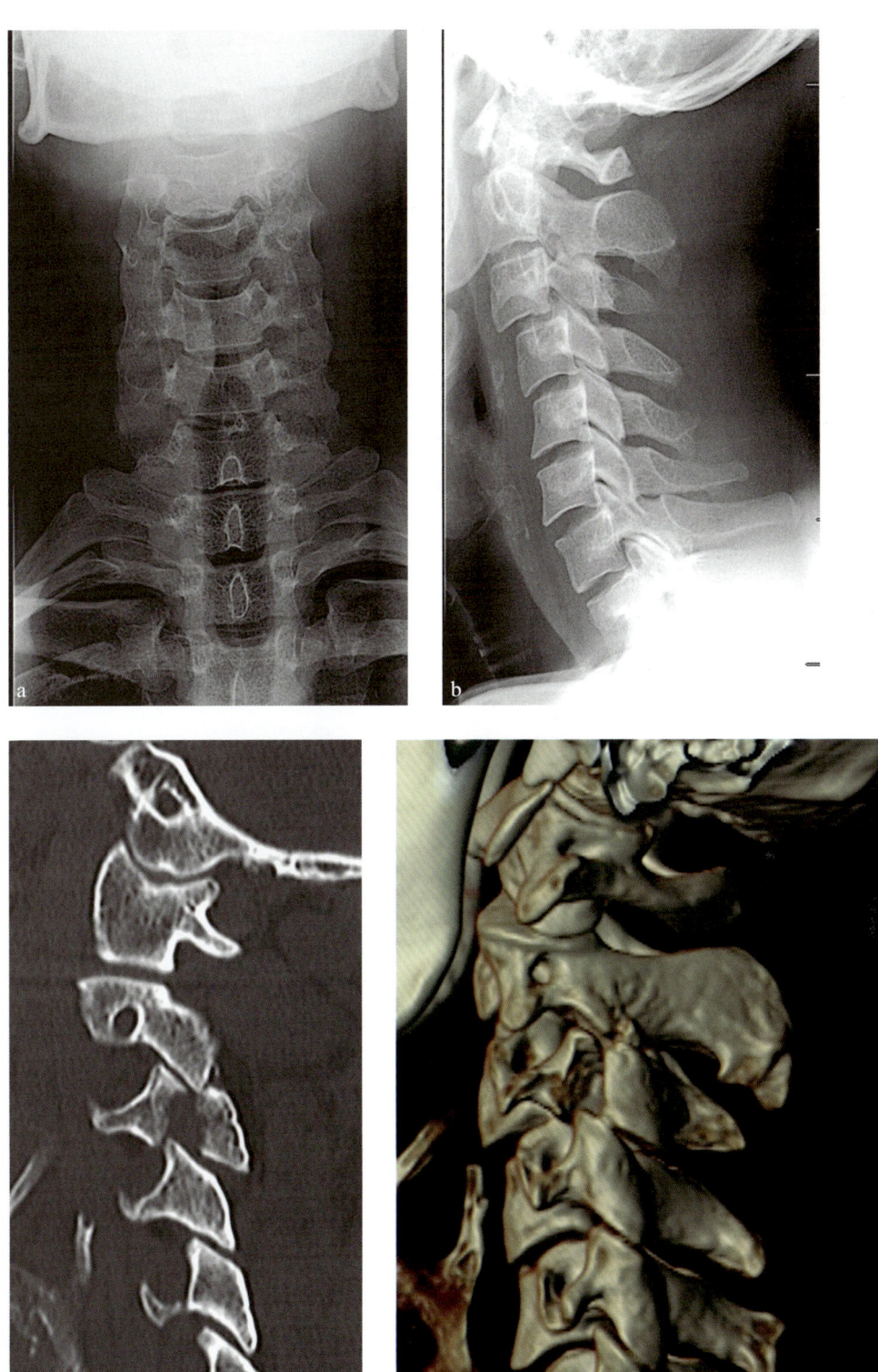

图 3.3 高质量 CT 可发现 X 线片未能发现的 C3 侧块骨折

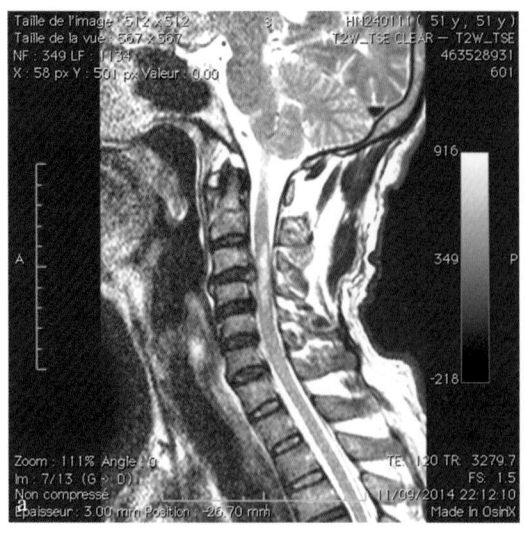
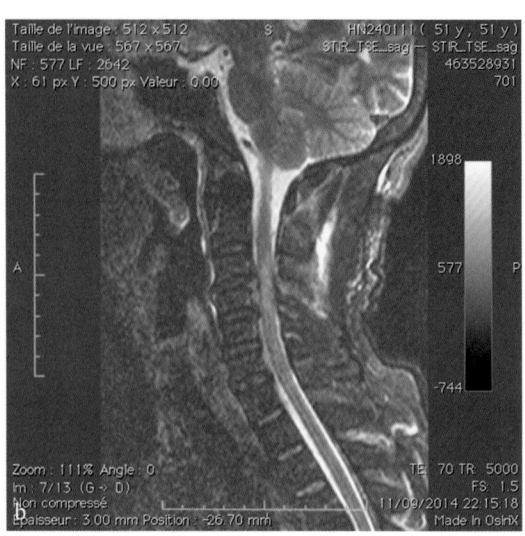

图 3.4　MRI 显示椎间盘、韧带结构的损伤及脊髓挫伤

- 无醉酒状态
- 无其他与疼痛相关的损伤

NEXUS 流程最大的局限性在于"无醉酒状态"和"无其他与疼痛相关的损伤"两条标准的可重复性。

2001 年，Stiell 等[25]基于一项纳入了 8 924 例到创伤中心就诊的意识清楚的外伤患者的研究，提出了另一个决策方案，即加拿大颈椎外伤处理流程（Canadian C-Spine rule, CCR）。CCR 具有很好的敏感性，包含以下三个标准（图 3.5）：

1. 具备需要进行影像学检查的高危因素
2. 具备允许安全进行颈椎活动度检查的低危因素
3. 能够主动左右旋转 45°

2002 年，美国神经外科医师协会（American Association of Neurological Surgeons, AANS）脊柱与外周神经病变分会和神经外科医师委员会（Congress of Neurological Surgeons, CNS）联合发布了针对钝性颈椎外伤的临床指南[26, 27]：

1. 对意识清楚且无症状的患者，并不常规推荐行影像学检查。此外，如果患者满足以下条件，则无须颈椎制动：
   - 意识清楚
   - 非醉酒状态
   - 无颈痛和颈部压痛
   - 无与颈痛相关的其他的损伤

2. 对意识清楚但有临床症状的患者，常规建议患者接受颈椎正侧位和开口位 X 线检查。如果 X 线片有可疑异常表现或由于遮挡而显示不清，则建议患者接受 CT 检查。如果患者 X 线、CT 检查（如需要）均正常，建议患者进一步完善颈椎动力位 X 线片或 MRI 检查（48 小时内）（Ⅲ级证据）。如果上述所有检查均正常，则颈椎外伤可被排除（Ⅲ级证据）。

3. 对于意识不清而无法进行临床评估的患者，患者需要完善颈椎正侧位、开口位 X 线检查，辅以可能需要的 CT 检查。对于意识不清但颈椎常规 X 线检查正常的患者，满足以下条件时才能排除颈椎外伤（Ⅲ级证据）：

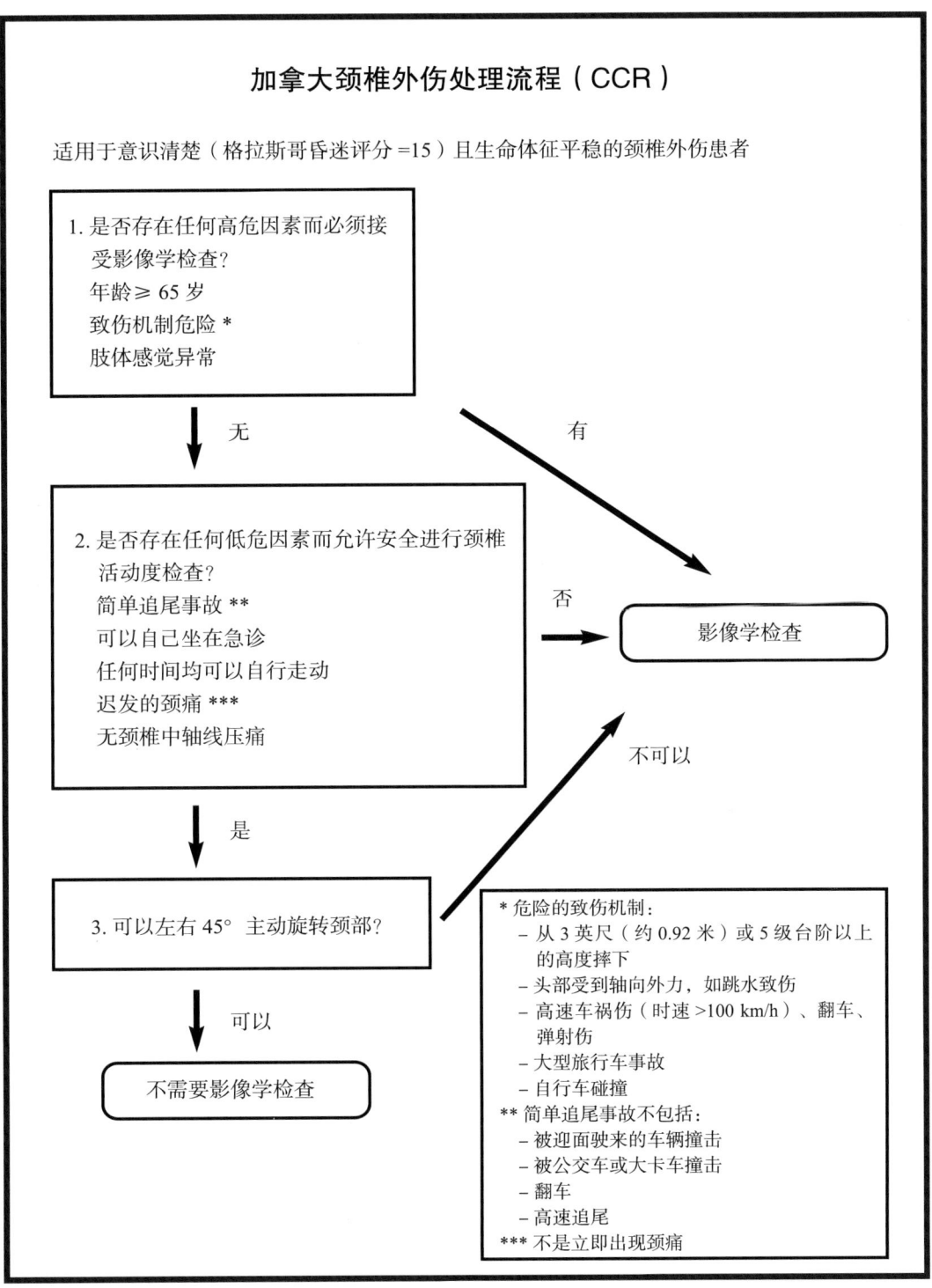

图 3.5 加拿大颈椎外伤处理流程（CCR）。ED，急诊；MVC，车祸伤

- 颈椎动力位 X 线片正常
- 颈椎 MRI 正常（48 小时内）
- 能够依从医生的后续处理

2003 年，Stiell 等[28]比较了 CCR 和 NEXUS 两个颈椎外伤处理流程的敏感性，结果发现在尽可能少使用影像学检查的情况下，CCR 对颈椎外伤的敏感性优于 NEXUS（Ⅰ级证据）。

2009 年，东部创伤外科协会（Eastern Association for Surgery of Trauma, EAST）发布了新版的钝性颈椎外伤排除流程[29]。该流程指出，由于 CT 在敏感性和特异性方面均优于常规 X 线检查，故应作为颈椎外伤的首选检查（Ⅰ级证据）。

2012 年，Rose 等[30]完成的一项前瞻性研究结果显示，即使意识清楚的患者存在"疼痛相关损伤"，也可以不需要额外的影像学检查。根据 Rose 的该项研究，"疼痛相关损伤"在颈椎外伤临床排除标准中是无效的。

颈痛研究特别小组（The Neck Pain Task Force）对颈椎钝性外伤进行了分级，用于指导恰当的后续治疗（见下）[31]。详细的推荐流程见图 3.6。

颈椎钝性外伤分级（颈痛研究特别小组）

- ◆ 1 级：颈痛，无严重致病因素，且对日常生活没有影响或影响很轻
- ◆ 2 级：颈痛，无严重致病因素，但对日常生活有影响
- ◆ 3 级：颈痛，合并神经压迫症状和体征
- ◆ 4 级：颈痛，合并重要结构的病理损害

■ X 线片与 CT 的比较

脊柱与外周神经病变分会研究组在其 2002 年发布的指南中指出[32]，常规颈椎 X 线检查（正侧位 + 开口位）适用于外伤后的颈椎评估（Ⅰ级推荐，Ⅰ级证据）。该指南建议如果常规 X 线片存在可疑异常表现，或由于解剖特点致图像显示不清（如 C1-C2 和 C7-T1 区域），则应该加行颈椎 CT（Ⅰ级证据）。颈椎常规 X 线检查的敏感度为 60%~84%，阴性预测准确度为 85%~98%；常规 X 线加动力位 X 线检查，则阴性预测准确度可升至 100%[33~36]。

之后的系列研究显示，在判断颈椎外伤上，CT 较 X 线检查具有明显优势[37~50]。

2001 年，Schenarts 等[39]依据 EAST 流程，从 2 690 例创伤患者中前瞻性地选择出 1 356 例需要影像学评估的患者。该研究结论显示，CT 在检出颈椎外伤方面优于 X 线检查。

2003 年，Griffen 等[51]在一项Ⅰ级循证医学证据的研究中同样证实 CT 优于颈椎常规 X 线检查。

2005 年，Holmes 和 Akkinepalli[37]完成的一项比较 CT 和 X 线检查的 Meta 分析显示，关于检查的敏感性，X 线为 54%，CT 为 98%，CT 优于 X 线（Ⅲ级证据）。

2006 年，Daffner 等[42]发表的一项Ⅲ级循证医学证据的研究（回顾性，有缺失值）指出，CT 的敏感度为 99.2%，而 X 线检查仅为 44.1%。在 245 例骨折病例中，2 例在 CT 中被漏诊，但在 X 线检查中明确。这 2 例均为 C2 棘突骨折。

3 颈椎损伤的评估

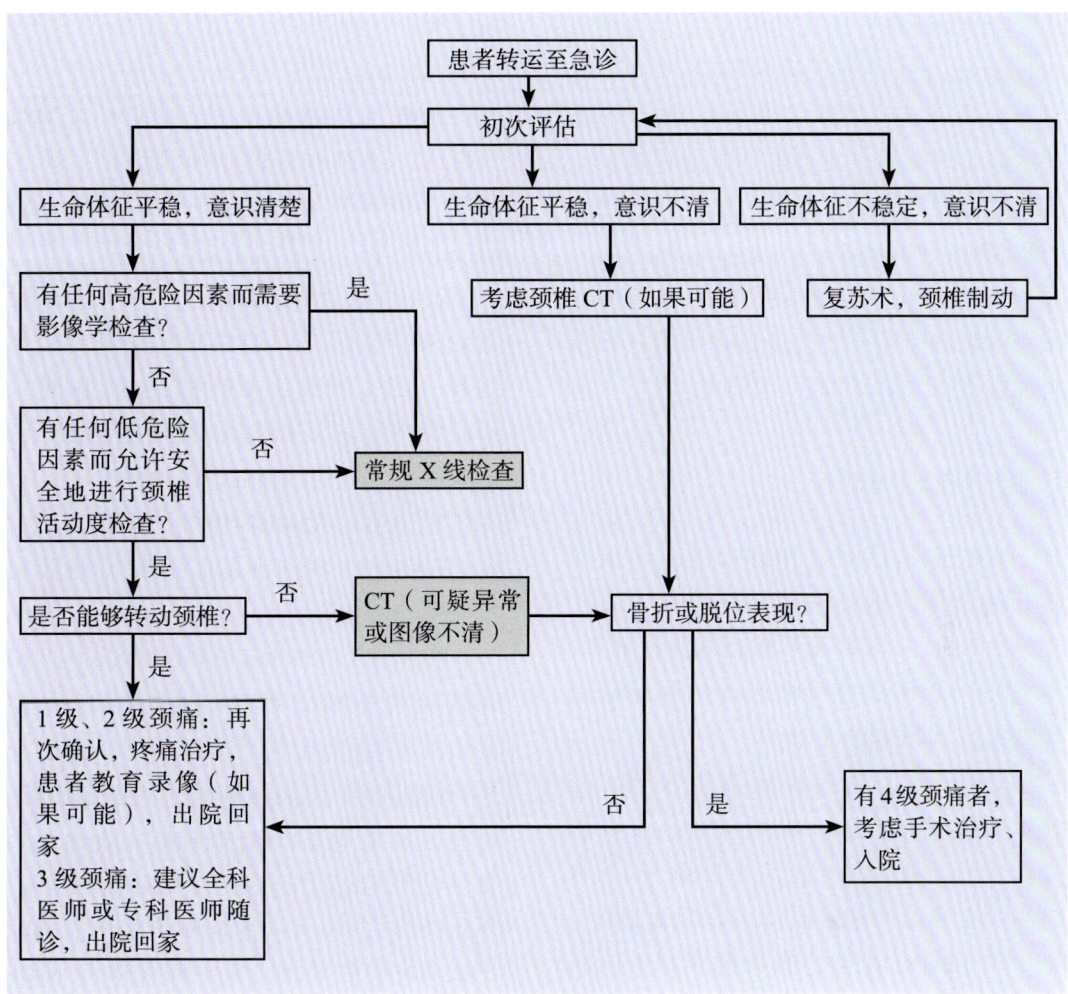

图 3.6 颈痛研究特别小组颈椎外伤评估流程

作者认为并无强有力的证据支持侧位 X 线片必须辅以 CT，强调在不同的区域应有针对性地选择恰当的检查方式。

2007 年，Mathen 等[41]的一项 I 级循证医学证据研究指出，在颈椎外伤急性期的诊断方面，由于 X 线片无法提供额外的有助于诊断的信息，故 CT 较 X 线检查有优势。CT 的敏感度和特异度分别为 100% 和 99.5%，而 X 线检查仅为 45% 和 97.4%。

2009 年，Bailitz 等[40]完成的一项比较 CT 与 X 线检查的 I 级循证医学证据的研究结果显示，CT 的敏感度为 100%，X 线检查为 36%，故 CT 应作为颈椎外伤的首选影像学检查。

2010 年，Hennessy[52]等在一项前瞻性研究中评估了各种颈椎外伤影像学检查手段的价值，结果显示 CT 能够敏感地检出绝大部分颈椎外伤（99.75%），并建议 CT 可作为接诊意识不清的颈椎外伤患者时的唯一检查手段，无须辅以颈椎屈伸位 X 线检查。

CT 检查除了在敏感度上优于常规 X 线检查外，有研究指出在检查时间上也具有优势[43,44]，因此更具性价比[45]（敏感度高，时间短，无须附加其他检查）。这一优势足以弥补 CT 单次检查费用较高的缺点。

总之，对于有临床症状的颈椎外伤患者，高分辨率 CT 检查是必要的，无须附加常规 X 线或动力位 X 线检查。

■ 磁共振（MRI）

MRI 显示椎间盘和韧带等结构损伤较其他影像学检查有明显优势，因此在理论上 MRI 非常有助于初始的阴性筛查，尤其适用于无法进行临床评估和无法接受动力位 X 线检查的患者。

MRI，包括短时反转恢复序列，在显示后纵韧带损伤、椎间盘突出、脊髓挫伤及椎动脉损伤方面优势明显；同时，对颅颈交界区的韧带损伤也非常敏感。

关于 MRI 在创伤患者的应用价值尚存在一些质疑：

- 加行 MRI 检查能否为诊断颈椎外伤提供更多有价值的信息？
- MRI 是否会影响意识不清或有神经功能损害患者的治疗策略？

2002 年，Ghanta 等[53]回顾分析了 124 例颈椎外伤患者，比较了颈椎常规 X 线检查、CT 和 MRI。结果显示，22% 常规 X 线片显示正常的意识不清患者在 MRI 上有异常（韧带损伤）。更重要的是，6% 的韧带损伤患者是不稳定性的。

2006 年，Stassen 等[54]发表了另一项回顾性研究，52 例患者中 44 例 CT 检查阴性，其中 13 例 MRI 显示韧带损伤（Ⅲ级证据）。由此作者指出，单纯 CT 检查并不充分，应辅以 MRI。

2008 年，Muchow 等[55]在一项 Meta 分析中，通过循证医学Ⅰ级证据的研究数据，推荐应将 MRI 作为与 X 线、CT 同样的颈椎外伤常规检查。

2010 年，Menaker 等[56]在一项Ⅲ级循证医学证据的回顾性研究中得到类似结果：8.3% 的意识不清和 25.6% 的有临床症状的患者 CT 检查正常，但 MRI 有异常发现，从而改变了治疗策略。

2010 年，Simon 等[57]的研究显示，在 CT 检查的基础上加行 MRI，能够提高颈椎外伤患者的检出率。

2010 年，Schoenfeld 等[58]的一项 Meta 分析比较了单独行 CT 与 CT+MRI 在颈椎外伤诊断中的作用。该研究纳入了 1 550 例 CT 正常同时加行 MRI 的患者，其中 12% 的患者 MRI 有异常发现，绝大部分为韧带损伤；6% 的 MRI 异常患者由此改变了治疗方案。作者指出，MRI 有助于对意识不清或无法评估且 CT 检查阴性的患者进行判断。

总之，对于意识不清、常规 X 线检查和 CT 正常的无法接受临床评估的患者，有Ⅱ级和Ⅲ级循证医学证据支持 MRI 是一种有价值的影像学检查手段。

■ 本章小结

通过英美创伤中心在接诊颈椎外伤患者时的评估来看[59,60]，很多中心的流程还存在明显欠缺，因此需要在全国范围内更好地推广评估指南。

新有Ⅰ级循证医学证据支持的颈椎外伤推荐指南内容包括[61]：

1. 意识清楚，无临床症状的患者

对于意识清楚、无临床症状、无神经损害的患者，如果能够完成生理性颈椎活动度检查且没有其他相关损伤，可以安全回家，无须颈部制动和任何影像学检查。

这一建议基于Ⅰ级循证医学证据得出，并且在此情况下无须颈椎制动，属Ⅰ级推荐。

2. 意识清楚，有临床症状的患者

高分辨率CT应作为这类意识清楚、有临床症状患者的标准检查。这一推荐基于Ⅰ级循证医学证据。如果无法接受CT检查，那么应行常规X线检查（Ⅰ级）。如果患者有临床症状但CT检查正常，Ⅱ级和Ⅲ级循证医学证据推荐3种不同的方案：

- 维持颈椎制动至症状消失
- 完善颈椎动力位X线检查，和/或48小时内行MRI检查
- 由上级医师判断并排除颈椎外伤

3. 意识不清，无法评估的患者

Ⅰ级循证医学证据支持对于无法接受评估的患者行高分辨率CT检查。如果不具备CT检查条件，则推荐常规X线检查（正侧位+开口位）。

对于CT或X线检查正常但意识不清的患者，Ⅱ级和Ⅲ级循证医学证据支持患者行MRI检查。这种情况下，如果48小时内所做的MRI正常，可以解除颈椎制动。

> **要点**
>
> - 建议72小时内及时去除颈椎外固定。
> - 如果患者意识清楚，无神经损害等临床症状，颈椎活动度检查正常，并且无其他主要牵张性损伤，则可以在没有影像学评估的情况下去除颈椎外固定。
> - 对于清醒但存在相关症状的患者，高分辨率CT可以排除颈椎外伤与失稳。
> - 对于意识不清、无法评估的患者，影像学检查应首选高分辨率CT；如果CT检查结果正常，则建议加行MRI。

> **难点**
>
> - 漏诊颈椎外伤可能导致灾难性的后果。
> - 避免预防性延长颈椎外固定的时间，尤其对于昏迷患者。
> - 避免因为怕漏诊而给患者做过多的或不必要的影像学检查。

■ 参考文献

5篇"必读"文献

1. Grossman MD, Reilly PM, Gillett T, Gillett D. National survey of the incidence of cervical spine injury and approach to cervical spine clearance in U.S. trauma centers. J Trauma 1999;47:684–690
2. Davis JW, Phreaner DL, Hoyt DB, Mackersie RC. The etiology of missed cervical spine injuries. J Trauma 1993;34:342–346

3. Goldberg W, Mueller C, Panacek E, Tigges S, Hoffman JR, Mower WR; NEXUS Group. Distribution and patterns of blunt traumatic cervical spine injury. Ann Emerg Med 2001;38:17-21

4. Harris TJ, Blackmore CC, Mirza SK, Jurkovich GJ. Clearing the cervical spine in obtunded patients. Spine 2008;33:1547-1553

5. Richards PJ. Cervical spine clearance: a review. Injury 2005;36:248-269, discussion 270

6. Lekovic GP, Harrington TR. Litigation of missed cervical spine injuries in patients presenting with blunt traumatic injury. Neurosurgery 2007;60:516-522, discussion 522-523

7. Widder S, Doig C, Burrowes P, Larsen G, Hurlbert RJ, Kortbeek JB. Prospective evaluation of computed tomographic scanning for the spinal clearance of obtunded trauma patients: preliminary results. J Trauma 2004;56:1179-1184

8. Ajani AE, Cooper DJ, Scheinkestel CD, Laidlaw J, Tuxen DV. Optimal assessment of cervical spine trauma in critically ill patients: a prospective evaluation. Anaesth Intensive Care 1998;26:487-491

9. Ackland HM, Cooper DJ, Malham GM, Kossmann T. Factors predicting cervical collar-related decubitus ulceration in major trauma patients. Spine 2007;32:423-428

10. Hoffman JR, Wolfson AB, Todd K, Mower WR. Selective cervical spine radiography in blunt trauma: methodology of the National Emergency X-Radiography Utilization Study (NEXUS). Ann Emerg Med 1998;32:461-469

11. Committee on the Biological Effects of Ionizing Radiations, Board on Radiation Effects Research, Commission on Life Sciences (BEIR V). Health Effects of Exposure to Low Levels of Ionizing Radiation. Washington, DC: National Academy Press;1990:281

12. Hoffman JR, Schriger DL, Mower W, Luo JS, Zucker M. Low-risk criteria for cervical-spine radiography in blunt trauma: a prospective study. Ann Emerg Med 1992; 21:1454-1460

13. Mower WR, Hoffman JR, Schriger DL. The feasibility of selective radiography in patients with traumainduced neck pain. Ann Emerg Med 1990; 19(Suppl): 1220-1221 Abstract

14. Streitwieser DR, Knopp R, Wales LR, Williams JL, Tonnemacher K. Accuracy of standard radiographic views in detecting cervical spine fractures. Ann Emerg Med 1983;12:538-542

15. Chiu WC, Haan JM, Cushing BM, Kramer ME, Scalea TM. Ligamentous injuries of the cervical spine in unreliable blunt trauma patients: incidence, evalvation, and outcome. J Trauma 2001;50:457-463, discussion 464

16. Griffen MM, Frykberg ER, Kerwin AJ, et al. Radiographic clearance of blunt cervical spine injury: plain radiograph or computed tomography scan? J Trauma 2003;55:222-226, discussion 226-227

17. Holmes JF, Akkinepalli R. Computed tomography versus plain radiography to screen for cervical spine injury: a meta-analysis. J Trauma 2005;58:902-905

18. Diaz JJ Jr, Gillman C, Morris JA Jr, May AK, Carrillo YM, Guy J. Are five-view plain films of the cervical spine unreliable? A prospective evaluation in blunt trauma patients with altered mental status. J Trauma 2003;55:658-663, discussion 663-664

19. Griffen MM, Frykberg ER, Kerwin AJ, et al. Radiographic clearance of blunt cervical spine injury: plain radiograph or computed tomography scan? J Trauma 2003;55:222-226, discussion 226-227

20. Suzuki T, Morimura N, Sugiyama M, Kitahara T, Soma K. How often should computed tomographic scans following cross-table lateral cervical films be performed? J Orthop Surg (Hong Kong) 2004;12:40-44

21. Vanguri P, Young AJ, Weber WF, et al. Computed tomographic scan: it's not just about the fracture. J Trauma Acute Care Surg 2014; 77:604-607

22. Gargas J, Yaszay B, Kruk P, Bastrom T, Shellington D, Khanna S. An analysis of cervical spine magnetic resonance imaging findings after normal computed tomographic imaging findings in pediatric trauma patients: ten-year experience of a level I pediatric trauma center. J Trauma Acute Care Surg 2013; 74:1102-1107

23. Richards PJ. Cervical spine clearance: a review. Injury 2005;36:248-269, discussion 270
24. Khanna P, Chau C, Dublin A, Kim K, Wisner D. The value of cervical magnetic resonance imaging in the evaluation of the obtunded or comatose patient with cervical trauma, no other abnormal neurological findings, and a normal cervical computed tomography. J Trauma Acute Care Surg 2012; 72:699-702
25. Stiell IG, Wells GA, Vandemheen KL, et al. The Canadian C-spine rule for radiography in alert and stable trauma patients. JAMA 2001;286:1841-1848
26. Radiographic assessment of the cervical spine in asymptomatic trauma patients. Neurosurgery 2002;50(3 suppl):S30-S35
27. Radiographic assessment of the cervical spine in symptomatic trauma patients. Neurosurgery 2002;50 (3 suppl):S36-S43
28. Stiell IG, Clement CM, McKnight RD, et al. The Canadian C-spine rule versus the NEXUS low-risk criteria in patients with trauma. N Engl J Med 2003;349:2510-2518
29. Como JJ, Diaz JJ, Dunham CM, et al. Practice management guidelines for identification of cervical spine injuries following trauma: update from the eastern association for the surgery of trauma practice management guidelines committee.J Trauma 2009;67:651-659
30. Rose MK, Rosal LM, Gonzalez RP, et al. Clinical clearance of the cervical spine in patients with distracting injuries: it is time to dispel the myth. J Trauma Acute Care Surg 2012;73:498-502
31. Guzman J, Haldeman S, Carroll LJ, et al; Bone and Joint Decade 2000-2010 Task Force on Neck Pain and Its Associated Disorders. Clinical practice implications of the Bone and Joint Decade 2000-2010 Task Force on Neck Pain and Its Associated Disorders: from concepts and findings to recommendations. Spine 2008;33(4, Suppl):S199-S213
32. Radiographic assessment of the cervical spine in symptomatic trauma patients. Neurosurgery 2002;50(3, Suppl):S36-S43
33. Berne JD, Velmahos GC, El-Tawil Q, et al. Value of complete cervical helical computed tomographic scanning in identifying cervical spine injury in the unevaluable blunt trauma patient with multiple injuries: a prospective study. J Trauma 1999;47:896-902, discussion 902-903
34. Ajani AE,Cooper DJ, Scheinkestel CD, Laidlaw J, Tuxen DV. Optimal assessment of cervical spine trauma in critically ill patients: a prospective evaluation. Anaesth Intensive Care 1998;26:487-491
35. Davis JW, Parks SN, Detlefs CL, Williams GG, Williams JL, Smith RW. Clearing the cervical spine in obtunded patients:the use of dynamic fluoroscopy. J Trauma 1995;39:435-438
36. MacDonald RL,Schwartz ML, Mirich D, Sharkey PW, Nelson WR. Diagnosis of cervical spine injury in motor vehicle crash victims: how many X-rays are enough? J Trauma 1990;30:392-397
37. Holmes JF, Akkinepalli R. Computed tomography versus plain radiography to screen for cervical spine injury: a meta-analysis. J Trauma 2005;58:902-905
38. Diaz JJ Jr, Gillman C, Morris JA Jr, May AK, Carrillo YM, Guy J. Are five-view plain films of the cervical spine unreliable? A prospective evaluation in blunt trauma patients with altered mental status. J Trauma 2003;55:658-663, discssion 663-664
39. Schenarts PJ, Diaz J, Kaiser C, Carrillo Y, Eddy V, Morris JA Jr. Prospective comparison of admission computed tomographic scan and plain films of the upper cervical spine in trauma patients with altered mental status. J Trauma 2001;51:663-668, discussion 668-669
40. Bailitz J, Starr F, Beecroft M, et al. CT should replace three-view radiographs as the initial screening test in patients at high, moderare, and low risk for blunt cervical spine injury: a prospective comparison. J Trauma 2009;66:1605-1609
41. Mathen R, Inaba K, Munera F, et al. Prospective evaluation of multisice computed tomography versus plain radiographic cervical spine clearance in trauma patients. J Trauma 2007;62:1427-1431

42. Daffner RH, Sciulli RL, Rodriguez A, Protetch J. Imaging for evaluation of suspected cervical spine trauma:a 2-year analysis. Injury 2006;37:652-658
43. Daffner RH. Cervical radiography for trauma patients: a time -effective technique? AJR Am J Roentgenol 2000;175:1309-1311
44. Daffner RH. Helical CT of the cervical spine for trauma patients: a time study. AJR Am J Roentgenol 2001;177:677-679
45. Blackmore CC. Evidence-based imaging evaluation of the cervical spine in trauma. Neuroimaging Clin N Am 2003;13:283-291
46. Padayachee L, Cooper DJ, Irons S, et al. Cervical spine clearance in unconscious traumatic brain injury patients:dynamic flexion-extension fluoroscopy versus computed tomography with three -dimensional reconstruction. J Trauma 2006;60:341-345
47. Spiteri V, Kotnis R, Singh P, et al. Cervical dynamic screening in spinal clearance: now redundant. J Trauma 2006; 61:1171-1177,discussion 1177
48. Griffiths HJ, Wagner J, Anglen J, Bunn P, Metzler M. The use of forced flexion/extension views in the obtunded trauma patient. Skeletal Radiol 2002;31:587-591
49. Bolinger B, Shartz M, Marion D. Bedside fluoroscopic flexion and extension cervical spine radiographs for clearance of the cervical spine in comatose trauma patients. J Trauma 2004;56:132-136
50. Davis JW, Kaups KL, Cunningham MA, et al.Routine evaluation of the cervical spine in head-injured patients with dynamic fluoroscopy: a reappraisal. J Trauma 2001;50:1044-1047
51. Griffen MM, Frykberg ER, kerwin AJ, et al. Radiographic clearance of blunt cervical spine injury: plain radiograph or computed tomography scan? J Trauma 2003;55:222-226,discussion 226-227
52. Hennessy D, Widder S, Zygun D, Hurlbert RJ, Burrowes P, Kortbeek JB. Cervical spine clearance in obtunded blunt trauma patients: a prospective study. J Trauma 2010;68:576-582
53. Ghanta MK, Smith LM, Polin RS, Marr AB, Spires WV. An analysis of Eastern Association for the Surgery of Trauma practice guidelines for cervical spine evaluation in a series of patients with multiple inaging techniques. Am Surg 2002;68:563-567,discussion 567-568
54. Stassen NA, Williams VA, Gestring ML, Cheng JD, Bankey PE. Magnetic resonance imaging in combination with helical computed tomography provides a safe and efficient method of cervical spine clearance in the obtunded trauma patient. J Trauma 2006;60:171-177
55. Muchow RD, Resnick DK, Abdel MP, Munoz A, Anderson PA. Magnetic resonance imaging (MRI) in the clearance of the cervical spine in blunt trauma: a meta-analysis. J Trauma 2008;64:179-189
56. Menaker J, Stein DM, Philp AS, Scalea TM. 40-slice multidetector CT: is MRI still necessary for cervical spine clearance after blunt trauma? Am Surg 2010; 76:157-163
57. Simon JB, Schoenfeld AJ, Katz JN, et al. Are "normal" multidetector computed tomographic scans sufficient to allow collar removal in the trauma patient? J Trauma 2010;68:103-108
58. Schoenfeld AJ, Bono CM, McGuire KJ, Warholic N, Harris MB. Computed tomography alone versus computed tomography and magnetic resonance imaging in the identification of occult injuries to the cervical spine: a meta-analysis. J Trauma 2010; 68:109-113, discussion 113-114
59. Mercer SJ, Guha A. Assessing the implementation of guidelines for the management of the potentially injured cervical spine in unconscious trauma patients in England. J Trauma 2010; 68:1445-1450
60. Theologis AA, Dionisio R, Mackersie R, McClellan RT, Pekmezci M. Cervical spine clearance protocols in level 1 trauma centers in the United States. Spine 2014;39:356-361
61. Timothy C. Guidelines for the management of acute cervical spine and spinal cord injuries: 2013 update. Radiographic Assessment; American Association of Neurological Surgeons; Congress of Neurological Surgeons. Neurosurgery 2013; 72:54-72

4

颈椎外伤的非手术治疗

原著 Peter Formby, Melvin D. Helgeson
翻译 刘 鑫　审校 孙 宇

■ 引言

在创伤领域，颈椎骨折是一种常见的损伤，可导致包括创伤性脊髓损伤等在内的严重后果。据估计，在北美每年会发生 150 000 例颈椎外伤，枢椎以下的骨折脱位发生率最高，占颈椎骨折的 65%，占颈椎脱位的 75% 以上[1]。孤立发生的 C1 和 C2 的骨折分别占 5% 和 20%，枕髁部的骨折在头颈部创伤中约占 1%[2, 3]。在临床中，相当大比例的颈椎外伤可以通过非手术颈部制动的方法进行治疗。

■ 初步评估

颈椎外伤患者到达诊室之后，首选应进行详细的病史采集以明确受伤机制和伴随疾病。条件允许下应对患者进行全面的影像学评估，包括：水平线束侧位 X 线片，包含枕骨至 T1 水平；若下颈椎显示不清，必要时可摄游泳者位颈椎侧位片。由于非连续性的脊柱外伤很常见，因此行全脊柱侧位片检查也非常必要。如果临床或基础影像学资料可疑，可以安排颈椎 CT 扫描。对于颈椎骨折，CT 的敏感性（100%）远高于 X 线检查（63%）[4]。对于无神经损伤表现和上肢放射痛的患者，MRI 并非必需。MRI 的使用仍存在争议，Tomycz 等[5]甚至认为对于昏迷和迟缓的患者，MRI 对于发现不稳定的骨折没有帮助。然而，MRI 已逐渐成为颈椎外伤患者的常规检查。

■ 骨牵引

自 1929 年 Taylor[6]首先尝试应用绳索套进行颈椎脱位复位以来，闭合复位治疗颈椎外伤一直应用于临床。Grander-Well 牵引弓在 1973 年首次报道，是目前最常用的颈椎闭合骨折复位后牵引的基本工具。闭合复位不仅可以恢复颈椎序列，还能够解除脊髓和神经根的压迫并维持稳定。闭合复位成功后偶尔可以（但是很罕见）避免手术。当颈椎骨折伴严重的脊髓和神经损伤时，必须尽快实施减压手术，以避免神经损伤的进一步加重，争取最大限度地恢复神经功能。最经典的复位方法为使用 Grander-Well 牵引弓的颅骨牵引。经典置钉位置为颅骨赤道线下方、双侧耳郭上方 1 cm。置钉靠前可能导致颈椎过伸；相反，置钉靠后可致颈椎过度屈曲。具体置钉点的可根据骨折移位的具体情况而灵活选择。置钉方向应垂直于颅骨表面以获得最佳的把持力，防止滑钉或过紧。

尝试闭合复位只限于清醒而且定向力正常的患者，以便进行神经系统检查时患者能够配合。在牵引配重之前，应拍摄水平线束侧位 X 线片，进行详细神经系统检查并记录基础值。在专家指导下，牵引配重自 10 磅（约 4.54 kg）起始逐渐增加。当复位向后移位的 II 型齿突骨折时，应随时做好经鼻气管插管的准备。有文献报道当复位时颈椎过屈，约 40% 的患者会出现因气道梗阻导致的呼吸困难加重[7]。每当完成一次牵开操作后，都应重新拍摄侧位 X 线片，再次进行详细神经系统检查并与牵引前进行对比。当有椎间隙过度牵开的征象出现时，一定要及时减重。一旦复位成功，牵引配重应维持在最小重量。有文献证实，下颈椎骨折脱位的骨牵引安全配重可达 140 磅[8]。随后，应该行 MRI 检查来评估颈椎间盘和韧带的完整性。

对于无意识或反应迟缓的患者，广泛的共识是行 MRI 检查以评估脊髓受压。此类患者不适合尝试闭合复位，以避免进一步的脊髓损伤。而在意识清楚、定向力正常的患者中是否应在复位前行 MRI 检查，仍存在争议。在一项报道中，一例 54 岁的男性患者因为双侧小关节脱位，在接受闭合复位后发生急性四肢瘫；其在接受牵引复位前未行 MRI 检查，而患者知晓自己患有颈椎后纵韧带骨化。当然，在接受了手术减压、内固定后，神经损伤完全康复[9]。Vaccaro 等[10]对 11 例清醒的颈椎外伤患者在复位前后均行颈椎 MRI 检查，结果发现复位前 2/11 的患者存在颈椎间盘突出，而复位后 5/11 的患者存在颈椎间盘突出，但是这些患者均无复位后神经症状加重。Grant 等[11]回顾了 82 例在复位前行 MRI 检查的颈椎外伤患者，发现 MRI 提示的椎间盘突出或破坏并未导致复位后的神经症状加重，因此并不推荐在复位前行 MRI 检查。

颈托支具

颈托支具是一类外固定装置，主要功效是限制颈椎活动，增加稳定性以支撑颈椎，广泛应用于急性创伤后的早期固定、限制颈椎活动，颈椎术后增加稳定性和舒适度，无神经损伤的颈椎稳定患者的治疗。颈托支具主要通过为椎旁肌肉提供本体感觉反馈来限制活动，以及维持颈椎的正常解剖姿势。大部分颈托通过限制屈伸活动来发挥效用，然而颈托对于旋转和侧方活动的限制更为明显。对于颈托而言，刚性越强，则对颈椎活动的限制越好，但不适感和患者的不耐受就越突出。因此，对于不同的患者、不同程度的外伤，选择恰当的颈托支具格外重要。

在颈椎，选择颈托支具（COs）还是颈胸支具（CTOs）取决于临床需要的支撑范围。总的来讲，很难从整体上对不同类型的支具所提供的颈椎稳定性进行评价，因为这些研究往往使用不同的角位移和水平位移测量方法，有些颈托已经过时或者临床上已经不再使用，有时甚至研究对象都不相同（如健康志愿者和尸体）。

泡沫材料的颈托支具可提高患者的舒适性，但仅能为颈椎提供有限的稳定性（图4.1）。较软的颈托主要通过患者皮肤的触觉加以反馈，限制患者自发的颈椎剧烈活动，常用于颈部肌肉和软组织拉伤以及颈椎术后患者，可以提供较高的舒适性。近期的一项研究对比了15例使用软颈托和硬颈托的患者，结果表明软颈托限制颈椎屈伸活动度的限制为27.1%，侧屈活动度26.1%，旋转活动度29.3%[12]；而与之对应的硬颈托对于屈伸、侧屈、旋转活动度的限制为53.7%，34.9%和59.2%。对比两组的ADL评分（13 vs 15）并未发现显著区别。这些研究表明，患者更喜欢根据舒适程度来自我调节颈椎活动度，而硬颈托往往非必需，尤其是坚强内固定术后患者。

硬颈托是一种最常用的颈椎外伤早期固定的方法，也往往是最终的治疗方法。常用的硬颈托包括费城围领，迈阿密-J（Miami-J）围领，阿斯彭（Aspen）颈托，PMT颈托和维斯塔（Vista）颈托等（图4.2，图4.3）。对比之后，颈胸支具延伸固定在胸廓，可以为颈椎提供更坚强的稳定性。常用的颈胸支具包括莱尔曼—密涅瓦颈托，胸—枕—下颌支具（SOMI），阿斯彭2（Aspen 2-post）型和阿斯彭4（Aspen 4-post）型，维斯塔TS（Vista TS）支具和维斯塔TS4（Vista TS4）颈胸支具。

一项对于5种颈托的三维运动分析研究发现，Aspen颈托对矢状位、轴位和旋转运动的限制效果最佳[13]，Vista颈托对于各种运动的限制都最小。另有部分研究显示，费城围领和迈阿密-J围领对于颈椎活动的限制效果优于Aspen颈托[14]。一项研究对比了Aspen颈托和迈阿密-J围领，结果发现两者在限制C0~C7节段角度运动方面无显著差异，而迈阿密-J围领允许C5-6节段有更大的活动度[15]。该研究还对比了Aspen 2-post型和Aspen 4-post型两种颈胸支具，两者在限制颈椎屈曲活动方面效果类似，而Aspen 4-post型在限制颈椎的角活动和水平位移方面要优于前者（分别是22%与38%，24%与50%）。Ivancic[16]在一项尸体研究中模拟了下颈椎的屈曲—压缩型骨折和上颈椎的伸展—压缩型骨折，评价两种颈托支具（Vista颈托和Vista多接口颈托）和两种颈胸支具(Vista TS支具和Vista TS4支具)对于颈椎屈伸活动的限制。可以确定的是无论在上颈椎还是下颈椎，颈胸支具对于屈伸活动的限制都要优于颈托支具。其中，Vista颈托效果最差而Vista TS4型颈胸支具效果最佳。Schneider[17]在健康成人志愿者中对4种颈托支具和3种颈

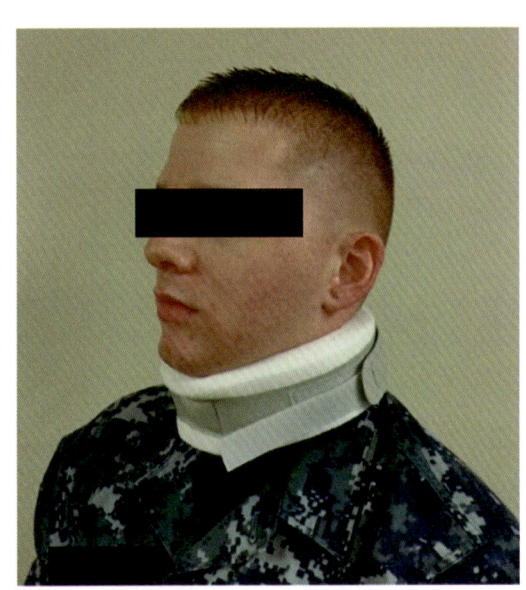

图4.1　软围领

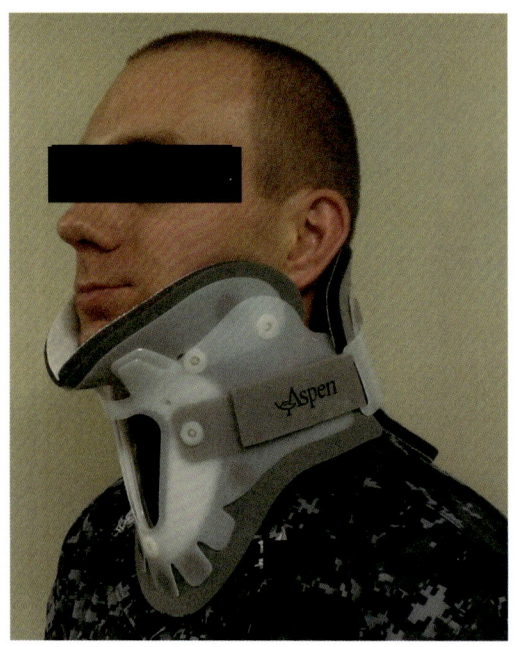
图 4.2 Aspen 颈托

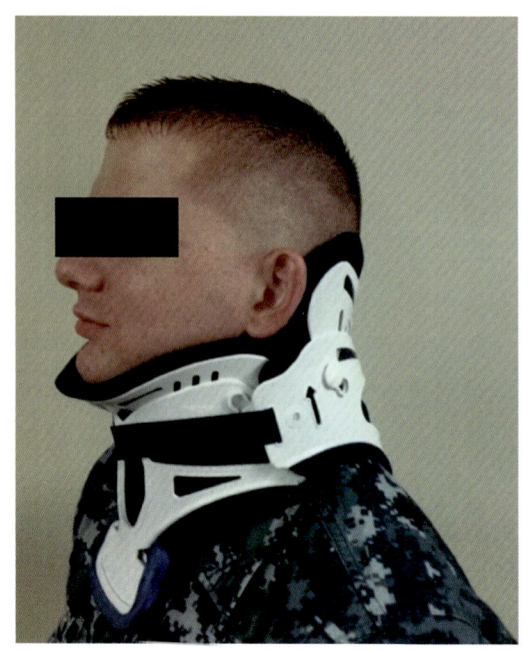
图 4.3 Miami-J 围领

胸支具进行了卧位和站立位的佩戴体验评价，结果表明迈阿密-J围领和Aspen颈托舒适性最好。总体而言，颈托支具的佩戴舒适性要优于颈胸支具。而与之相对应的是，颈胸支具在失去舒适性的同时对颈椎活动限制更佳。密涅瓦颈胸支具对于颈椎各个节段椎间活动度的限制效果最佳。在所有的颈托支具中，费城围领对于各个节段活动度的限制效果最佳，除了C6-7节段。PMT颈托对于C6-7节段限制效果最佳。莱尔曼Halo支具对于限制枢椎旋转和颅骨弯曲限制效果最佳，颈托支具中，对同样的活动度限制效果最佳的是费城围领。有一点是所有研究都明确的，随着固定范围的延伸对于颈椎活动度的限制增加，提供的颈椎稳定性也增加[18]。

在临床应用中选择颈托支具时，在考虑其对于颈椎活动限制程度的同时也要考虑一些相关并发症。其中最主要的并发症就是佩戴硬质颈托伴发的压疮，佩戴颈托每多一天，发生压疮的风险就增加66%[19]。一项研究对比了4种颈托对于皮肤表面施加的压力，发现迈阿密-J围领对于枕部和下颌部的皮肤压力小于费城围领和Aspen颈托[14]。其他并发症包括吞咽困难，颅内压增高，佩戴半刚性颈托导致的张口受限，后者在不稳定骨折的患者中会潜在限制通气装置的使用。许多颈部支具（如密涅瓦支具）的缺点之一就是在做咀嚼活动时会带动上颈椎自枕骨到C4的活动，而为了减少这一情况发生，建议在咀嚼时暂时移除下颌部支具。

■ Halo 架

Halo架是一种在颈椎外伤中用途广

泛的固定装置，可以用于术前临时维持复位和稳定性，作为多种颈椎外伤的最终治疗手段，也可以作为颈椎融合术后维持稳定的附加装置。Halo架背心作为最牢固的颈椎外固定支具，可为颈椎提供充分的稳定，对颈椎活动的限制可达30%~90%。有文献报道的Halo架的不足之一为无法为寰枕接触面提供合适的固定。其中一篇文献报道，Halo架外固定后寰枕成8°夹角[20]。另一项活体研究表明，Halo架可以最大限制70%的颈椎活动，但对C2以上的活动限制最少[21]。尽管如此，Halo架在上颈椎（C1-C2）骨折和脱位的治疗中仍然显示出安全性和有效性。

传统的Halo架装置包括：一个圆形或U形的金属头圈，4枚颅骨钉，一个由前后两片构成的背心，4根垂直支撑杆和4根固定棒。在安装Halo架前，患者取仰卧位，在躯干、颈部、头部下方垫折叠好的单子或毛巾。至少一名助手徒手使患者的头颈维持在中立位。头圈应放置于颅骨赤道线以下，其理想尺寸应既不接触皮肤，又可以保证在每个位点都距皮肤<1 cm。前方2枚颅骨钉应置于安全区——眉弓外1/3上方0.5~1 cm。置钉如果过于靠内，则有损伤眶上神经和滑车神经的潜在危险，而置钉靠外则有可能穿透咬肌和颞肌窝的潜在风险。置钉应垂直于颅骨，以最大限度地增加颅骨钉与颅骨间的接触面。置钉时应嘱患者闭眼以避免损伤眼轮匝肌。后方置钉点应选择在与前方置钉点成180°的对角线上。因为颅骨在这一区域很厚（9.47 mm ± 1.12 mm），因此可以放心置入后侧螺钉。一项尸体研究表明，头圈—颅骨钉在前外侧和后外侧的最大安全扭矩分别为8英寸磅和18英寸磅[22]。另外一项独立研究表明，当前外侧扭矩为6英寸磅时，使用Halo架的并发症发生率呈下降趋势，而且颅骨钉松动和感染的发生率没有增加[23]。尽量避免切开皮肤，可通过调节颅骨钉的松紧程度来调整扭矩，最大不超过8英寸磅。维持患者头部保持中立位，轴性翻身后安装背心的后片，恢复仰卧位安装背心的前片，然后将垂直的支撑杆与背心前后片和头圈连接。用手调节背心前后片使其与胸壁形成一定的间隙，保持呼吸顺畅的同时避免皮肤受压坏死。Halo架安装完成后即可达到仰卧位和直立位的颈椎稳定，无须担心骨折移位。安装完毕后的24~48小时和1周后应检查拧紧颅骨钉，以防松动。

Vieweg和Schultheiss[24]在对一项Halo固定架的研究中提出，推荐使用Halo架治疗孤立的Jefferson骨折、hangman骨折，以及Ⅱ型、Ⅲ型齿突骨折，脱位率很低。然而，对于合并Ⅱ型齿突骨折的联合损伤，应用Halo架治疗的融合率却不令人满意。Tashjian等[25]的研究发现，对于老年人（>65岁）的Ⅱ型和Ⅲ型齿突骨折，Halo架与硬颈托和手术固定相比，神经损伤和死亡率都增加（死亡率分别为42%与20%）。一项活体研究对比了应用改良的12钉Halo架和费城围领制动的20例患者的屈伸位X线片，发现Halo架在限制枢椎以下颈椎矢状位活动度上显著优于费城围领，而两者在C1-C2水平的屈伸活动无明显差别：费城围领限制了88.5%的寰枢椎活动，Halo架限制了70.8%的寰枢椎活动[26]。另一项对完整和模拟Ⅱ型齿突骨折的体外实验研究发现，Halo架对于C1~C3的屈伸活动限制作用显著优于软颈托、迈阿密J围领和密涅瓦支架[27]。Polin等[28]在使用Halo架或硬颈托治疗Ⅱ型和Ⅲ型齿突骨折的研究中发现，无论采用哪种固定方法，Ⅲ型骨折的恢复情况均优于Ⅱ型骨折。尽管在Ⅱ型骨折患者中，应用颈托的年龄更大些（68岁vs 44岁），但两组在骨质愈合方面无显著差异。一项针对10例患者的影像学研究，包括各种颈椎骨折，在最初6~8周使用Halo架外固定后换用密涅瓦支具。结果表明：使用密涅瓦支架后，自枕骨至C7各个椎体的平均活动角度小于使用Halo架（2.3°与3.7°），10例患者中有8例更倾向佩戴密涅瓦支具。此外，部分患者使用颈托支具后出现颈椎曲度发生"蛇形"改变的现象，在Halo架中更为常见[29]。

并发症

Halo架相关并发症包括：骨折不融合、颅骨钉松动、浅表感染、压疮、神经损伤、吞咽困难、颅骨钉不适感、瘢痕、颅骨穿透、硬膜外脓肿以及颅骨钉过敏等。其中，报道最多的是老年人应用Halo架治疗后发生的让人无法接受的相关并发症。Majercik等[30]报道了109例65岁以上的老年人颈椎外伤后应用Halo架治疗，最终死亡率为40%。这一比例远高于同一项研究中对289例年轻颈椎外伤患者应用Halo架治疗后2%的死亡率，而且年轻患者的颈椎外伤更严重。在Halo架相关并发症中，最常见的为颅骨钉松动（36%~60%）。在一项生物力学和活体观察研究中，佩戴Halo架3个月后，尸体和活体上的颅骨钉的接触压力分别降低了83%和88%[31, 32]。对于松动的颅骨钉，应重新拧紧至扭矩达到8英寸磅，或者选择邻近置钉点重新置钉。研究表明，颈椎曲度发生"蛇形"改变的现象，更容易导致骨折延迟融合和不融合。生物力学研究表明，佩戴合适的支具可以很好地维持躯体的生理活动。颅骨钉引起的浅表感染可通过局部护理和口服抗生素治愈，而更严重的浅表感染则可能需要移除颅骨钉、重新置钉，甚至切除感染灶并引流，同时辅以静脉抗生素治疗。Kim等[33]建议在佩戴Halo架的即刻、2周、6周以及3个月后行立卧位X线检查，发现骨折移位>5 mm时往往提示治疗失败风险增加。吞咽困难往往由颈椎过伸引起，适当调整至直立位可改善症状。

■ 一般治疗原则

颈部软组织拉伤

颈部拉伤多发生于颈部挥鞭样运动造成的过伸伤，这种损伤常见于交通事故。在外伤事故中，颈部的软组织支持结构如韧带、肌肉等会发生过度牵拉或部分撕裂。在头部向左或右转动时，对侧的胸锁乳突肌表现最大幅度的收缩，因而更容易受到损伤[34]。对于颈部拉伤的治疗方法是佩戴软颈托，通过本体感觉反馈来限制颈部的过度活动，直至愈合。然而一项研究表明，佩戴软颈托3周和早期活动在颈部软组织拉伤的治疗效果上没有差异。实际上，佩戴颈托的患者伤后恢复正常工作的时间长于早期活动者，结果具有统计学上的差异（34天与17天）[35]。

上颈椎损伤

非手术治疗是上颈椎（枕骨至C2）损伤最常用的治疗方法。许多上颈椎损伤在闭合复位后可以通过硬颈托制动获得治愈，只有伴有非常不稳定的骨折或严重的神经损伤需要减压时才考虑手术治疗。在下一章节中，将会就骨折的分型以及各型骨折的手术适应证进行详细讨论。

多数枕骨髁骨折可以采用硬质或半硬质颈托制动等非手术方法治疗，而在合并其他部位骨折或严重韧带损伤造成不稳定时才考虑手术治疗。Maddox等[36]回顾了使用非手术方法治疗Anderson和Montesana Ⅰ~Ⅲ型骨折，发现颈部功能障碍指数评分与以下因素无明显相关：骨折的类型、骨折移位程度、性别、双侧损伤，以及是否合并头部外伤等。

与之相类似的，多数寰椎骨折（占所有颈椎骨折的7%）也可以采用非手术治疗，包括硬质颈托和Halo架。是否采用非手术治疗，很大程度上取决于横韧带是否完整。具体采用何种外固定方法仍存在争议，但两者均有获得满意治疗效果的文献报道。

齿突骨折是最常见的枢椎骨折。齿突骨折在年轻人群和老年人群中均高发，高能量损伤和低能量损伤均有可能导致齿突骨折。Anderson和D'Alonzo Ⅰ~Ⅲ型骨折均可采用包括硬质颈托和Halo架在内的非手术方法治疗，采用手术还是非手术治疗取决于损伤类型、横韧带完整性、Hadley ⅡA型骨折以及齿突移位的方向、程度（是否超过6 mm）。

目前普遍认为65岁以上的老年人发生颈椎外伤后应用Halo架治疗会导致更多的并发症和更高的死亡率，尽管有文献报道65岁以上老年人应用Halo架治疗收到满意的疗效[37]。但是这篇文献同时也给出了相反的结论，即与手术内固定治疗相比，65岁以上老年人采用非手术治疗的死亡率更高。最近Molinari等[38]进行了一项研究，对齿突移位>50%的老年人采用后路融合手术，对移位<50%的老年人采用佩戴硬质颈托治疗。作者发现手术患者获得了较高的融合率，但是非手术患者在颈部功能障碍指数评分、疼痛、并发症以及死亡率方面均低于手术患者（12% vs 20%）。

Hangman骨折通常采用非手术治疗。Vaccaro[39]回顾了应用Halo架治疗27例Ⅱ型和4例ⅡA型Hangman骨折，结果显示尽管初始角度活动≥12 mm的患者在骨融合前需要再次调整牵引，但是27例的Ⅱ型骨折中的21例和全部4例ⅡA型骨折都获得骨性融合。Li等[40]研究发现多数骨折均可通过非手术治疗治愈，而Levine-Edwards Ⅱa型和Ⅲ型骨折应考虑手术治疗。

枢椎以下颈椎损伤

与上颈椎损伤类似，枢椎以下（C3~C7）的颈椎损伤主要治疗方法也是非手术治疗，只有合并严重不稳定或神经损伤时才需要手术减压并固定。关节突骨折应考虑手术治疗，因为非手术治疗可能导致疼痛和不稳定的进一步加重。单侧关节突骨折占所有颈椎骨折的 6%~10%，有文献报道 C7 节段最易发生关节突骨折（68%）。Halliday 等[41]建议有必要行 MRI 检查来评价关节突关节区域、棘间韧带、前纵韧带及后纵韧带损伤情况。如果形成韧带复合体的上述 4 种结构中的 3 种发生损伤，提示发生颈椎不稳定的风险增高，更倾向采取手术治疗。另一项研究表明，关节突骨折累及区域超过正常侧块高度的 40%，或骨折线绝对高度超过 1 cm，提示骨折不稳定，非手术治疗失败的可能性增加[42]。

枪击伤

枪击伤相关的颈椎骨折并不常见，并且多为稳定性骨折，可行非手术治疗。此类损伤在颈椎固定的同时还应积极处理急性出血和气道梗阻。一项对 10 例寰枢椎枪击伤病例的回顾[43]发现，8 例累及椎动脉，仅 1 例行颈椎融合手术，1 例行 Halo 架外固定，1 例行骨折片移除手术，1 例行血管瘘栓塞术。所有病例最终均获得良好的稳定性。另外一项研究[44]回顾了 81 例头颈部枪击伤患者，其中 19 例合并颈椎骨折。该研究还发现，在意识清楚的枪击伤患者中，仅 3 例合并颈椎骨折，并且均为稳定型骨折。该研究作者的结论是，在清醒的枪击伤患者中，对脊柱创伤的关注不应干扰抢救生命的治疗措施。

■ 本章小结

颈椎骨折在创伤患者中是常见的损伤，对于这一区域的损伤应当给予准确、恰当的诊断和治疗，以避免进一步的损害。颈部制动后进行 X 线以及 CT/MRI 检查是初期的主要措施。颈椎牵引（包括 Gardner-Wells 弓或 Halo 架）用于骨折脱位的复位和脊髓的减压。多数颈椎外伤均可通过颈部制动等非手术方法治疗。颈托支具的刚性和固定的范围由临床医生依据病情决定，但是必须考虑到伴随着颈托支具稳定性的增加，其非舒适性和并发症也随之增加。

> **要点**
> - 多数颈椎损伤发生在枢椎以下。
> - 发生颈椎外伤后需要刚性固定，以避免进一步损害的发生。
> - 多数颈椎损伤可以使用非手术方法进行治疗。
> - 对意识清楚的患者，是否在复位前行 MRI 检查仍存在争议。
> - 闭合复位仅针对意识清楚的患者，这样可以配合进行神经系统检查，而且复位需要在经验丰富的医生指导下进行。
> - 总的来讲，颈托支具限制的节段越多，颈椎稳定性越好。

> **难点**
> - 在任何复位尝试前均应拍摄恰当的 X 线片。
> - 压疮是外固定最主要的并发症，但可以预防。
> - 警惕高龄颈椎患者应用 Halo 架的并发症。

参考文献

5篇"必读"文献

1. Vaccaro AR, Hulbert RJ, Patel AA, et al; Spine Trauma Study Group. The subaxial cervical spine injury classification system: a novel approach to recognize the importance of morphology, neurology, and integrity of the disco-ligamentous complex. Spine 2007;32: 2365-2374

2. Noble ER, Smoker WR. The forgotten condyle: the appearance, morphology, and classification of occipital condyle fractures. AJNR Am J Neuroradiol 1996; 17:507-513

3. Sayadipour A, Anderson D, Mlyavykh S, Perlmutter O, Vaccaro A. Subaxial cervical spine injuries. In: Benzel EC(ed). Spine Surgery: Techniques, Complication Avoidance and Management, vol 3. Philadelphia:Elsevier; 2012:611-624

4. Platzer P, Jaindl M, Thalhammer G, et al. Clearing the cervical spine in critically injured patients: a comprehensive C-spine protocol to avoid unnecessary delays in diagnosis. Eur Spine J 2006 ;15 :1801-1810

5. Tomycz ND, Chew BG, Chang YF, et al. MRI is unnecessary to clear the cervical spine in obtunded comatose trauma patients: the four-year experience of a level I trauma center. J Trauma 2008;64:1258-1263

6. Taylor AS. Fracture dislocation of the cervical spine. Ann Surg 1929;90:321-340

7. Harrop JS, Vaccaro A, Przybylski GJ. Acute respiratory compromise associated with flexed cervical traction after C2 fractures. Spine 2001;26:E50-E54

8. Cotler JM, Herbison GJ, Nasuti JF, Ditunno JF Jr, An H, Wolff BE. Closed reduction of traumatic cervical spine dislocation using traction weights up to 140 pounds. Spine 1993;18:386-390

9. Wimberley DW, Vaccaro AR, Goyal N, et al. Acute quadriplegia following closed traction reduction of a cervical facet dislocation in the setting of ossification of the posterior longitudinal ligament: case report. Spine 2005;30:E433-E438

10. Vaccaro AR, Falatyn SP, Flanders AE, Balderston RA, Northrup BE, Cotler JM. Magnetic resonance evaluation of the intervertebral disc, spinal ligaments, and spinal cord before and after closed traction reduction of cervical spine dislocations. Spine 1999;24:1210-1217

11. Grant GA, Mirza SK, Chapman JR, et al. Risk of early closed reduction in cervical spine subluxation injuries. J Neurosurg 1999;90(1, Suppl): 13-18

12. Miller CP, Bible JE, Jegede KA, Whang PG, Grauer JN. Soft and rigid collars provide similar restriction in cervical range of motion during fifteen activities of daily living. Spine 2010;35:1271-1278

13. Evans NR, Hooper G, Edwards R, et al. A 3D motion analysis study comparing the effectiveness of cervical spine orthoses at restricting spinal motion through physiological ranges. Eur Spine J 2013;22(Suppl 1): S10-S15

14. Tescber AN, Rindflesch AB, Youdas JW, et al. Range-of-motion restriction and craniofacial tissue-interface pressure from four cervical collars. J Trauma 2007;63:1120-1126

15. Gavin TM, Carandang G, Havey R, Flanagan P, Ghanayem A, Patwardhan AG. Biomechanical analysis of cervical orthoses in flexion and extension: a comparison of cervical collars and cervical thoracic orthoses. J Rehabil Res Dev 2003;40:527-537

16. Ivancic PC. Do cervical collars and cervicothoracic orthoses effectively stabilize the injured cervical spine? A biomechanical investigation. Spine 2013; 38:E767-E774

17. Schneider AM, Hipp JA, Nguyen L, Reitman CA. Reduction in head and intervertebral motion provided by 7 contemporary cervical orthoses in 45 individuals. Spine 2007;32:El-E6

18. Sandler AJ, Dvorak J, Humke T, Grob D, Daniels W. The effectiveness of various cervical orthoses. An in vivo comparison of the mechanical stability provided by several widely used models. Spine 1996;21:1624-1629
19. Ackland HM, Cooper DJ, Malham GM, Kossmann T. Factors predicting cervical collar-related decubitus ulceration in major trauma patients. Spine 2007;32:423-428
20. Anderson PA, Budorick TE, Easton KB, Henley MB, Salciccioli GG. Failure of halo vest to prevent in vivo motion in patients with injured cervical spines. Spine 1991;16(10, Suppl):S501-S505
21. Lind B, Sihlbom H, Nordwall A. Forces and motions across the neck in patients treated with halo-vest. Spine 1988; 13:162-167
22. Ebraheim NA, Liu J, Patil V, et al. Evaluation of skull thickness and insertion torque at the halo pin insertion areas in the elderly: a cadaveric study. Spine J 2007;7:689-693
23. Rizzolo SJ, Piazza MR, Cotler JM, Hume EL, Cautilli G, O'Neill DK. The effect of torque pressure on halo pin complication rates. A randomized prospective study. Spine 1993;18:2163-2166
24. Vieweg U, Schultheiss R. A review of halo vest treatment of upper cervical spine injuries. Arch Orthop Trauma Surg 2001; 121:50-55
25. Tashjian RZ, Majercik S, Biffl WL, Palumbo MA, Cioffi WG. Halo-vest immobilization increases early morbidity and mortality in elderly odontoid fractures.J Trauma 2006;60:199-203
26. Koller H, Zenner J, Hitzl W, et al. In vivo analysis of atlantoaxial motion in individuals immobilized with the halo thoracic vest or Philadelphia collar. Spine 2009;34:670-679
27. Richter D, Latta LL, Milne EL, et al. The stabilizing effects of different orthoses in the intact and unstable upper cervical spine: a cadaver study. J Trauma 2001;50:848-854
28. Polin RS, Szabo T, Bogaev CA, Replogle RE, Jane JA. Nonoperative management of types II and III odontoid fractures: the Philadelphia collar versus the halo vest. Neurusurgery 1996;38:450-456, discussion 456-457
29. Benzel EC, Hadden TA, Saulsbery CM. A comparison of the Minerva and halo jackets for stabilization of the cervical spine. J Neurosurg 1989;70:411-414
30. Majercik S, Tashjian RZ, Biffl WL, Harrington DT, Cioffi WG. Halo vest immobilization in the elderly: a death sentence? J Trauma 2005;59:350-356, discussion 356-358
31. Fleming BC, Huston DR, Krag MH, Sugihara S. Pin force measurement in a halo-vest orthosis, in vivo. J Biomech 1998;31:647-651
32. Fleming BC, Krag MH, Huston DR, Sugihara S. Pin loosening in a halo-vest orthosis: a biomechanical study. Spine 2000;25:1325-1331
33. Kim DH, Vaccaro AR, Affonso J, Jenis L, Hilibrand AS, Albert TJ. Early predictive value of supine and upright X-ray films of odontoid fractures treated with halovest immobilization. Spine J 2008;8:612-618
34. Kumar S, Ferrari R, Narayan Y. Looking away from whiplash: effect of head rotation in rear impacts. Spine 2005;30:760-768
35. Crawford JR, Khan RJ, Varley GW. Early management and outcome following soft tissue injuries of the neck-a randomised controlled trial. Injury 2004;35: 891-895
36. Maddox JJ, Rodriguez-Feo JA III, Maddox GE, Gullung G, McGwin G, Theiss SM. Nonoperative treatment of occipital condyle fractures: an outcomes review of 32 fractures. Spine 2012;37:E964-E968
37. Koech F, Ackland HM, Varma DK, Williamson OD, Malham GM. Nonoperative management of type II odontoid fractures in the elderly. Spine 2008;33: 2881-2886
38. Molinari WJ III, Molinari RW, Khera OA, Gruhn WL. Functional outcomes, morbidity, mortality, and fracture healing in 58

consecutive patients with geriatric odontoid fracture treated with cervical collar or posterior fusion. Global Spine J 2013;3:21-32

39. Vaccaro AR, Madigan L, Bauerle WB, Blescia A, Cotler JM. Early halo immobilization of displaced traumatic spondylolisthesis of the axis. Spine 2002;27:2229-2233

40. Li XF, Dai LY, Lu H, Chen XD. A systematic review of the management of hangman's fractures. Eur Spine J 2006;15:257-269

41. Halliday AL, Henderson BR, Hart BL, Benzel EC. The management of unilateral lateral mass/facet fractures of the subaxial cervical spine: the use of magnetic resonance imaging to predict instability. Spine 1997; 22:2614-2621

42. Spector LR, Kim DH, Affonso J, Albert TJ, Hilibrand AS, Vaccaro AR. Use of computed tomography to predict failure of nonoperative treatment of unilateral facet fractures of the cervical spine. Spine 2006;31: 2827-2835

43. Syre P III, Rodriguez-Cruz L, Desai R, et al. Civilian gunshot wounds to the atlantoaxial spine: a report of 10 cases treated using a multidisciplinary approach. J Neurosurg Spine 2013;19:759-766

44. Medzon R, Rothenhaus T, Bono CM, Grindlinger G, Rathlev NK. Stability of cervical spine fractures after gunshot wounds to the head and neck. Spine 2005; 30:2274-2279

5

枕骨髁骨折和枕颈分离

原著 Philipp Schleicher, Matti Scholz, Frank Kandziora
翻译 熊 健 审校 孙 宇

■ 引言

颅骨与颈椎连接部的损伤包括枕骨髁骨折（OCFs）和寰枕分离（AOD）。近来文献中将此类损伤实质上也经常称为枕颈分离、颅颈分离和颅颈脱位。

由于各种各样的原因，近几十年来枕骨髁骨折和寰枕分离的发生率越来越高。创伤院前急救的进步大大提高了寰枕分离患者的存活率，所以这种损伤现在能够在急诊科进行处理，而过去这种损伤的死亡率几乎是100%。此外，作为创伤患者早期影像学检查手段，CT的广泛应用提高了寰枕分离和枕骨髁骨折的发现率，因此这些损伤的发现率也较X线时代更高。

特别对于寰枕分离，由于它可导致严重神经损伤或致命结果的自身固有特点，早期快速诊断和恰当充分治疗十分重要。

尽管枕骨髁骨折和寰枕分离的发生率越来越高，现有数据的证据级别并没有超过Ⅳ级（病例分析）。因为虽然这些损伤的发生率在上升，但绝对数量还是很少的。

然而，随着文献报道此类损伤病例数量的增多，我们有可能提取归纳出一些针对这类损伤诊断和治疗的建议。

■ 流行病学特点和病理机制

寰枕分离的详细流行病学发生率还不清楚，因为关于此类损伤的文献都只是个案报道和病例系列报告。截至2014年，我们通过Medline数据库检索共找到534个报道的病例，其中约1/3（n=182）的病例在受伤后至少存活了数天。最大的病例系列报告包含69个病例（其中7例存活，存活率为10%）。存活率最高的报道包括33例寰枕分离的患者，其中23例存活（存活率为70%）。

最近的前瞻性研究发现枕颈分离在西方创伤患者中的发生率很低。Müller等在2 162例接受颈椎CT扫描的创伤患者中只发现了5例寰枕分离的患者，发生率仅为0.23%[1]。这5例患者中的3例在伤后1周内死亡。与之相反，在创伤死亡病例中，寰枕分离的发现率高达18%[2]。因此，这些数据说明寰枕分离是少见但严重的损伤，短期致死率约为60%。

2014年，至少有393例枕骨髁骨折

的报告。数量最大的病例系列报道共有107例患者。

由于这些病例系列报告的人群基数不同，所以报道的发生率有很大变化。Maserati 等[3]在收入1级创伤中心的25 000例患者中，发现了200例枕骨髁骨折患者，发生率为0.8%。Krüger 等[4]报道在收入1级创伤中心ICU治疗的700例创伤患者中，枕骨髁骨折发生率相似（1.1%）。

确切的枕骨髁骨折的死亡率很难得出，因为在文献中几乎没有关于死亡结果的报道。在由 Maserati 等[3]报道的一个较大病例系列中，死亡率是12%。死亡的主要原因是合并创伤性脑损伤（TBI）。另外，枕骨髁骨折的发生率在创伤死亡患者和创伤存活患者中的发生率是相似的（1%~4%）。这说明枕骨髁骨折本身不是致命性损伤，这类患者偶然死亡主要是由如脑外伤等的合并损伤造成的。

机动车事故是绝大多数病例受伤的原因，这就解释了为什么典型的枕骨髁骨折患者是年轻人（平均年龄30岁出头），男女的比例为2∶1。比较起来，典型的寰枕分离患者更加年轻，报道的所有病例中20%是儿童。这主要是由于儿童寰枕关节面更浅，韧带更松弛，受伤时头的惯性更大。

■ 解剖和生物力学特点

临床医生必须了解颅颈交界区的许多解剖特征。为了评估神经症状，掌握枕骨髁周围脑神经出口的具体位置非常重要。全面了解颅颈韧带及其附着点有助于判断骨折的稳定性。

颅颈交界区的关节和韧带

寰枕关节复合体主要由位于枕骨大孔前缘的两个凸起的枕骨髁和与之相对应的凹形寰椎上关节面组成。White 和 Panjabi[5]描述此关节面有一点像一个杯子，这使关节活动像一个滚轴关节，可做25°的屈伸活动以及5°的轴向旋转和侧弯。此关节又被称为"yes"关节，因为当人们点头示意"yes"的时候使用它。

枕骨和椎体连接处的韧带稳定性主要由环绕椎管的内部韧带提供，从前向后排列着以下结构：

- 齿突尖韧带连接齿突尖端和枕骨大孔前缘。
- 成对的翼状韧带连接齿突尖端和两侧枕骨髁的前内侧缘，或寰椎侧块的前内侧部，对寰枕关节的旋转稳定性起到30%的作用，可能会造成枕骨髁的撕脱性骨折。
- 十字韧带的纵向部分连接枢椎椎体后面和枕骨大孔。
- 覆膜从枕骨大孔前方向下延续到坚强的后纵韧带，主要功能是限制颈椎过伸。
- 外部韧带系统包括外层寰枕前、后膜、寰枕关节囊和项韧带。

低位脑神经及其出口

在枕骨髁及其周围有两个骨性管道，是许多不同结构的出口，主要是神经。走行于这些狭窄通道内的血管和神经，不论是因直接创伤还是肿胀、出血甚至伤后数月形成的瘢痕组织造成的间接压迫，都可能会受到损伤。

舌下神经直接从舌下神经管内穿出

颅底到达舌，是唯一通过这个管道的结构。在枕骨髁的稍外侧，舌咽神经、迷走神经、副神经和颈内静脉以及脑膜后动脉通过颈静脉孔出颅。

在枕骨髁的后方有一条导静脉通过髁后管道，连接乙状窦和椎体静脉丛。

■ 诊断

临床表现

寰枕分离和枕骨髁骨折的临床表现不论是在症状类型还是症状出现的时间上都有很大的变化。一些很少见的病例甚至在间隔几个月的无症状期以后才被诊断出来[6-8]！

因为这种损伤的严重性，即便是存活的寰枕分离患者也经常有意识丧失或脑/脊髓损伤（SCI）的表现。有报道称80%的枕骨髁骨折病例有短暂或持续的意识丧失。

钝性头部外伤患者突发心搏骤停，尤其是在转运和操作过程中发生者，应该高度怀疑存在颅颈不稳定引起的脑干压迫。

30%枕骨髁骨折的病例会出现低位脑神经受累的征象。

基于以上所见，临床医生了解相关神经的功能非常重要，因为低位脑神经麻痹可能是做出诊断的主要依据。在约1/3的患者中，脑神经麻痹症状可能会在受伤几个月后以颅颈创伤后遗症的形式表现出来。迟发神经损伤可能由骨块移位或在狭窄的神经管周围的纤维组织增生导致的压迫所引起。

如果患者意识清楚，应该仔细检查患者是否有下面的症状和体征：

- 压痛：几乎所有枕骨髁骨折的患者都有后方颅颈交界区的压痛，这是一个比较敏感的症状。Theodore[9]等报告了64例患者，只有4例没有上颈部压痛，而且所有这4例患者不是醉酒就是有严重的面部或四肢的损伤。
- 吞咽困难：在许多报告中[10-12]，吞咽困难往往是延迟诊断病例的常见症状，原因可能是舌咽神经、迷走神经或舌下神经麻痹，个别病例也可以由咽后假性脑膜膨出引起。
- 声音嘶哑和耳前部麻木：包括外耳道（右耳肌）区域的麻木都是迷走神经损伤的表现。
- 斜颈或者耸肩无力：副神经损伤时，其所支配的胸锁乳突肌和斜方肌出现麻痹，因此抬肩或外展上臂时可以出现斜颈或无力的表现。
- 伸舌偏斜：提示同侧舌下神经损伤。

影像学

头部钝性创伤常伴有明显的颈椎损伤，包括上颈椎损伤。

随着院前治疗手段的进步，创伤性寰枕分离患者的成活率越来越高。但是如果寰枕分离被漏诊或误诊，这些患者可能会死在急诊室。因此使用一套敏感性高的诊断手段是很重要的。

尽管实用性存在较大差异，但还是有多种方法有助于准确判断这种严重损伤。关于它们的敏感性和特异性已经有大量的研究。X线片是一种可靠性较低方法，因为它对特殊的骨性标志成像较差，另外这些标志离寰枕关节较远，因此只有移位明显的损伤才能在X线下被识别出来。随着 CT 扫描在创伤中的广泛使用，目前推荐以 CT 作为基本的诊断方法。可用的方法如下：

- Wholey 颅底—齿突尖间距（敏感性 61%，特异性 71%；图 5.1），由于简便易行，多年来一直作为一种标准诊断方法。从枕骨大孔前缘尖端到齿突尖端画一条线，两个尖端的距离在成人超过 10 mm、未成年人超过 12 mm 即被视为异常。如果超过 16 mm，那么死亡率明显增高[13]。
- Harris 颅底—枢椎间距（敏感性 28.5%，特异性 84.5%）指的是枕骨大孔前缘到枢椎后壁的切线距离，正常范围是成人 4~12 mm，儿童 0~12 mm[14]。
- Powers 比值（敏感性 32%，特异性 78%）为从枕骨大孔前缘到寰椎后弓的距离，与从颅后点到寰椎前弓的距离的比值，大于 1 考虑存在病变。当有确实的纵向或后方脱位时，这种方法会出现假阴性结果[15]。
- Lee 的 X 线方法（敏感性 54%，特异性 38%）与 Powers 比值类似。一条线是从枕骨大孔前缘到枢椎棘突椎板线的中点，另一条线是从颅后点到枢椎椎体的后下缘。这些线应该分别通过齿突尖端或 C1 棘突椎板线的最高点，否则有可能出现寰枕分离[16]。
- Sun 棘突间比值（敏感性 28.5%，特异性 77%）指寰椎—枢椎和枢椎 - C3 棘突间距离的比值，超过 2.5 可能存在寰枕分离[17]。
- Dublin 方法分别测量下颌骨至寰椎前弓以及齿突的距离，正常不应该超过 2 mm 和 10 mm。这种方法有赖于合适的体位和完整的下颌骨，已经证实这种方法并不准确[18]。
- Pang 等[19]发明了一种基于 CT 扫描测量枕骨髁 -C1 间距（CCI）的方法，由于要在不同的成像平面上测量 16 个不同的参数，因此很难在日常工作中使用。Gire 等[20]将其简化为改良 CCI（敏感性 100%，特异性 92%；图 5.2），在旁矢状位平面测量枕骨髁和寰椎侧块分离的最大距离作为关节面的距离，大于 2.5 mm 考虑为病理性改变。这种测量方法的另外一个衍生法称为髁的总和，是左右改良 CCI 值的总和，不应该超过 5 mm。
- 对于枕骨髁骨折，传统的 X 线检查敏感性很低，最近的研究发现其敏感性在 0~3% 之间。侧位 X 线片偶尔可以提示存在咽后血肿，但是不具特异性。因此传统的 X 线检查对于这种类型损伤的影像学诊断是没有帮助的。

有人指出，严重不稳定的寰枕分离如果出现自发性复位，X 线和 CT 扫描可能会呈现假阴性结果，会导致误诊并带来灾难性后果。因此一些作者建议对于所有 CT 可疑的病例应当进行 MRI 检查。理论上认为十字韧带和枕颈（OC）关节囊完整、枕骨髁周围区域液态信号增强，是关节囊内血肿在 MRI 上的征象（图 5.5C，下方）。但是，至今也未证实这些标准能够反映真实的不稳定。

因此，尽管 CT 已经广泛应用，在诊断过程中是否需行 MRI 检查仍然存在争议。但是当临床医生对 CT 检查结果产生质疑时，则应行 MRI 检查（图 5.1，图 5.2）。

颈椎创伤

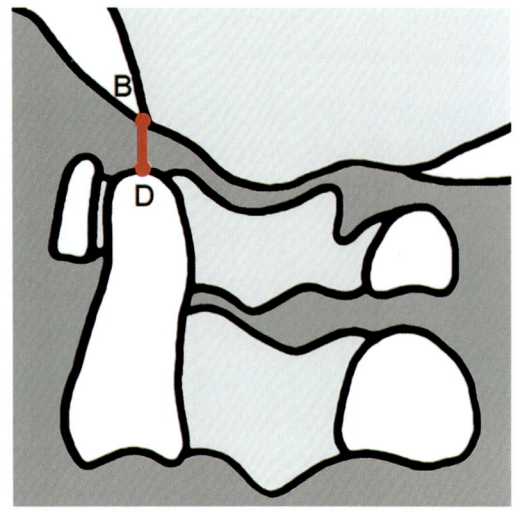

图5.1 Wholey颅底(B)–齿突尖(O)距离(引自 Gire JD, Roberto RF, Bobinski M, Klineberg EO, Durbin-Johnson B. The utility and accuracy of computed tomography in the diagnosis of occipito-cervical dissociation. Spine J 2013;13:510–519.)

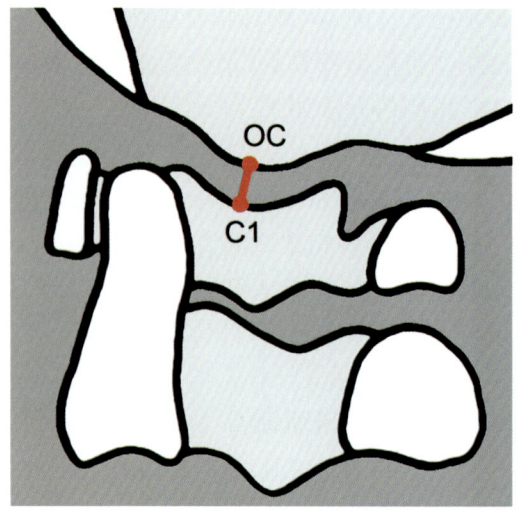

图5.2 改良髁–寰椎间距(CCI)。Oc,枕骨髁(引自 Gire JD, Roberto RF, Bobinski M, Klineberg EO, Durbin-Johnso B. The utility and accuracy of computed tomography in the diagnosis of occipitocervica dissociation. Spine J 2013;13:510–519.)

分　型

由于寰枕分离较少见,所以没有很多的分型系统。

最老的分型之一是由Traynelis等[21]在1986年发表的(图5.3)。他根据损伤移位方向分为以下几型:Ⅰ型,向前;Ⅱ型,轴向;Ⅲ型,向后。这些分型的分布报道如下:Ⅰ型,40%;Ⅱ型,40%;Ⅲ型,5%;剩余的15%没有分型。虽然经常使用,但这种分型还是经常被诟病,因为在真正的寰枕分离中,严重不稳定可能导致在每一个方向上都发生脱位,X线影像显示的脱位不过是某一时间点上的快照,情况可能随时发生变化。这种分型对于进一步选择合适的治疗方式没有指导意义,而所有这些损伤都需急诊手术处理。

Horn等[22]通过分析在CT和MRI上发现的不同级别的异常提出了不同的分级方法,从而指导进行合适的治疗。作者将寰枕分离分为两级。Ⅰ级损伤在CT检查上正常而在MRI检查上有中等异常发现。这种损伤认为是稳定的,可以佩戴硬颈围保守治疗。Ⅱ级损伤在CT检查上有异常发现而且在MRI检查上有明显异常发现,这种损伤应该尽快通过手术进行治疗。

还有一些其他的枕骨髁骨折分型方法。最早的一个是由Saternus在1987年[23]根据对车祸致死者尸体解剖后总结经验提出的。他将髁部骨折分为6型:

- 轴向压缩损伤
- 轴向牵张损伤

- 旋转合并轴向牵拉损伤
- 斜形—压缩损伤
- 斜形—牵张损伤
- 横断损伤

Anderson 和 Montesano（图 5.4）在 1988 年根据 6 例患者就提出了他们的分型系统[24]，由于易于使用并能指导适当的治疗而被广泛使用。作者将枕骨髁骨折分为三种不同类型：

- Ⅰ型：压缩骨折
- Ⅱ型：颅底骨折延伸到枕骨髁
- Ⅲ型：翼状韧带撕脱骨折，常伴脱位（图 5.5a，b）

Jeanneret 增加了第Ⅳ型，即整个枕骨大孔的环形撕脱骨折[25]。

第二种经常使用的分型是 Tuli 等[8] 根据他们对 93 个病例的回顾性分析在 1997 年提出的，分为无移位型（Ⅰ型）、移位但稳定型（ⅡA 型）和移位而不稳定型（ⅡB 型）。患者如果符合以下其

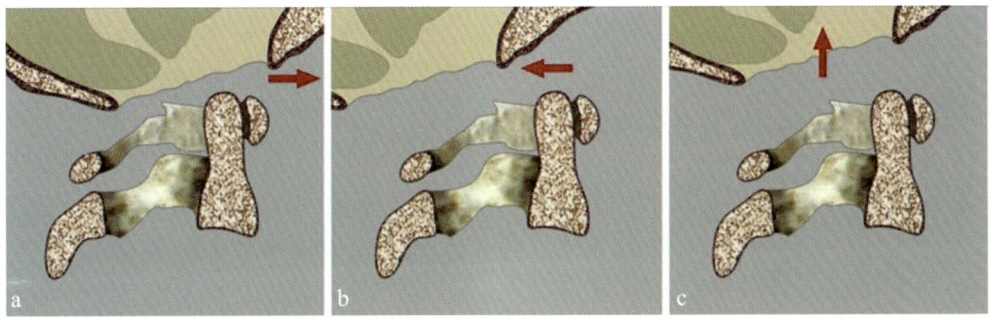

图 5.3 寰枕分离的 Traynelis 分型。（a）向前移位。（b）向后移位。（c）纵向移位。红色箭头为移位方向［引自 Kandziora F, Schnake K, Hoffmann R.（Injuries to the upper cervical spine. Part 2: osseous injuries）. Unfallchirurg 2010;113:1023–1039, quiz 1040.］

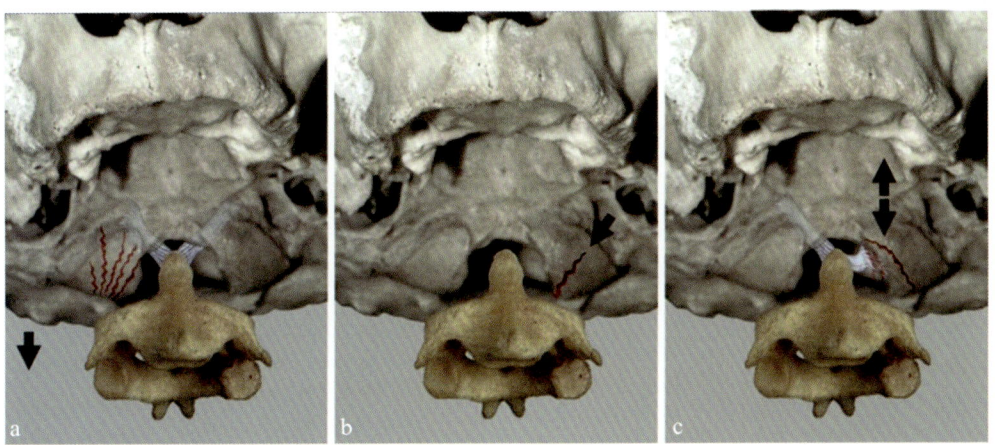

图 5.4 枕骨髁骨折的 Anderson 和 Montesano 分型。（a）Ⅰ型损伤是枕骨髁压缩骨折。（b）Ⅱ型损伤是延伸到枕骨髁的颅底骨折。（c）Ⅲ型损伤是翼状韧带附着处的撕脱骨折［引自 Kandziora F, Schnake K, Hoffman R（Injuries to the upper cervical spine. Part 2: osseous injuries）. Unfallchirurg 2010;113:1023–1039, quiz 1040.］

中之一的条件就视为不稳定：
1. 枕骨 –C1 关节向一侧轴向旋转大于 8°
2. 枕骨 –C1 移位超过 1 mm
3. C1 相对于 C2 前突超过 7 mm
4. C1–C2 向一侧轴向旋转大于 45°
5. C1–C2 移位大于 4 mm
6. C2 椎体后部和 C1 后弓的距离小于 13 mm
7. 横韧带撕裂
8. MRI 上有韧带断裂的证据

以上的分型都没有经过有效性验证（图 5.3，图 5.4）。

■ 治疗

颅颈交界区损伤的治疗方式包括保守治疗——采用硬质围领或 Halo 背心制动，以及手术治疗——采用后中线入路的枕颈融合术（图 5.5d，e）。另一种方法是直接采用经关节螺钉 C0-C1 固定融合术。

因为寰枕分离的严重不稳定性质以及发生严重神经损伤的风险，多数病例都需要通过手术治疗达到稳定的目的。文献综述发现，27% 单纯使用外固定治疗的患者会出现神经功能恶化；相反，只有 1 例患者在手术后出现神经功能恶化。

为防止患者在被送往手术室的路上出现致命性脱位，部分作者推荐尽快使用 Halo 架，虽然这并不能完全防止颅颈交界区移位[6-10, 26]。因此，多数学者推荐尽可能快地实施确切的开放手术。

在寰枕分离复位时，部分学者发现使用轴向牵引时会出现神经功能恶化。Van de Pol 等[26]发现 10% 的使用牵引的患者会出现神经功能恶化，所以如果在复位过程中必须使用牵引，那么一定要非常小心。

保守治疗

只有 Anderson–Montesano Ⅰ 型、Ⅱ 型，Tuli Ⅰ 型和 Ⅱ A 型枕骨髁骨折适合行保守治疗，严格佩戴坚固颈围（例如费城围领）至少 6 周。

对于寰枕分离，只有一种情况适合采取佩戴颈围的保守治疗，就是 Horn Ⅰ 型损伤[10~12, 22]，这种损伤在 CT 上没有任何异常表现而在 MRI 上改变轻微。

所有其他损伤都需要手术治疗恢复稳定。如果不能手术，那么就应该用 Halo 架外固定恢复稳定。如果确定采用 Halo 架治疗，那么我们就要考虑到与之相关的并发症，部分研究报道相关并发症发生率达 30% 之高，如固定钉松动和感染。

手术选择

对于严重不稳定病例，包括几乎所有的寰枕分离病例以及 Anderson–Montesano Ⅲ 型、Tuli Ⅱ B 型的枕骨髁骨折，推荐行枕颈关节复合体的稳定和融合。这对于寰枕分离特别有效，因为 Bellabarba 等[27]发现在从受伤到手术稳定这段时间内，高达 29% 的患者出现神经功能损伤。

这种情况下标准的治疗方法是使用与枕骨板相连的钉棒系统行枕颈固定融合。固定范围可能包括枢椎，因为附着在枢椎上的十字韧带的撕裂也会导致寰枢关节不稳定。

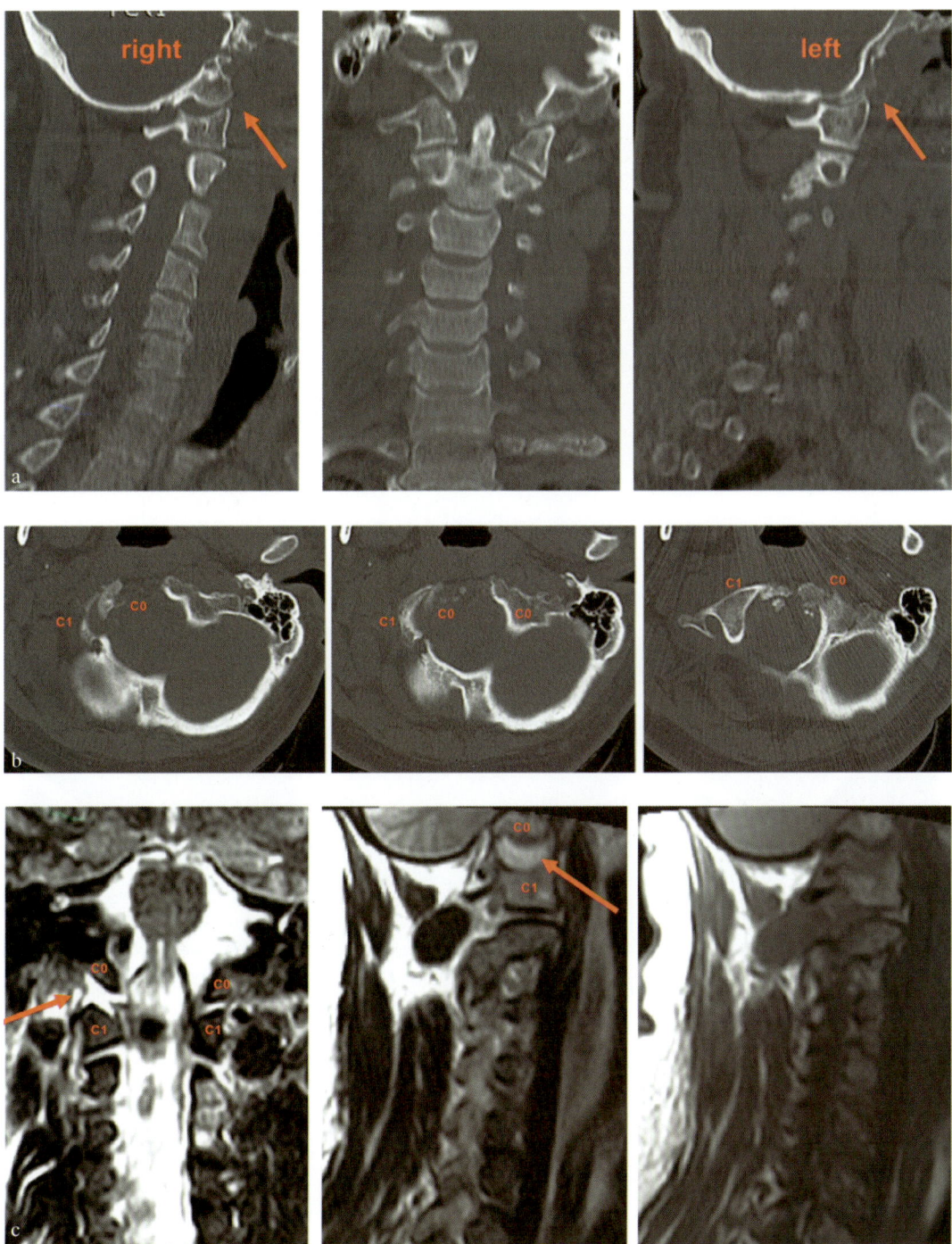

图 5.5 典型病例：一名在机动车事故（MVA）中受伤的年轻人。（a）CT 示右侧枕颈关节（红色箭头）半脱位和左侧枕骨髁撕脱性骨折（Anderson–Montesano Ⅲ型）。（b）可看到枕骨相对于寰椎的旋转移位。注意左侧枕骨髁骨折（Anderson–Montesano Ⅲ型）。（c）MRI 示枕颈关节囊液态高信号和关节间隙增宽，提示 CCI 标准下的寰枕脱位

颈椎创伤

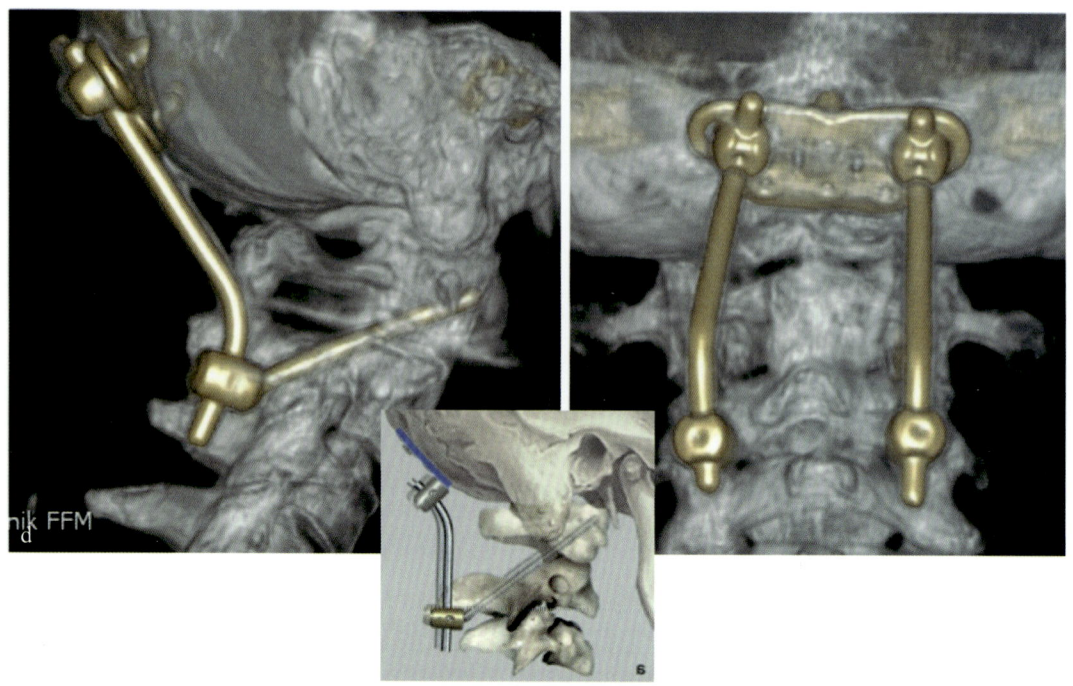

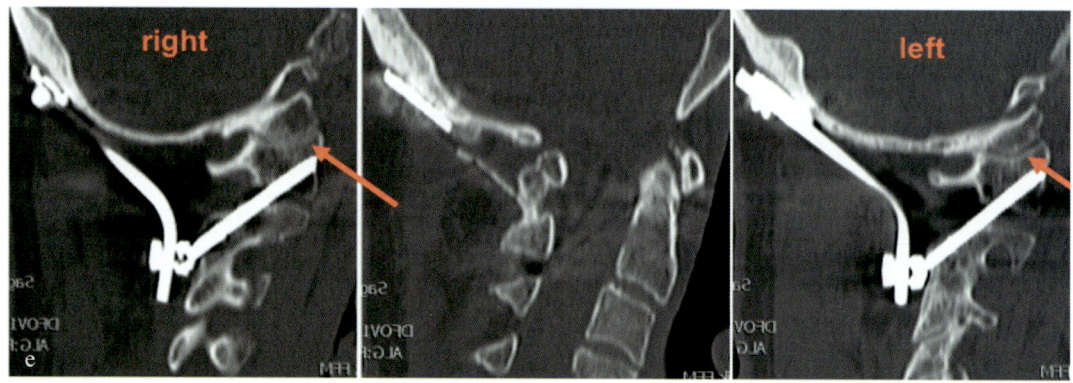

图 5.5（续） （d）枕颈融合治疗后的 CT 三维重建影像。枢椎置入 Magerl 螺钉从而使寰枢关节稳定性提高，也更有利于融合。（e）12 个月随访时的 CT 扫描，注意复位和几乎融合的枕颈关节以及沿着枕骨板生长的骨桥

对于伴有严重创伤后疼痛或明显移位造成脑神经压迫的病例，也可以采用枕颈关节切除和融合术。

由骨块压迫导致的舌下神经麻痹，可以单纯行舌下神经管减压或减压后融合，但成功率很低。

技术推荐

标准的从枕骨到枢椎或更低节段的枕颈融合会使颈椎丧失 50% 的旋转功能和很高比例的屈伸功能，对于患者的日常生活和舒适感有很大影响，因此要在知情同意书中特别强调。手术前后应该

使患者处在枕颈关节轻度屈曲位，使患者能够更舒适地看到自己前面几米的地面。应避免向上看，因为有报道这会使患者特别不舒服。

为了避免丢失运动幅度过多，也可以选择以下术式：

- 鉴于撕脱性骨折有较好的愈合能力，一般采用临时固定，通常在初次手术后3~9个月取出内固定。取内固定前要通过CT检查明确骨块已牢固愈合。
- 如果寰枢运动节段稳定，可以选择使用经关节螺钉[14, 28, 29]的寰枕融合术，或者使用寰椎侧块螺钉和枕骨板[15, 30]连接的寰枕融合术，这样至少可以保留寰枢关节复合体的旋转功能。
- 经关节螺钉固定时螺钉的轨迹是向上成45°角并与矢状面平行。入钉点是寰椎侧块与后弓连接处的中点。推荐使用直径4 mm、长30 mm的螺钉。术前要特别小心地评估舌下神经管的解剖，因为它在术中受到损伤的风险很高。可以在后方使用髂嵴骨块，用类似Brooks融合的方法提高骨性融合率[16, 29]。
- 使用钉棒系统固定时，寰椎或枢椎的螺钉轨迹要遵循这些椎节的常规螺钉置入技术（如Goel/Harms技术、经椎板螺钉、峡部螺钉放置技术）。
- 放置枕骨接骨板时要特别小心，直接把接骨板放置在上、下项线之间的中线上，因为颅骨在这里最厚，没有损伤静脉窦的风险。螺钉要双皮质固定。要尽快放置螺钉以防止通过钉孔出现大量脑脊液（CSF）漏。

预后和结果

就像上面提到的，寰枕分离和枕骨髁骨折是严重程度各异的损伤，因此它们有着不同的预后和结果。

根据寰枕分离的严重程度，报道的结果主要集中在存活率和神经损伤结果上（存活率较早被引用，参见前面的流行病学特点和病理机制）。Horn等[22]报道了33例患者，结果有10例死亡（30%），4例四肢瘫（12%），2例下半身瘫痪（6%），2例轻度偏瘫（6%），14例没有神经损伤（42%）。Bellabarba等[27]根据美国脊髓损伤协会（ASIA）损伤量表报道17例患者，有相似的结果：E级为47%，D级为39%，C级为12%，A级为12%。并未报道有关术后疼痛或社会康复的结果。

Maserati等[3]发现97例枕骨髁骨折患者中只有2%出现治疗后颈痛，而出现延迟不稳定需要手术稳定的患者只占1%。Maddox等[31]对32例枕骨髁骨折患者进行颈部功能障碍评分（NDI），发现轻度或无功能障碍的有14例（44%），4例有严重功能障碍（12.5%）。有趣的是，Anderson-Montesano Ⅰ型和Ⅱ型损伤比Ⅲ型损伤结果更差。

Hanson等[32]报告在没有合并创伤性脑损伤的35例枕骨髁骨折患者中，有32例（91%）在独立护理治疗1个月后恢复良好。但是在合并创伤性脑损伤的85例存活患者中，有30例在1个月后恢复不佳，还需要持续护理支持、胃管饮食或气管切开，原因主要是合并创伤性脑损伤。没有关于创伤性疼痛的报告。

■ 本章小结

关于寰枕分离和枕骨髁骨折的诊断治疗的证据较低而且未超过Ⅳ级（系列病例报告），因为这些损伤的发生率低，在所有创伤患者中只占1%。

这两种损伤通常都是由高速机动车事故造成的。典型的枕骨髁骨折患者是30岁男性，而典型的寰枕分离患者是儿童。

寰枕分离是潜在的致命性损伤，估计的死亡率为50%~60%。神经损伤发生率很高，包括创伤性脑和脊髓损伤，而且是患者远期预后的决定因素。

相反，枕骨髁骨折损伤较轻，致死率较低，预后较乐观。当不合并严重的创伤性脑损伤或脑神经损伤时，创伤后疼痛是一个虽不常见但较重要的问题。

这些损伤的延迟诊断经常出现。有助于诊断的典型症状包括低位脑神经损伤，或吞咽困难和持续性颈痛。

近100%的病例可以通过CT扫描做出诊断。对于CT所见不确切的病例，再行MRI检查会有所帮助。传统的X线检查对于这两种损伤的诊断没有帮助。

寰枕脱位应立即用Halo架治疗，随后尽可能快地实施确切的开放性枕颈稳定手术。多数枕骨髁骨折可以通过佩戴硬质颈围保守治疗。不治疗往往导致这种原本不是很重的损伤最终恢复结果不是很满意。

要点

- 寰枕分离和枕骨髁骨折的发生率在上升。
- 因为这些损伤少见和传统X线检查无特异性，因此可能被漏诊。
- 寰枕脱位是一种高致死率损伤。因此，为获得好的结果，快速的诊断和治疗是十分重要的。

难点

- 多数枕骨髁骨折病例可以通过佩戴硬质颈围进行保守治疗。
- 不稳定损伤的标准治疗是从枕骨到枢椎或更低位颈椎的枕颈融合术。
- 对高速机动车事故不要依赖传统X线检查做出诊断。CT是诊断寰枕分离或枕骨髁骨折的金标准。
- 如果有任何怀疑，都要用MRI检查验证，因为在最初CT检查时骨性结构可能会自动复位，回到生理位置。
- 虽然多数枕骨髁骨折患者保守治疗有效，但不治疗也会导致最终恢复效果不佳。
- 手术治疗时的体位要特别小心，以免进一步损伤脊髓和脑干。
- 实施枕颈固定融合术时应该使枕颈关节轻度屈曲，以提高患者的舒适度。
- 枕骨髁骨折保守治疗随访期间，要注意发现迟发性脑神经损伤。

■ 参考文献

5篇"必读"文献

1. Mueller FJ, Kinner B, Rosskopf M, Neumann C, Nerlich M, Fuechtmeier B. Incidence and outcome of atlanto-occipital dissociation at a

1. level 1 trauma centre: a prospective study of five cases within 5 years. Eur Spine J 2012;22:65-71
2. Lador R,Ben-Galim PJ,Weiner BK, Hipp JA. The association of occipitocervical dissociation and death as a result of blunt trauma. Spine J 2010; 10:1128-1132
3. Maserati MB, Stephens B, Zohny Z, et al. Occipital condyle fractures:clinical decision rule and surgical management. J Neurosurg Spine 2009;11:388-395
4. krüger A, Kühne C, Oberkircher L, Ruchholtz S, Frangen T, Junge A. Fractures of the occipital condyle clinical spectrum and course in eight patients. J Craniovertebr Junction Spine 2013;4:50
5. White AA, Panjabi MM. Clinical Biomechanics of the Spine. Philadelphia: Lippincott Williams & Wilkins; 1990
6. Demisch S, Lindner A, Beck R, Zierz S. The forgotten condyle: delayed hypoglossal nerve palsy caused by fracture of the occipital condyle. Clin Neurol Neurosurg 1998;100:44-45
7. Schliack H, Schaefer P.[Hypoglossal and accessory nerve paralysis in a fracture of the occipital condyle]. Nervenarzt 1965;36:362-364
8. Tuli S, Tator CH, Fehlings MG, Mackay M. Occipital condyle fractures. Neurosurgery 1997;41:368-376, discussion 376-377
9. Theodore N, Aarabi B, Dhall SS, et al. Occipital condyle fractures. Neurosurgery 2013;72(Suppl 2):106-113
10. Naso WB, Cure J, Cuddy BG. Retropharyngeal pseudomeningocele after atlanto-occipital dislocation:report of two cases. Neurosurgery 1997;40:1288-1290, discussion 1290-1291
11. Reed CM, Campbell SE, Beall DP,Bui JS, Stefko RM. Atlanto-occipital dislocation with traumatic pseudomeningocele formation and post-traumatic syringomyelia. Spine 2005;30:E128-E133
12. Choi EH, Jun AY, Choi EH, Shin KY, Cho AR. Traumatic atlanto-occipital dislocation presenting with Dysphagia as the chief complaint:a case report. Ann Rehabil Med 2013;37:438-442
13. Wholey MH, Bruwer AJ, Baker HL Jr. The lateral roentgenogram of the neck; with comments on the atlanto-odontoid-basion relationship. Radiology 1958;71:350-356
14. Harris JHJ Jr, Carson GC, Wagner LK, Kerr N. Radiologic diagnosis of traumatic occipitovertebral dissociation: 2. Comparison of three methods of detecting occipitovertebral relationships on lateral radiographs of supine subjects. AJR Am J Roentgenol 1994;162:887-892
15. Powers B, Miller MD, Kramer RS, Martinez S, Gehweiler JAJJr. Traumatic anterior atlanto-occipital dis-location. Neurosurgery 1979;4:12-17
16. Lee C, Woodring JH, Goldstein SJ, Daniel TL, Young AB, Tibbs PA. Evaluation of traumatic atlantooccipital dislocations. AJNR Am J Neuroradiol 1987;8:19-26
17. Sun PP, Poffenbarger GJ, Durham S, Zimmerman RA. Spectrum of occipitoat-lantoaxial injury in young children. J Neurosurg 2000; 93(1,Suppl):28-39
18. Dublin AB, Marks WM, Weinstock D, Newton TH. Traumatic dislocation of the atlanto-occipital articulation (AOA) with short-term survival. With a radio-graphic method of measuring the AOA. J Neurosurg 1980;52:541-546
19. Pang D, Nemzek WR, Zovickian J. Atlanto-occipital dislocation-part 2: The clinical use of (occipital)condyle-C1 interval, comparison with other diagnos-tic methods, and the manifestation, management, and outcome of atlanto-occipital dislocation in children. Neurosurgery 2007;61:995-1015, discussion 1015
20. Gire JD, Roberto RF, Bobinski M, Klineberg EO, Dur-bin-Johnson B. The utility and accuracy of computed tomography in the diagnosis of occipitocervical dis-sociation.

Spine J 2013;13:510-519

21. Traynelis VC, Marano GD, Dunker RO, Kaufman HH. Traumatic atlanto-occipital dislocation. Case report. J Neurosurg 1986;65:863-870

22. Horn EM, Feiz-Erfan I, Lekovic GP, Dickman CA, Sonntag VKH, Theodore N. Survivors of occipitoatlantal dislocation injuries: imaging and clinical correlates. J Neurosurg Spine 2007;6:113-120

23. Saternus KS. Bruchformen des Condylus occipitalis. Z Rechtsmed. 1987;99:95-108

24. Anderson PA, Montesano PX. Morphology and treatment of occipital condyle fractures. spine 1988;13:731-736

25. Jeanneret B (1994) Obere Halswirbelsäule. In:Witt AN, Rettig H, Schlegel KF (Hrsg). Spezielle Orthopädie Wirbelsäule-Thorax-Becken. Stuttgart: Thieme, S3.1-3.37

26. van de Pol GJ, Hanlo PW, Öner FC, Castelein RM. Redislocation in a halo vest of an atlanto-occipital dislocation in a child: recommendations for treatment. Spine 2005; 30:E424-E428

27. Bellabarba C, Mirza SK, West GA, et al. Diagnosis and treatment of craniocervical dislocation in a series of 17 consecutive survivors during an 8-year period. J Neurosurg Spine 2006;4:429-440

28. Grob D. Transarticular screw fixation for atlanto-occipital dislocation. Spine 2001;26:703-707

29. Feiz-Erfan I, Gonzalez LF, Dickman CA. Atlantooccipital transarticular screw fixation for the treatment of traumatic occipitoatlantal dislocation. Technical note. J Neurosurg Spine 2005;2:381-385

30. Anderson AJ, Towns GM, Chiverton N. Traumatic occipitocervical disruption: a new technique for stabilisation. Case report and literature review. J Bone Joint Surg Br 2006;88:1464-1468

31. Maddox JJ, Rodriguez-Feo JA III, Maddox GE, Gullung G, McGwin G, Theiss SM. Nonoperative treatment of occipital condyle fractures:an outcomes review of 32 fractures. Spine 2012;37:E964-E968

32. Hanson JA, Deliganis AV, Baxter AB, er al. Radiologic and clinical spectrum of occipital condyle fractures: retrospective review of 107 consecutive fractures in 95 patients. AJR Am J Roentgenol 2002;178:1261-1268

6
寰椎损伤

原著 Matti Scholz, Philipp Schleicher, Frank Kandziora
翻译 陈 欣 审校 孙 宇

■ 引言

在上颈椎损伤中，寰椎骨折是仅次于齿突骨折的第二常见骨折，主要是由轴向应力造成的。寰椎骨折占颈椎外伤的2%~13%，占整个脊柱骨折的1%~3%。随着年龄的增加，这类骨折更为常见。如果只是单纯的寰椎骨折，可以选择保守治疗，但是需要明确是否伴有其他部位的颈椎损伤，这一点很重要。例如，50%的寰椎骨折伴有齿突骨折，而正是因为这些伴随骨折损伤决定了随后的治疗策略[1]。单独寰椎横韧带损伤很罕见，但可以造成寰枢椎持续性不稳定而需要寰枢椎融合手术治疗。

1823年，Astley Cooper 医生在尸检中第一次描述了C1骨折。一个世纪后，Geoffrey Jefferson 医生通过评估文献报道中的42例和本人的4例寰椎骨折病例，首先提出了寰椎骨折的分型系统。Jefferson首先描述的寰椎是在遭受垂直应力下产生的四部分爆裂骨折，因此被命名为Jefferson骨折。Barker 等[2]在1976年描述了由寰椎横韧带撕脱导致C1侧块内壁骨折的一种少见的骨折类型。由于损伤机制不明，作者推测是寰椎横韧带的张力和颈部肌肉的收缩力共同作用于C1侧块引起的骨折。20年后，Dickman 等[3]评估了寰椎横韧带损伤并论证了这种损伤和潜在不稳定性寰椎骨折之间的相关性，以及是否需要手术治疗。

还有几篇综述强调了寰椎骨折的诊断和治疗[4, 5]，但是由于缺乏随机研究，只有Ⅳ级等级证据支持此类罕见骨折的治疗建议。

■ 临床表现

寰椎骨折患者的主诉包括上颈椎疼痛，头痛及颈部旋转困难。寰椎骨折引起神经功能受损很罕见[6]，然而创伤导致的下位脑神经（Ⅸ~Ⅻ）损伤被 Domenicucci 等[7]命名为Collet-Sicard综合征。更严重的是，由于单侧或双侧椎动脉损伤、创伤后血栓形成导致基底动脉供血区血液灌注不足，随之而来的症状包括眩晕、呕吐、耳鸣及一过性猝倒。

■ 分型

寰椎骨折有几种分型系统。第一种分型是基于Jefferson在1920年的发现所建立的。这一分型将寰椎骨折分为三型：1型，寰椎前弓或后弓双侧骨折；2型，同时合并前后弓骨折，即四部分爆裂骨折；3型，寰椎侧块骨折。Gehweiler等[8]近来建立的寰椎骨折分型系统，将寰椎骨折分为五型（图6.1）：

1型：罕见的单独前弓骨折，伴有两条骨折线。由过伸应力和双侧颈长肌牵拉应力共同作用所致，骨折线靠近双侧颈长肌寰椎的附着点。

2型：单独双侧后弓骨折，是由过伸应力导致寰椎后弓在枕骨和枢椎后弓之间受压所造成的骨折。

3型：前后弓同时骨折，即Jefferson骨折，此型又被细分为稳定性和不稳定性骨折。

3a型：稳定性，寰椎横韧带完整。

3b型：不稳定性，伴有严重的侧块侧方脱位，提示寰椎横韧带受损[9]。

4型：轴向应力导致单侧侧块骨折。

5型：极其罕见的寰椎横突骨折，通常是由直接损伤导致，如直接打击。

如果患者存在不稳定性寰椎骨折（Gehweiler 3b型），使用Dickman[3]分型来确定寰椎横韧带是否损伤是很重要的（图6.2）。Dickman将寰椎横韧带

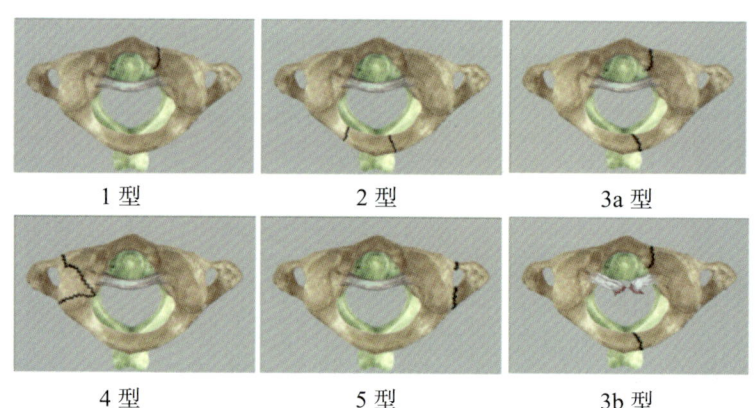

图6.1 Gehweiler寰椎骨折分型[8]

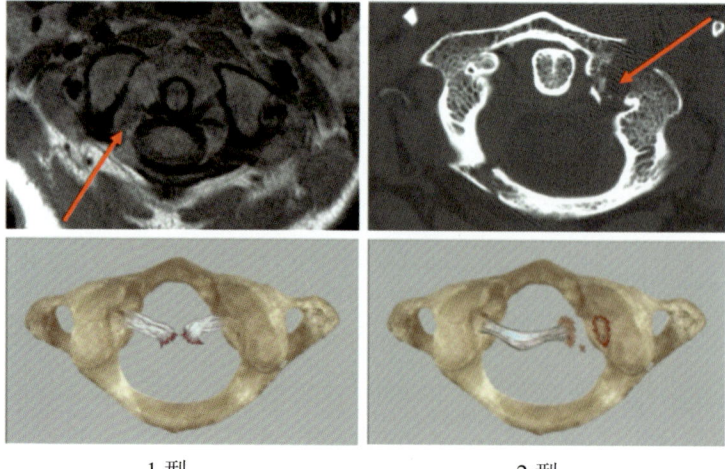

图6.2 Dickman寰椎横韧带损伤分型[3]

损伤分为两种类型：韧带内断裂和韧带止点处撕脱骨折。1型为横韧带内断裂，分为两种亚型：1a型，韧带中央断裂；1b型，靠近侧块处韧带断裂。2型为横韧带止点撕脱骨折，也分为两种亚型：2a型，孤立的横韧带止点处撕脱骨折；2b型，由于侧块骨折引起的横韧带止点处撕脱骨折，这一类骨折属于Gehweiler 4型。骨折块移位的程度对于手术治疗是非常重要的。

■ 影像学检查和不稳定的标准

在常规颈椎X线片上，无移位的寰椎骨折很容易被忽略。寰椎发生爆裂骨折并有明显移位时，在颈椎开口位（前后位）或齿突位X线片上很容易观察到单侧或双侧C1侧块外缘凸出（图6.2），超出C2上关节突外缘。当C1侧块突出时，应当测量C1侧块外缘和C2侧块外缘的间距，如果脱位发生于双侧，则需要测量双侧间距并计算总和。根据Spence原则，如果C1凸出超过6.9~8.1 mm，即可诊断为不稳定。另外一个寰椎不稳定骨折的补充标准是寰齿前间隙大于3 mm。两个诊断标准均提示寰枢关节中最强的稳定结构——寰椎横韧带的损伤。

为了详细评估寰椎前后弓的完整性并正确对寰椎骨折进行分型，推荐行CT检查。仔细审阅横断位CT片，明确是否存在寰椎横韧带止点的撕脱骨折，是判断是否存在潜在不稳定的标准。如果观察到C1侧块脱位而CT检查未能观察到寰椎横韧带止点的撕脱骨折，那么我们推荐行MRI检查来观察横韧带的完整性[10]，并区分稳定性爆裂骨折（Gehweiler 3a型）和不稳定性爆裂骨折（Gehweiler 3b型）。

上颈椎骨折可以伤及血管，其中椎动脉损伤的风险是最高的，特别是Gehweiler 5型寰椎骨折。在这类罕见病例中，均需进行CT血管造影和MRI血管造影以排除走行于C1横突孔内的椎动脉损伤[11]。

■ 治疗原则（图6.3）

Gehweiler 1、2与5型骨折

这三种类型寰椎骨折都是稳定性骨折，仅需要佩带软质围领6周制动即可。

Gehweiler 4型骨折

大部分此型骨折仅有微小移位，可以使用软质围领制动行保守治疗。个别病例可以发生骨折的侧块原发或继发性移位，导致寰枕或寰枢关节不稳定，建议使用Halo架外固定牵引复位并且固定6~12周。在多数病例中，轴向牵引可以借助韧带张力而使侧块重新恢复正常顺列，并可使骨折充分愈合。但是在初步复位和Halo架外固定牵引6~12周后，需要通过CT评估C1-2关节顺列和骨折愈合情况。如果通过Halo架外固定未达到充分复位，则会导致骨不连并引起相应症状，这时就需要手术治疗，以缓解因为关节受损引发的创伤性关节炎所带来的持续性疼痛。由于对骨折的C1侧块进行有效螺钉固定存在难度，同时侧块骨折移位可以导致寰枕或寰枢关节对位异常，因此多数病例采用枕颈固定融合术进行治疗。然而，在4型骨折脱位的

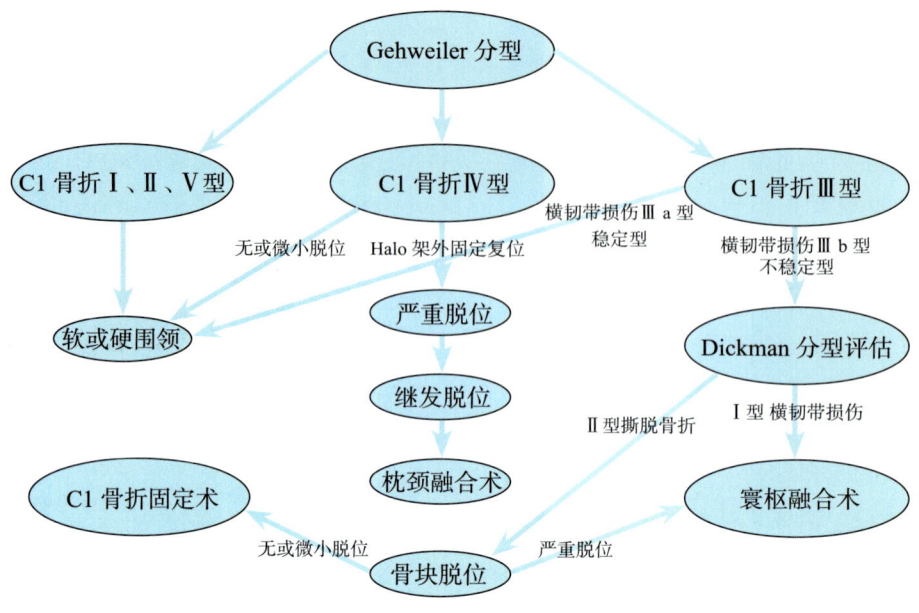

图 6.3　作者制定的寰椎骨折的治疗策略

病例中，骨关节炎的形成过程是缓慢的，因此需要调整老年患者的治疗原则。为了避免老年患者发生 Halo 架外固定相关并发症[12]，应采用硬质颈围领而不是 Halo 架进行固定，甚至在 4 型 C1 骨折的病例中也可以考虑使用。

Gehweiler 3 型骨折

对于稳定的 Gehweiler 3a 型 C1 骨折病例，可以采取费城围领制动行保守治疗。这些病例需要定期复查以排除可能出现的脱位加重、骨折不愈合及寰枢关节不稳定等情况。

对于伴有轻微的寰椎横韧带撕脱的不稳定性 Gehweiler 3 型 C1 骨折，推荐采用 C1 骨折内固定或 Halo 架外固定 6~12 周。然而，现在更多的骨科医师优先选择手术治疗 Gehweiler 3b 型 C1 骨折，因为 Halo 架外固定会使患者感到不适，并发症发生率与骨折不愈合发生率很高。鉴于老年人骨折愈合能力降低，对老年患者不推荐 C1 骨折固定术；另外，伴有严重的寰椎横韧带撕脱的 Gehweiler 3b 型 C1 骨折（Dickman 2 型）也不适合 C1 骨折固定术。对于不稳定的 Gehweiler 3b 型 C1 骨折，年轻患者可以选择寰枢椎固定术，但是老年患者则适宜采用寰枢关节固定融合术。

对于伴有寰椎横韧带内撕裂的不稳定性 Gehweiler 3b 型 C1 骨折（Dickman 1 型）病例，由于寰椎横韧带愈合的不确定性和创伤后发生寰枢椎潜在不稳定的可能，推荐采用寰枢关节固定融合术进行治疗。根据患者的解剖情况及术中复位的可行性，采用 Margl/Gallie 或 Goel/Harms 技术进行寰枢椎固定融合是理想的手术方式。

■ 不稳定性寰椎骨折的保守治疗

多数不稳定性 C1 骨折采取保守治疗可以取得不错的效果，目前只有一些小样本的病例系列报告强调了不稳定性 C1 爆裂骨折保守治疗成功获得成功。然而，近来一些作者的综述提倡采用 Halo 架外固定牵引 6~12 周治疗伴有严重寰椎横韧带撕脱的 Gehweiler 3b 型 C1 骨折（Dickman 2 型）。使用 Halo 架的优势在于避免了手术的潜在并发症[13]，另一优势在于避免了寰枢椎融合术。而在应用寰椎复位固定术之前，一直在采用寰枢椎融合术。然而，Halo 架外固定是一种有创的保守治疗方式，因而仍然存在一定风险。Strohm 等[14] 通过评估 41 例采用 Halo 架外固定治疗上颈椎骨折的患者，记录了 Halo 架外固定的并发症。包括：螺钉松动（15%），钉道感染（10%），皮肤坏死（5%），骨折再移位（20%），1 例患者摔倒后螺钉刺入颅内（2.5%）。当询问患者佩戴 Halo 架的感受时，58% 的患者表示不可耐受，32% 的患者处于耐受与不耐受之间，仅有 10% 的患者表示可以耐受。

基于 Halo 架的耐受性差和潜在的并发症，以及现代手术技术的发展，除 Gehweiler 4 型 C1 骨折外，对于其他不稳定性寰椎骨折我们优先选择手术治疗。在这样的病例中，特别是年轻患者，可以通过完全复位和 Halo 架外固定进行治疗，从而避免了寰枕固定融合手术。

■ 手术治疗

单独寰椎骨折固定术

适应证

单独寰椎骨折固定术的基本适应证是不稳定性 C1 爆裂骨折（Gehweiler 3b 型），伴有寰椎横韧带撕脱骨折（Dickman 2 型）。演示病例见图 6.4。应当选择寰椎骨折轻度移位的病例，这样才能做到骨折块复位良好而且后期撕脱骨折骨性愈合，从而避免出现因为横韧带愈合不良并发创伤后寰椎不稳定所导致的慢性

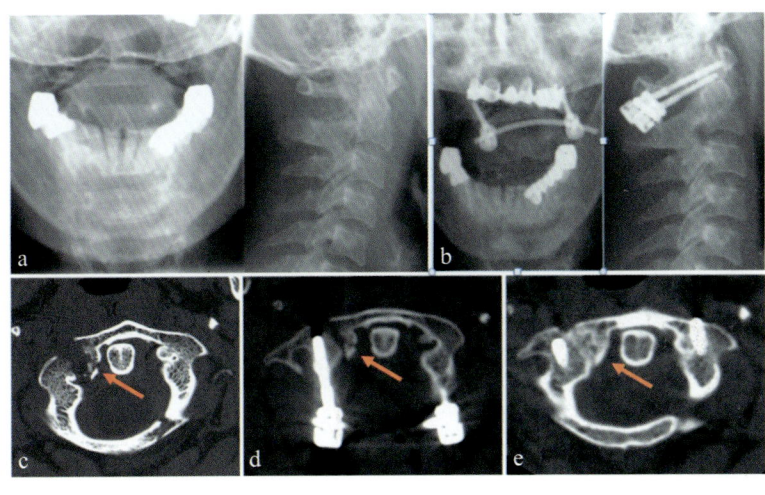

图 6.4 59 岁病例，C1 不稳定性骨折，Gehweiler 3b 型 C1 骨折伴有严重的寰椎横韧带撕脱骨折（Dickman 2 型）。(a) 开口位及侧位 X 线片提示右侧侧块突出。(b) 术后开口位和侧位 X 线片。(c) CT 示横韧带中等程度撕脱骨折。(d) 术后 3 个月，CT 示 C1 前后弓愈合中。(e) 术后 6 个月，CT 示 C1 前后弓骨性愈合，韧带撕脱处骨折骨性愈合

疼痛。同样，对有横韧带内损伤的不稳定性C1爆裂骨折病例不能单独采用寰椎骨折固定术。因为对于Gehweiler 3b型C1骨折伴Dickman 1型损伤的患者，手术仅加强了骨性结构但是韧带损伤不可能愈合，有可能导致继发性寰枢关节不稳定，后者只能通过寰枢关节固定融合术来治疗。

生物力学

Koller等[15]进行了体外生物力学测试，来分析伴横韧带功能不全的单独C1骨折固定术的力学特性。5个尸体标本（C0–2）有完整连续的C1前后弓和横韧带。通过标本测试寰枢关节半脱位和负荷下移位的力学特性。实施寰椎截骨术（模拟Jefferson骨折），切除左侧关节囊，切断横韧带，然后实施C1骨折固定术，再测试标本术后的力学特性。作者发现C1骨折固定术后，在生理载荷下C1–C2可以保持足够的生物力学稳定性，因此得出结论"对于伴有移位的Jefferson爆裂骨折，相比于C1–2固定融合术，C1固定术可能是另一种有效的手术方式。"

高度推荐使用双皮质侧块螺钉进行固定，这是因为C1侧块双皮质螺钉的抗拔出阻力显著高于单皮质螺钉[16]。Ma等[17]在体外比较了C1椎弓根螺钉和C1侧块螺钉的抗拔出阻力，发现C1单皮质椎弓根螺钉与C1双皮质侧块螺钉具有相同的抗拔出阻力，但是鉴于C1椎弓根螺钉置入有较低的潜在死亡率，作者建议使用C1单皮质椎弓根螺钉固定。

手术方式

C1固定术可以采取前路经口方式，也可采用单独后路固定或后路联合前路经口方式进行（图6.5）。对于每一种手术方式，目前只有小样本量的病例报道数据（表6.1）。

采用颈后路标准正中入路，置入C1侧块钉固定C1。将C2神经根和静脉丛向足端牵开，然后确定侧块下方的中点和C1后弓交界处，此处为C1侧块的理想入钉点。钻孔轨迹方向根据侧块的解剖和骨折线来确定，都应在术前仔细评估[18]。寰椎复位是寰椎固定术的关键，寰椎复位可以使用专用的复位工具或通过双侧颈外加压手法进行。复位后以钉棒系统固定连接。

前路经口寰椎复位固定术通过标准的经口入路来进行。经口置入螺钉需要置于"安全区"。关于理想入点的详细解剖研究已有文献报道[19]。

C1的前后路联合手术固定是指除使用C1后路双皮质侧块螺钉固定外，加前

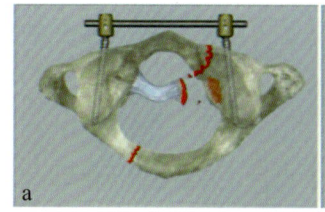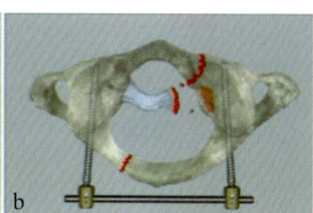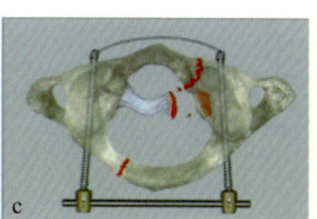

图6.5 单独C1固定术的不同治疗策略。（a）经口前路固定。（b）后路固定。（c）前后路联合固定

表 6.1 不同手术入路 C1 固定术病例报道

作者	入路/内置物	病例/随访	临床结果
Ma W 等[28]	经口/钉板固定	20 例/6 个月	20 个病例 6 个月后均获得骨性融合，无不稳定，无并发症
Sun SH 等[29]	经口/钉板固定	8 例/6~24 个月	8 个病例均获得骨性融合，无并发症
Hu Y 等[30]	经口/钉板固定	1 例/6 个月	骨性融合，无 C1-C2 不稳定，保留 C1-C2 旋转生理功能
Ruf M 等[31]	经口/多轴钉棒固定	6 例/6.5 年	无手术相关并发症；1 例钉棒固定错位，重置侧块螺钉后出现最坏的临床结果（Dennis 疼痛评分 4 分）
Abeloos L 等[32]	后路/多轴钉棒固定	1 例/7 个月	骨性融合，保留 C1-C2 旋转生理功能
He B 等[33]	后路/多轴钉板固定	22 例/2~32 个月	22 个病例均获得骨性融合，无并发症，颈部生理活动正常
Hu Y 等[26]	后路/多轴钉棒固定	12 例/22 个月	
Bransford R 等[34]	后路/多轴钉棒固定	3 例/14 个月	1 例术后 14 天死亡（与外伤有关），另 2 个病例均获得骨性融合，颈部生理活动正常
Bohm H 等[22]	后路/多轴钉棒固定+前路环状固定	8 例/38 个月	1 例前路翻修后出现延迟愈合，无手术方式相关并发症；8 个病例在最后随访时获得骨性融合

路经口连接两侧块螺钉尖部的金属丝环状固定 C1 前弓，以达到闭合骨折间隙的目的。这一前后路联合手术可以达到 C1 前后弓环形复位固定的治疗目的。但这一联合入路手术不是首选手术方式，只有 1 篇病例报道描述了联合手术的有效性（表 6.1）。

潜在并发症

牵开 C2 神经根和静脉丛时经常会发生静脉丛出血。严重的静脉丛出血很罕见，可以采用软性压迫或置入含凝血酶的明胶海绵进行止血。如果出血不止，可以放置含凝血酶的凝胶进行止血。

椎动脉损伤很罕见，但是在钻孔、置入螺钉或者使用复位工具对 C1 进行压迫复位时可以发生。直接的牵开张力也可损伤 C2 神经根，静脉丛出血时可以使用双极电凝止血。然而上述并发症都基本无危险，不会影响临床结果。最主要的并发症是骨折复位不完全和随后的骨折不愈合，以及缓慢进展的寰枢关节不稳定或寰枢椎和寰枕之间的骨性关节炎。伤口感染不常见，但可以威胁生命安全，特别是经口手术方式。

提示与技巧

我们推荐采用单纯后路固定而不是前后路联合入路手术，这样可以降低死亡率。

通过直接显露至 C1 后弓可以减少 C2 静脉丛出血。如果发生弥漫性出血，则应避免使用双极电凝，最好的方法是采用明胶海绵压迫止血，然后先处理对侧。还有一种经椎弓根螺钉固定方法，术中确定要使用这种手术方法时一定要考虑椎弓根的直径和如何保护椎动脉[20, 21]。

为了达到安全和完全的 C1 复位，C1 骨折形态的详细解剖学研究和明确椎动脉的具体位置是至关重要的。由于骨折的完全复位，特别是横韧带撕脱骨折块的复位非常重要，因此必须格外重视术中影像学检查。高度推荐采用术中 CT 或三维透视技术来评估分析复位的情况。如果 C1 前弓的完全复位不能通过后路手术得到解决，那么联合前路经口 C1 前弓复位手术是获得 C1 前后弓完全复位的理想方法[22]。因此，计划准备进行单独的 C1 固定术时，联合前路经口 C1 前弓复位手术应该是手术知情同意的一部分内容。

后路寰枢椎融合术

适应证

后路寰枢椎融合术适用于不稳定性寰椎爆裂骨折，伴有寰椎横韧带内撕裂（Dickman 1 型）。其他适应证包括寰椎横韧带撕脱骨折（Dickman 2 型）保守治疗后继发寰枢关节不稳定或单纯 C1 固定术失败[23]。

Harms 和 Margel 手术技术

后路 C1-C2 融合术中有两种已确立的手术技术可以采用，一种是后路 C1-C2 经关节螺钉固定的 Magerl 技术，配以自体髂骨块植骨金属线缆加强的 Gallie 技术；另一种手术技术是 Harms 后路侧块钉棒固定技术（图 6.6）。以上技术的具体操作细节不在本章讨论范围。这些术式的主要优势与不足见表 6.2。

提示与技巧

Margel 技术

在钻好第一个钉孔后，钻保持在原位，否则钻第二个钉孔时会使寰枢关节发生旋转，随后拧入第一个螺钉时 C1 与 C2 不可能重新对位。

因为 C1 侧块的侧方和旋转脱位，Margel 螺钉也许并未置入 C1 侧块。所以在进行钻孔穿过关节面之前一定要通过颈椎正侧位 X 线片确定 C1 完全复位。

即使有单侧的椎动脉高跨的情况存在，仍然可以使用 Margel 技术，但在这类病例中置入 Margel 螺钉风险较高。螺钉在进入峡部区域之前应该离开椎弓轴线，然后重新进入 C1 侧块后部区域。使

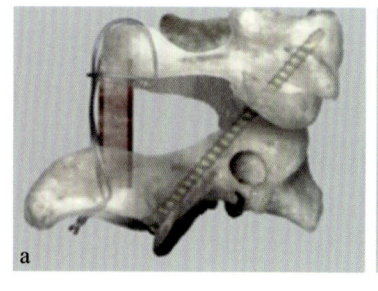
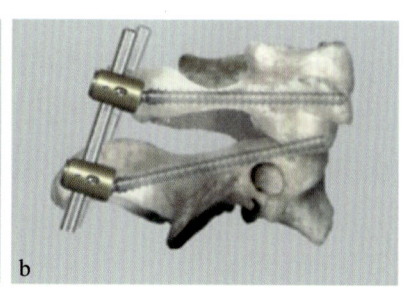

图 6.6 （a）Margel/Gallie 技术。（b）Goel-Harms 技术

表 6.2　后路 C1/2 固定术中 Margel/Gallie 技术与 Harms 技术的优势、不足和典型并发症的比较

	C1–C2 经关节螺钉固定的 Margel/Gallie 技术	后路侧块钉棒固定的 Harms 技术
优势	・三点固定具有足够的生物力学稳定性 ・内置物价廉	・能通过螺钉得到复位 ・对 C1-C2 关节无损伤，是理想的 C1-C2 临时固定方法 ・可以根据解剖需要进行改变（如椎弓峡部短钉和椎板钉）
不足	・行钉道准备前需先复位 ・如果有双侧椎弓骨折，无法达到三点固定 ・需要丰富的技术经验 ・因系临时固定，寰枢关节的损伤对于内置物的取出是不利的 ・必须进行植骨 ・有时由于个体解剖原因不能置入螺钉（如椎动脉高跨，肥胖短颈病例）	・内置物昂贵 ・需要丰富的技术经验 ・椎弓根螺钉技术有时不可行（如椎动脉高跨）
典型并发症	・由于置钉错误或椎动脉高跨造成操作中椎动脉损伤 ・由于 C1 侧块螺钉进钉不足使复位不完全	・由于置钉错误造成操作中椎动脉损伤 ・C2 静脉丛出血 ・C2 神经根损伤

用这一技术时，必须注意螺钉不要太长以免侵入寰枕关节。

Gallie 线缆也可以被替换为不可吸收螺钉，这比硬质线缆更好操作。对于双侧后弓骨折，应用 Gallie 技术不可能达到确实可靠的固定。可以将自体骨直接放在 C1-C2 侧块关节后方表面，实现良好融合。然而如果没有确切的三点固定，Margel 固定技术的稳定性不及 Harms 钉棒固定技术。因此对于不稳定的 Jefferson 四部分骨折（Gehweiler 3b 型）伴有寰椎横韧带内撕裂（Dickman 1 型），应优先选用 Harms 固定技术进行治疗。

Harms 技术

选择特定的螺钉长度有利于复位。如果需要将 C1 向后方复位，C1 螺钉应当放置得比 C2 螺钉更靠近腹侧。复位时首先将棒固定在 C2 螺钉上，然后将棒放置在 C1 螺钉头部的后方，借助复位工具提拉 C1 螺钉头部实现 C1 复位。

对于双侧 C1 后弓骨折，无法将自体髂骨块固定在 C1 后弓和 C2 棘突之间而达到后路融合的目的。对于此类病例，可以将自体骨直接放在 C1-C2 侧块关节后表面以实现融合的目的。如果患者因解剖变异而不允许采用 C2 椎弓根螺钉固定，可以采用短的峡部螺钉或经椎板螺钉进行固定。

■ 结果

如前所述，多数 C1 不稳定性骨折采取保守治疗可以取得不错的效果。但是 Jefferson 骨折的保守治疗并不能使患者恢复受伤前的生理状态。Dvorak 等[24]报道，将移位大于 7 mm（Gehweiler 3b 型）

的 Jefferson 骨折与轻微移位（Gehweiler 3a 型）的 Jefferson 骨折进行比较，前者的临床随访结果（SF36 评分和疼痛评分）更差。Lewkonia 等[25]对 C1 爆裂骨折采取保守治疗的结果进行了文献回顾研究，发现 8%~20% 的患者主诉颈部僵硬，14%~80% 的患者感觉轻度疼痛，34% 的患者报告日常活动受影响。

文献中总共只有 22 例 C1 不稳定性骨折采取手术治疗的临床结果的病例报道。Hu 等[26]报道了采用 C1 单独固定术治疗 12 例患者。患者自诉疼痛得到了缓解，VAS 疼痛评分显示最初疼痛评分 7.32±3.2，术后疼痛评分 1.80±2.12，术后颈部活动处于正常生理状态。通过功能性 CT 测量，C1-C2 旋转范围平均为 62°（正常 36°~75°）。他们的研究结果与其他几名作者的研究结果类似（表 6.1），除了颈部旋转活动度受限，寰枢椎融合病例的结果良好。Elliott 等[27]比较了采用经关节螺钉固定技术（Margel 技术）和钉棒固定技术（Goel/Harms 技术）进行的 C1-C2 融合术，发现椎动脉损伤发生率较高（分别为 4.0% 和 2.0%），螺钉位置不良发生率也较高（分别为 7.1% 和 2.4%），使用经椎板螺钉融合率偏低。

■ 本章小结

寰椎骨折是压缩或过伸应力的结果。这种骨折常合并枢椎骨折，特别是齿突骨折。寰椎骨折的 Gehweiler 分型需要通过 CT 来确认。为了区分稳定性与不稳定性寰椎骨折，需要进行颈椎 MRI 检查以评估寰椎横韧带的完整性，同时应用 Dickman 分型来评估潜在的横韧带损伤。多数寰椎骨折都是稳定性的，采用硬质或软质围领制动可以达到满意结果。不稳定性寰椎骨折可以通过 Halo 架外固定进行保守治疗，但是更多的骨科医生目前倾向手术治疗，以避免 Halo 架外固定带给患者的极度不适。寰椎骨折伴寰椎横韧带损伤或严重的韧带附着点撕脱骨折块移位，需要进行 C1-C2 固定融合术。不稳定性寰椎骨折伴中度移位的寰椎横韧带撕脱骨折可以进行 C1 单独固定术。

文献中支持寰椎骨折不同治疗策略的证据很少。在 C1 骨折的保守治疗与手术治疗以及不同手术治疗方式的比较上，有效可信的文献报道也很少。

> **要点**
> - 现代影像学技术有助于寰椎横韧带损伤的确诊。
> - 通过 Gehweiler 分型和 Dickman 分型可以对寰椎骨折的稳定性做出判断。
> - 现代 C1 单独固定术可以使不稳定的 C1 骨折达到安全的骨性融合并保留 C1-C2 间的活动。
> - 对于寰枢椎固定融合术，Margel 技术和 Gallie/Harms 技术提供了 C1-C2 节段的有效固定。

> **难点**
> - 对于寰椎骨折一定要仔细检查，明确是否存在伴发损伤。
> - 对 Gehweiler 3 型寰椎骨折，选择保守治疗之前一定要确认寰椎横韧带是否也有损伤。

- 如果术前、术中 C1 骨折移位没有达到复位，不能采用 Gallie/Margel 技术进行 C1/C2 固定融合。
- 在计划采用 Harms 技术或者 C2 椎弓根螺钉固定时，一定不要忽视存在椎动脉高跨的可能性。
- 对采用 Halo 架牵引固定的患者，一定要定期检查固定针和并发症。

参考文献

5 篇"必读"文献

1. Li-Jun L, Ying-Chao H, Ming-Jie Y, Jie P, Jun T, Dong-Sheng Z. Biomechanical analysis of the longitudinal ligament of upper cervical spine in maintaining atlantoaxial stability. Spinal Cord 2014;52:342-347
2. Barker EGJ Jr, Krumpelman J, Long JM. Isolated fracture of the medial portion of the lateral mass of the atlas: a previously undescribed entity. AJR Am J Roentgenol 1976;126:1053-1058
3. Dickman CA, Greene KA, Sonntag VK. Injuries involving the transverse atlantal ligament: classification and treatment guidelines based upon experience with 39 injuries. Neurosurgery 1996;38:44-50
4. Joaquim AF, Ghizoni E, Tedeschi H, et al. Upper cervical injuries-a rational approach to guide surgical management. J Spinal Cord med 2014;37:139-151
5. Syre P, Petrov D, Malhotra NR. Management of upper cervical spine injuries: a review. J Neurosurg Sci 2013;57:219-240
6. Dettling SD, Morscher MA, Masin JS, Adamczyk MJ. Cranial nerve IX and X impairment after a sports-related jefferson (C1)fracture in a 16-year-old male: a case report. J Pediatr Orthop 2013; 33:e23-e27
7. Domenicucci M, Mancarella C, Dugoni ED, Ciappetta P Paolo M. Post-traumatic Collet-Sicard syndrome: personal observation and review of the pertinent literature with clinical, radiologic and anatomic considerations. Eur Spine J 2014 Aug 24.[Epub ahead of print]
8. Gehweiler JA, Osborne RL, Becker RF. The Radiology of Vertebral Trauma. Philadelphia: WB Saunders; 1980
9. Kandziora F, Schnake K, Hoffmann R. [Injuries to the upper cervical spine. Part 2: osseous injuries]. Unfallchirurg 2010; 113:1023-1039, quiz 1040
10. Dickman CAC, Mamourian A, Sonntag VKV, Drayer BPB. Magnetic resonance imaging of the transverse atlantal ligament for the evaluation of atlantoaxial instability. J Neurosurg 1991;75:221-227
11. Hagedorn JCII, Emery SE, France JC, Daffner SD. Does CT angiography matter for patients with cervical spine injuries? J Bone Joint Surg Am 2014;96:951-955
12. Daentzer D, Flörkemeier T. Conservative treatment of upper cervical spine injuries with the halo vest: an appropriate option for all patients independent of their age? J Neurosurg Spine 2009;10:543-550
13. Longo UG, Denaro L, Campi S, Maffulli N, Denaro V. Upper cervical spine injuries: indications and limits of the conservative management in Halo vest A systematic review of efficacy and safety. Injury 2010;41:1127-1135
14. Strohm PC, Müller ChA, Köstler W, Reising K, Süd-kamp NP. [Halo-fixator vest-indications and compli-cations]. Zentralbl Chir 2007;132:54-59
15. Koller H, Resch H, Tauber M, et al. A biomechanical rationale for C1-ring osteosynthesis as treatment for displaced Jefferson burst fractures with incompetency of the transverse atlantal ligament. Eur Spine J 2010;19:1288-1298
16. Eck JC, Walker MP, Currier BL, Chen Q,

Yaszemski MJ, An K-N. Biomechanical comparison of unicortical versus bicortical C1 lateral mass screw fixation. J Spinal Disord Tech 2007;20:505-508

17. Ma X-Y, Yin QS, Wu Z-H, et al. C1 pedicle screws versus C1 lateral mass screws: comparisons of pullout strengths and biomechanical stabilities. Spine 2009;34:371-377

18. Sonntag VKH. Lateral mass screw fixation of the atlas:importance of anatomy of C1 for lateral mass screw placement. World Neurosurg 2010;74:270-271

19. Kandziora F, Schulze-Stahl N, Khodadadyan-Klostermann C, Schröder R, Mittlmeier T. Screw placement in transoral atlantoaxial plate systems: an anatomical study. J Neurosurg 2001;95(1,Suppl):80-87

20. Tan M, Dong L, Wang W, et al. Clinical application of the "pedicle exposure technique" for atlantoaxial instability patients with a nerrow C1 posterior arch. J Spinal Disord Tech 2015; 28:25-30

21. Qjan L-X, Hao D-J, He B-R, Jiang Y-H. Morphology of the atlas pedicle revisited: a morphometric CT-based study on 120 patients. Eur Spine J 2013;22:1142-1146

22. Böhm H, Kayser R, El Saghir H,Heyde CE. [Direct osteosynthesis of instable Gehweiler type III atlas fractures. Presentation of a dorsoventral osteosynthesis of instable atlas fractures while maintaining function]. Unfallchirurg 2006;109:754-760

23. Jacobson ME, Khan SN, An HS. C1-C2 posterior fixation: indications,technique,and results. Orthop Clin North Am 2012;43:11-18,vii

24. Dvorak MF, Johnson MG, Boyd M, Johnson G, Kwon BK, Fisher CG. Long-term health-related quality of life outcomes following Jefferson-type burst fractures of the atlas. J Neurosurg Spine 2005;2:411-417

25. Lewkonia P, Dipaola C, Schouten R, Noonan V, Dvorak M, Fisher C. An evidence-based medicine process to determine outcomes after cervical spine trauma: what surgeons should be telling their patients. Spine 2012;37:E1140-E1147

26. Hu Y, Xu R-M, Albert TJ, et al. Function-preserving reduction and fixation of unstable Jefferson fractures using a C1 posterior limited construct. J Spinal Disord Tech 2014; 27:E219-E225

27. Elliott RE, Tanweer O, Boah A, et al. Outcome comparison of atlantoaxial fusion with transarticular screws and screw-rod constructs: meta-analysis and review of literature. J Spinal Disord Tech 2014;27:11-28

7

齿突骨折，Hangman 骨折与枢椎体骨折

原著 Wilco C. Peul, Carmen L.A. Vleggeert-Lankamp
翻译 王圣林　审校 孙　宇

■ 齿突骨折

齿突骨折在所有颈椎骨折中占 9%~18%，多源于过伸或过屈损伤。在老年人中，齿突骨折是最常见的颈椎骨折类型[1]。此外，随着人口老龄化，在临床实践中这些骨折将会更加常见。

不同形式的齿突骨折需要不同的治疗。Anderson 和 D'Alonzo[2]为齿突骨折提出了以下分类，这种分类系统如今仍被广泛使用：Ⅰ型，齿突尖部骨折；Ⅱ型，齿突颈部骨折；Ⅲ型，穿过枢椎椎体的骨折。Ⅰ型齿突骨折无须手术固定，使用坚强颈托就足使让韧带修复。Ⅱ和Ⅲ型骨折既可以保守治疗也可以手术治疗。Ⅲ型骨折如果骨折表面大到可以自愈时，一般使用外固定治疗；如果可能会发生脱位，常建议手术治疗。

确定齿突骨折患者需要手术还是保守治疗，取决于以下因素：骨折类型，患者年龄，神经功能障碍和患者身体状况[3]。多数手术是前路齿突螺钉固定（1~2 枚螺钉）或者后方寰枢关节融合术。Ⅱ和Ⅲ型骨折的保守治疗包括坚强固定（如头环背心，头颈胸石膏固定）或非坚强（如颈托，颈胸支具）固定。

对老年患者齿突骨折的最佳治疗方法仍然有争议，因为这个年龄组手术治疗比保守治疗具有更高的并发症风险，如骨折不愈合[4-7]。因此，在平衡骨折愈合与并发症的利弊时需要考虑多种因素。

前路螺钉固定

前路螺钉直接固定能够快速固定脊柱而且保留上颈椎的活动度。然而，不是所有类型的齿突骨折都适用这种方法。为了更充分地对Ⅱ型齿突骨折线进行描述，Grauer 等[8]对 Anderson 和 D'Alonzo 的分类进行了改良（图 7.1）。

Ⅱ和Ⅲ型齿突骨折如果骨折线从前下向后上走行的话，前路螺钉固定则不太适用（ⅡC型）。然而，如果骨折线方向不同于上述（ⅡA 或ⅡB），则适用前路螺钉固定。

最近发表了一篇关于前路齿突螺钉固定术的不融合、再次手术、感染和入路方式相关并发症的 Meta 分析报告[9]，总共纳入 63 篇研究报告。作者报告总体不愈合率为 10%，二次手术率为 5%（包括螺钉的错位），并发症（包括感染）的发生率为 0.2%，吞咽困难发生率

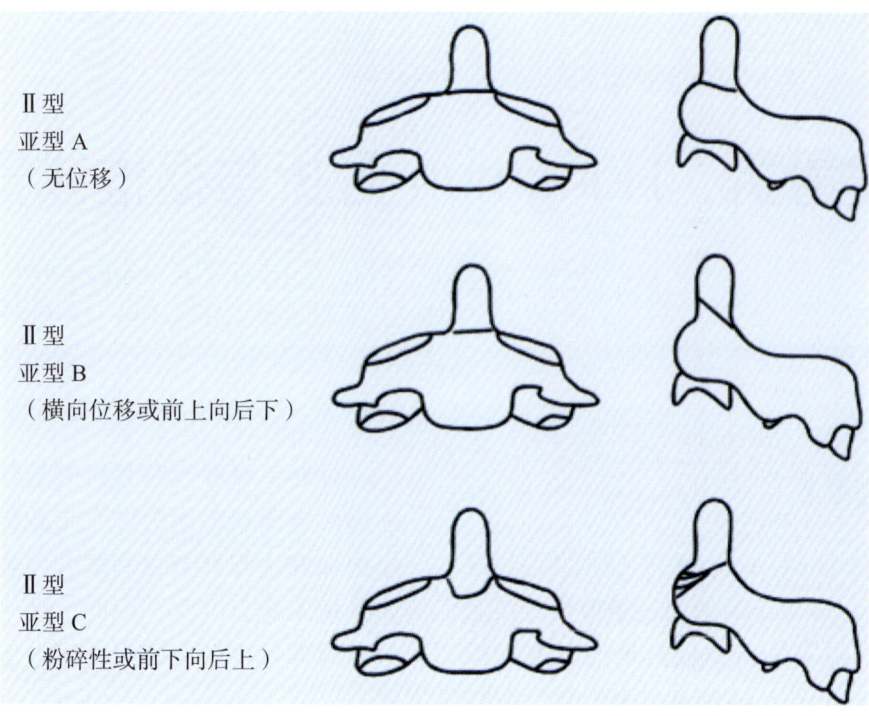

图 7.1 Grauer 等改良的 Anderson 和 D'alonzo 分类

为 10%，声音嘶哑发生率为 1.2%。多变量 Meta 分析表明，70 岁以上的患者不愈合发生率更高。Apfelbaum 等[10]研究表明，Ⅱ型齿突骨折采用经前路齿突螺钉固定的总体骨愈合率为 88%，但是陈旧性骨折（伤后 6 个月以上）的愈合率低至 25%。因此可以得出这样的结论：前路螺钉固定术对于 70 岁以下的早期齿突骨折的患者是一种安全和有效的治疗方法。遗憾的是，没有一篇报告涉及骨不愈合率与患者生活状况相关性的研究。

Ⅱ型齿突骨折的手术和非手术治疗

最近的一篇综合了 1975~2011 年相关文献的系统综述，总结了早期Ⅱ和Ⅲ型齿突骨折的手术和保守治疗，重点为临床结果、骨折愈合率和稳定性[1]。总共有 17 篇文献经鉴定符合纳入标准，均为回顾性研究（未包括在内的是一项更近期的提供同样主题数据的前瞻性多中心研究[5]）。17 项研究中只有 2 项研究比较了手术和保守治疗的临床结果。其中一项研究是对 27 例 70 岁以上患者的回顾性研究，发现手术组的并发症发生率更低（$P=0.037$）；除Ⅱ型骨折外（$P=0.0063$）[11]，骨折愈合率（$P=0.64$）没有统计学差异。另一项研究（17 例）发现手术治疗的临床结果稍优于保守治疗，平均 Smiley-Webster（SW）分数分别为 1.25 和 1.92（1 代表优，4 代表差），由于纳入患者数量太少无法进行统计学分析[12]。

在 5 项使用 SW 分数评估临床结果的研究中，手术和保守治疗结果都尚可。手术治疗患者的平均 SW 分数是 1.71，保守治疗患者的平均 SW 分数是 2.02。

在 16 项报道了愈合率的研究中，4 项报道比较了手术和保守治疗的 X 线检查结果。85%（29/34）的手术治疗患者达到骨性愈合，保守治疗为 44%（16/36）。但是在每个单项研究中，由于患者数量都较少而无法完成统计学分析。将 16 项研究的所有患者集中起来进行比较，手术治疗的骨性愈合率为 81%（218/269），保守治疗为 44%（56/128）。同样，任一个单项研究无法进行统计学分析。

所有的 17 项研究报道了稳定性比例，无论何种治疗方式，动态 X 线影像均显示大多数患者的骨折稳定性良好。将 17 项研究中所有患者集中比较，95%（245/258）的手术治疗患者获得稳定，而保守治疗的患者为 87%（94/108）。在 5 项对比手术和保守治疗的研究中，稳定性率分别为 97%（35/36）和 77%（36/47）。

前瞻性研究

最近有一前瞻性多中心研究，在 65 岁以上的 Ⅱ 型齿突骨折患者中比较了手术和非手术治疗的结果和并发症[5]。总共纳入 159 例 Ⅱ 型齿突骨折患者，根据治疗医生和患者的意愿决定是否手术，101 例行手术治疗，58 例行非手术治疗。这两组的基线特点类似。手术治疗的主要方式是后路寰枢关节融合术（79%），而非手术治疗的主要方式是使用硬性颈托固定（81%）。

在 12 个月的随访过程中，总体死亡率是 18%，非手术治疗组死亡率略高，可能因为临床状况差的患者往往进入非手术组。12 个月后，非手术组的颈肩功能障碍指数（NDI）分数减少了 14.7 分（50 分为满分），明显优于手术组（仅减少 5.7 分）；手术组不愈合率较低（5%，而非手术组为 21%，$P=0.0033$）。骨折稳定性没有被评估。并发症发生率没有不同。

讨 论

综述的数据还不足以明确老年患者单纯齿突骨折手术治疗和非手术治疗临床结果的差异。总的来说，似乎所有报告的差异都缺乏临床相关性。前瞻性研究认为手术治疗对患者的总体状况有好处（基于 NDI 测评），但手术治疗的患者较好的 NDI 水平可能是由于他们健康状况的基线水平本身就比保守治疗的患者高。因此可以得出的结论是：对于健康状况尚好、可以耐受全麻的老年 Ⅱ 型齿突骨折患者，手术治疗是安全的。

手术治疗的骨性愈合率比保守治疗更高，但是不会带来更高的稳定性。此外，融合率和稳定性向来都与患者的身体状况和颈部疼痛不相关，报道的结果很大程度上依赖临床医生的最初治疗。因此，需要进行针对临床结果和骨折愈合/稳定性关系的前瞻性研究，以确定老年患者的最佳治疗方式。此外，对于 80 岁以上齿突骨折患者，应该单独评估手术治疗的安全性。

生物力学研究

前路螺钉固定

使用 1 枚还是 2 枚螺钉固定更合适仍存在争议。在一项尸体研究中，7 例用 1 枚螺钉固定，7 例用 2 枚螺钉固定。在齿突基部进行横向截骨，术前和术后用非破坏性低载荷测试 6 个方向上的抗剪切和抗扭转强度。螺钉固定后在各个方向的平均强度在两组中是相似的。1 枚或 2 枚螺钉固定后的强度并未恢复正常：平均抗剪切强度的恢复率低于 50%，并且平均抗扭转强度的恢复率两组都低于 6%。两组骨密度和螺钉固定后的平均强度程度没有相关性[13]。结论：在前路齿突固定中，1 枚螺钉就足够了。

后路螺钉固定

寰枢椎复合体固定有好几种方法。在尸体研究中，描述最多的是比较螺钉拔出力量：C1 侧块与 C2 椎弓根螺钉固定、C1 侧块与 C2 峡部螺钉固定、C1 与 C2 经关节突螺钉固定、C1 侧块与 C2 经关节突螺钉固定和 C2 椎板钉固定。术者通常会选择他们最熟悉的技术，但有时候需要考虑最坚强的结构。生物力学研究表明，椎弓根螺钉固定一般情况下比其他方式的螺钉更能抵抗拔出力。椎弓根螺钉并不总是最安全的选择。一项尸体脊柱体外实验对比了椎弓根螺钉和多种固定寰枢椎不稳的后入路方法的生物力学稳定性。

一项应用 7 具带有枕骨的颈椎（C0-C3）尸体样本研究，评估其中间区域（Neutral Zone，NZ）及在三种负荷模式下的活动度（ROM）[14]。研究对比了以下技术：C1 侧块和 C2 短椎弓根螺钉固定（14~16 mm）、C1 侧块和 C2 长椎弓根螺钉固定、C1 侧块和 C2 椎板钉固定、Sonntag 改良的 Gallie 固定和 C1-C2 经关节突螺钉固定联合后路钢丝固定。结果发现，C1-C2 经关节突固定组可承受最大的侧方弯曲；Sonntag 改良 Gallie 固定术比其他组均弱，其相对移动度也更大。结论如下：C1-C2 经关节突固定联合后路钢丝固定方法可以提供最高的稳定性；单纯改良 Gallie 固定方法对寰枢关节融合术是不够的，因其在侧方弯曲和旋转模式上无法提供足够的稳定性；C2 椎弓根螺钉和 C2 椎板钉技术比经关节突螺钉固定联合后路钢丝固定术生物力学稳定性差。

因此，C1-C2 经关节突螺钉固定联合后路钢丝固定是最稳固的，其次是 C1 侧块联合 C2 椎弓根螺钉固定。其中，短椎弓根螺钉是一个良好的备选方案。

儿童的 C2 解剖

CT 在颈椎骨折的诊断中发挥了核心作用。在儿童患者，骨化中心之间的软骨结合部分因为在 X 线检查中呈透亮区而与骨折相似。而且当 C2 发生骨折时，骨折最可能发生在之前是软骨结合处的位置。对儿童颈椎骨折的认识，需要熟悉其正常解剖的发育过程及其在 CT 扫描中常见的变异。

在 Piatt 和 Grissom[15] 的研究中，对 841 例儿童寰椎和枢椎进行 CT 扫描。软骨结合部被分为射线可透、射线不完全可透但仍然可见，或者不可见。记录其位置和对称性。横韧带结节的存在与否也被记录下来。

观察到寰椎3处骨化中心常出现在两侧的椎弓和前弓上，但是多达20%的前弓是从成对的对称骨化中心发展而来的。枢椎5个主要的骨化中心出现在两侧的椎弓、基底中心、齿突中心（齿突大部发源于此），以及齿突的尖端。图7.2顺序记录了每一个软骨结合处的出现年龄（图7.2）。

一般来说，横韧带结节要等到寰椎的软骨结合部完全骨化闭合以后才会出现。寰椎畸形包括前后脊柱裂、后弓缺损，以及骨化中心和软骨结合处的畸形。枢椎畸形并不常见。

结论是寰椎在发育过程中随时间延长其发育形态有重大变化，并且畸形是常见的。许多寰椎骨折由于没有明显的后遗症容易被忽略。枢椎在发育过程中的变异也是显著的，但是畸形似乎并不常见[15]。

Hangman 骨折

Hangman骨折，或创伤性颈椎滑脱，是过伸性损伤与垂直压力、回弹性屈曲、回弹仰伸或牵拉共同作用的结果。该骨折可用Levine和Edwards分级进行评估，该分级是Effendi[16]分级的改良版（图7.3）。

- 1 型：C2 和 C3 之间无成角且骨折移位小于 3 mm
- 2 型：骨折成角大于 11°，骨折移位大于 3.5 mm
- 2A 型：小移位、大成角（大于 11°）的骨折
- 3 型：严重骨折成角、移位合并单侧或者双侧 C2-3 关节面脱位

Hangman骨折的治疗包括制动等保守疗法或者手术治疗。多数Hangman骨折都可以采取颈部制动进行治疗。颈托外固定是1型骨折的常规治疗。许多作

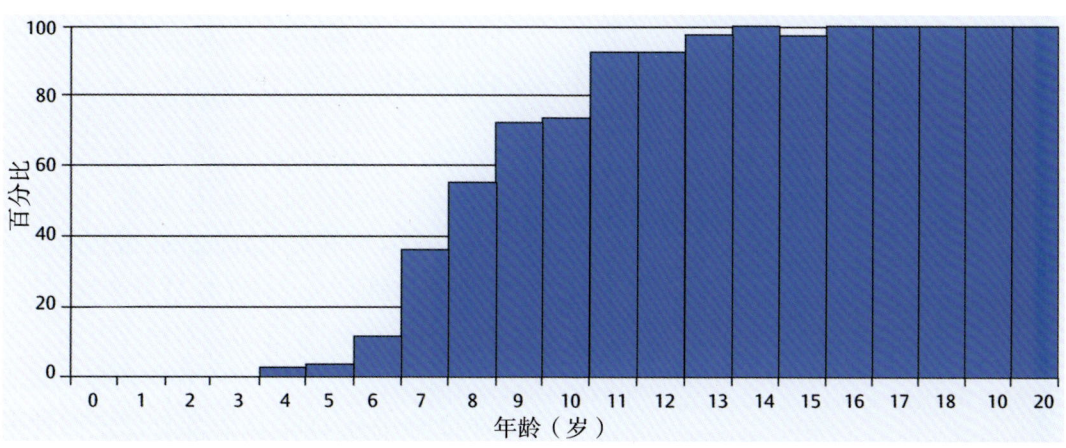

图 7.2 条形图展示了骨化中心的尖端与齿突的融合。融合指的是尖端中心消失而变成显著的突起或小结。每个年龄段观察到的百分比已列出

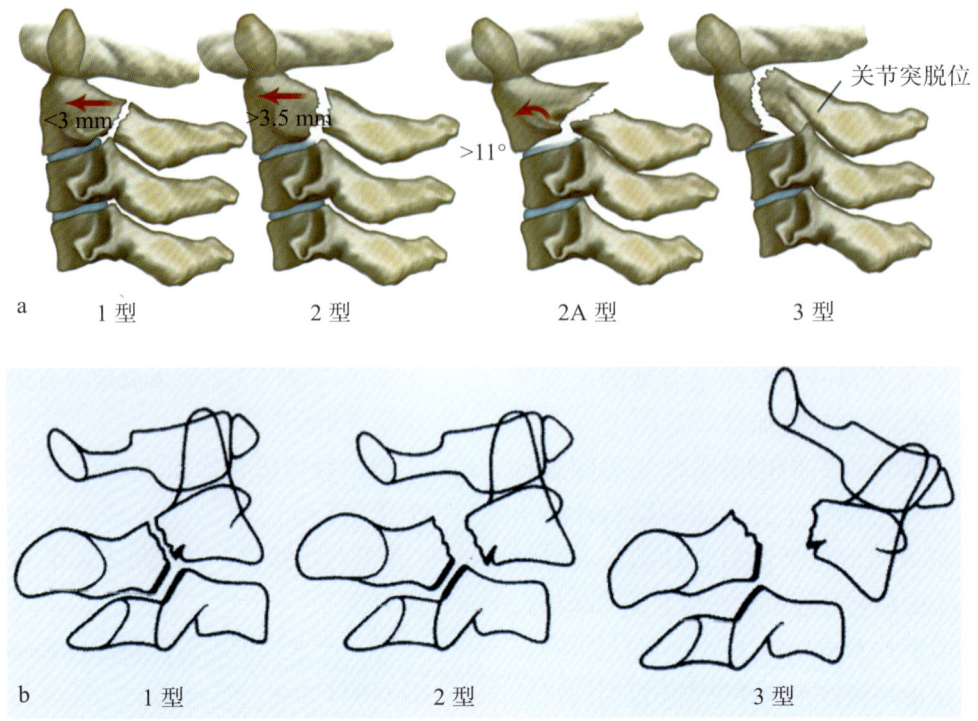

图7.3 Hangman骨折可以通过Levine和Edwards分类法进行分类[25]（a）。Effendi分类法的改良版[16]（b）。1型：C2和C3之间无成角，骨折移位小于3 mm；2型：骨折成角大于11°，骨折移位大于3.5 mm；2A型：小移位、大成角（大于11°）的骨折；3型：严重成角、移位，合并单侧或者双侧C2-3小关节脱位的骨折

者也推荐首选外固定治疗2型和2A型骨折，通常采用Halo背心。3型和长期不愈合的患者通常需要手术治疗。最常用的手术方法是C1-C3后路固定融合术，但是前路C2-C3固定融合术也很受欢迎[16]。

随着脊柱导航系统的应用，导航引导下置入C2椎弓根螺钉的C1-C2椎弓根固定术已经成为治疗Hangman骨折的一种很安全的术式[17]。峡部螺钉固定术（螺钉经峡部穿过骨折线）过去曾有报道，当然这种方法更适合在现代导航系统下操作。

Hangman骨折的手术治疗与保守治疗的对比

关于Hangman骨折的手术与保守治疗的对比研究鲜有报道。Li等对1966~2004年间关于Hangman骨折治疗作了系统文献回顾，共收集32篇文献[18]。关于Hangman骨折的基本治疗方法，有20篇文献（62.5%）建议保守治疗，剩下的12篇中有11篇认为部分稳定性骨折也适合采取保守治疗。多数Hangman骨折可以通过牵引和外固定成功治疗，但是后期可能出现不稳定性骨折，建议手

术治疗，如有显著移位的 2A 型和 3 型骨折。

另一篇涵盖了 1980~2010 年文献的综述只介绍了保守治疗，同样发现牵引是重建颈椎序列的好方法[19]。在这篇综述中，共有 4 项回顾性研究评估了 Hangman 骨折的结果。这些研究包括合并和不合并神经损伤的患者，基本疗法为早期牵引和使用坚强外固定支具。尽管没有收集主观疼痛评分，但是长期随访中没有颈部疼痛和僵硬的报告。

生物力学研究

单皮质螺钉或双皮质螺钉均可使用。使用双皮质螺钉存在较高脊神经和椎动脉损伤的风险，因为需要用钻而不是用探子准备螺钉通道。因此，有必要测试这两种螺钉的拔出力有何差异。一项应用 11 具人类尸体颈椎标本进行侧块螺钉固定的生物力学研究，比较了使用 14 mm 单皮质长螺钉与双皮质螺钉是否具有相同的颈椎稳定性，在完整椎板和椎板切除的情况下，在大多数的测试方向上颈椎 C3~C5 节段的屈曲—仰伸、扭转和侧屈活动度。结果显示在广泛椎板切除术后，双皮质螺钉要比单皮质螺钉固定更坚固。然而，在椎板完整情况下，单皮质螺钉或双皮质螺钉固定无明显差异[20]。

这些结果未获得另一文献支持。此文献报道单皮质侧块螺钉、双皮质侧块螺钉的拔出力是相同的，即使在椎板切除术后也相同[21]。

C2 椎体骨折

C2 椎体是位于齿突以下和两侧椎弓峡部之间的部分。C2 椎体骨折不常见。Benzel 的团队[22] 提出了 C2 椎体骨折的三个类型：①垂直，冠状面方向的（1 型）；②垂直，矢状面方向的（2 型）；③横行，轴向的（3 型）。垂直、冠状面方向的 1 型 C2 椎体骨折曾被其他作者描述为非典型外伤性枢椎滑脱，或者罕见的 Hangman 骨折。3 型 C2 椎体骨折即为 Anderson 和 D'Alonzo 的 3 型齿突骨折。

Fujimura 等[23] 提出以下分类方案：Ⅰ型，过伸导致的撕脱性骨折（泪滴样骨折）。Ⅱ型，寰枢关节水平下方的 C2 椎体横形骨折，骨折线低于Ⅲ型齿突骨折的骨折线。Ⅲ型为爆裂骨折或 C2 椎体粉碎性骨折，伴有多个骨折块前后方向移位，骨折片常会向后移位进入椎管。所有病例均有外伤性椎体滑脱。Ⅳ型是矢状面或旁矢状面骨折，骨折从齿突的一侧垂直或对角至 C2 椎体的下终板。

分 类

建立一套临床路径是很必要的，尤其是针对罕见疾病。为此，对观察到的损伤进行分类将很有帮助。研究 Benzel 和 Fujimura 提出的分类与手术和非手术治疗的结果是否有相关性就很有意义。German 等[22] 评估了 18 例因有垂直骨折线而采用 Benzel 分型的 C2 椎体骨折，16 例为Ⅰ型，即垂直、冠状面方向的 C2 椎体骨折；5 例为Ⅱ型，即垂直、矢状面方向的 C2 椎体骨折。所有患者都接受了非手术治疗（支具外固定），并且都在最后随访时获得愈合（骨折端愈合）。作者认为 C2 椎体垂直骨折应当采用非手术治疗，从神经和骨的角度都是经得起检验的。他们还发现 C2 椎体垂直骨折并不是罕见损伤，因其占研究期间上颈椎骨折的 10%。

有关 Benzel Ⅲ 型 C2 椎体水平骨折的治疗没有报道。因此，Benzel 分类无助于治疗的选择。根据经验法则，我们只能建议垂直型椎体骨折可行保守治疗。

Fujimara[23] 也认为枢椎椎体骨折的最主要的疗法是非手术治疗，主张如果没有寰枢关节或 C2-C3 脱位，可以应用颈托。当然如果存在寰枢关节或 C2-3 脱位时，则应该使用颅骨牵引或者 Halo 头环牵引。复位成功后应当使用颈部支具或者 Halo 背心固定 8~16 周。Fujimara 建议，如果由于复合损伤很难获得复位或维持复位时应当手术。

再次强调，损伤类型和治疗方案的选择无相关性。

Fujimara 和 Benzel 的分类无助于决定是否需要手术。同样，经验法则对所有的颈部创伤病例都是这样：如果脱位严重，建议手术。

Zhang 等[24] 提供了手术指征的报告。他们回顾分析了 28 例枢椎椎体骨折病例，提出了以下手术指征：①骨折合并邻近关节不稳；②难复性上关节突骨折；③骨折造成脊髓压迫。他们应用的手术方法是后路 C1-C2 椎弓根螺钉内固定术，未出现螺钉位置不良以及神经功能障碍等并发症。术后影像学显示复位和骨性融合满意。作者的结论是保守治疗仍然是多数枢椎椎体骨折的首选，但是手术对存在明显相邻关节不稳和难复性上关节面骨折是必要的。作者的研究并未应用 Benzel 和 Fujimara 分类。

■ 本章小结

本章讨论了 C2 齿突骨折的前后入路手术，重点放在手术治疗和保守治疗的选择。此外，讨论了儿童的 C2 解剖，强调了其解剖变异和发育速度。还讨论了不同类型的 Hangman 骨折的治疗。最后讨论了 C2 椎体骨折，结论是通常情况下保守治疗足矣，并且这种类型骨折的分类其实对治疗决策没有帮助。

要点

- 在前路螺钉固定手术，文献报道不融合率可达 10%，70 岁以上患者的不融合率显著增高。
- 对 Ⅱ / Ⅲ 型齿突骨折，手术治疗的骨性融合率比保守治疗更高，但这并不会提高患者的稳定性（回顾性数据，有失访偏倚）。
- 多数 Hangman 骨折可以应用牵引和外固定治疗。对于可能出现后期不稳定的病例，推荐手术治疗，如存在严重移位的 Ⅱ a 和 Ⅲ 型骨折。

难点

- 儿童的 C2 骨折很难与骨骺线区分；儿童的 C2 骨折可能发生在原来的骨骺线位置。

- 双皮质侧块螺钉并不比单皮质侧块螺钉具有更强的抗拔出力。
- 垂直的C2椎体骨折并非罕见损伤，占上颈椎骨折的10%。一般来说应用硬质颈托保守治疗即可愈合。

参考文献

5篇"必读"文献

1. Huybregts JG, jacobs WC, Vleggeert-Lankamp CL. The optimal treatment of type II and III odontoid fractures in the elderly: a systematic review. Eur Spine J 2013;22:1-13
2. Anderson LD, D'Alonzo RT. Fractures of the odontoid process of the axis. J Bone Joint Surg Am 1974;56:1663-1674
3. Hsu WK, Anderson PA. Odontoid fractures: update on management. J Am Acad Orthop Surg 2010;18:383-394
4. Huybregts JG, Jacobs WC, Peul WC, Vleggeert-Lankamp CL. Rationale and design of the INNOVATE Trial: an international cooperative study on surgical versus conservative treatment for odontoid fractures in the elderly. BMC Musculoskelet Disord 2014;15:7
5. Fehlings MG, Arun R, Vaccaro AR, Arnold PM, Chap-man JR, Kopjar B. Predictors of treatment outcomes in geriatric patients with odontoid fractures: AO-Spine North America multi-centre prospective GOF study. Spine 2013;38:881-886
6. Robinson Y, Robinson AL, Olerud C. Systematic review on surgical and nonsurgical treatment of type II odontoid fractures in the elderly. Biomed Res Int 2014;2014:231948
7. Smith JS, Kepler CK, Kopjar B, et al. Effect of type II odontoid fracture nonunion on outcome among elderly patients treated without surgery: based on the AOSpine North America geriatric odontoid fracture study. Spine 2013;38:2240-2246
8. Grauer JN, Shafi B, Hilibrand AS, et al. Proposal of a modified, treatment-oriented classfication of odon-toid fractures. Spine J 2005;5:123-129
9. Tian NF, Hu XQ, Wu LJ, et al. Pooled analysis of nonunion, re-operation, infection, and approach relared complications after anterior odontoid screw fixation. PLoS ONE 2014;9:e103065
10. Apfelbaum RI, Lonser RR, Veres R, Casey A. Direct anterior screw fixation for recent and remote odontoid fractures. J Neurosurg 2000;93(2,Suppl): 227-236
11. Kaminski A, Gstrein A, Muhr G, Müller EJ. [Trans-articular C1-C2 screw fixation: results of unstable odontoid fractures and pseudarthrosis in the elderly]. Unfallchirurg 2008;111:167-172
12. Molinari RW, Khera OA, Gruhn WL, McAssey RW. Rigid cervical collar treatment for geriatric type II odontoid fractures. Eur Spine J 2012;21:855-862
13. Feng G, Wendlandt R, Spuck S, Schulz AP. One-screw fixation provides similar stability to that of two-screw fixation for type II dens fractures. Clin Orthop Relat Res 2012;470:2021-2028
14. Sim HB, Lee JW, Park JT, Mindea SA, Lim J, Park J. Biomechanical evaluations of various C1-C2 pos-terior fixation techniques. Spine 2011;36:E401-E407
15. Piatt JH Jr, Grissom LE. Developmental anatomy of the atlas and axis in childhood by computed tomo-graphy. J Neurosurg Pediatr 2011;8:235-243
16. Effendi B, Roy D, Cornish B, Dussault RG, Laurin CA. Fractures of the ring of the axis. A classification based on the analysis of 131 cases. J Bone Joint Surg Br 1981;63-B:319-327
17. Singh PK, Garg K, Sawarkar D, et al. Computed tomography-guided C2 pedicle screw placement for treatment of unstable hangman fractures. Spine 2014;39:E1058-E1065

18. Li XF, Jiang WM, Yang HL, et al. Surgical treatment of chronic C1-C2 dislocation with absence of odontoid process using C1 hooks with C2 pedicle screws: a case report and review of literature. Spine 2011; 36:E1245-E1249
19. Lewkonia P, Dipaola C, Schouten R, Noonan V, Dvorak M, Fisher C. An evidence-based medicine process to determine outcomes after cervical spine trauma: what surgeons should be telling their patients. Spine 2012;37:E1140-E1147
20. Muffoletto AJ, Yang J, Vadhva M, Hadjipavlou AG. Cervical stability with lateral mass plating: unicortical versus bicortical screw purchase. Spine 2003;28:778-781
21. Papagelopoulos PJ, Currier BL, Neale PG, et al. Biomechanical evaluation of posterior screw fixation in cadaveric cervical spines. Clin Orthop Relat Res 2003;411:13-24
22. German JW, Hart BL, Benzel EC. Nonoperative man-agement of vertical C2 body fractures. Neurosurgery 2005;56:516-521, discussion 516-521
23. Fujimura Y, Nishi Y, Kobayashi K. Classification and treatment of axis body fractures. J Orthop Trauma 1996;10:536-540
24. Zhang YS, Zhang JX, Yang QG, Shen CL, Li W, Yin ZS. Surgical management of the fractures of axis body: indications and surgical strategy. Eur Spine J 2014;23:1633-1640
25. Levine AM, Edwards CC. The management of traumatic spondylolisthesis of the axis. J Bone Joint Surg Am 1985;67:217-226

8
压缩性损伤（AO A 型损伤）

原著 Nuno Neves
翻译 张志山　审校 孙 宇

■ 引言

2%~3% 的钝性创伤患者会发生颈椎损伤，这些骨折脱位多出现在下颈椎[1,2]。下颈椎的解剖和生物力学特征均类似胸腰椎，包括骨性结构和韧带组织。由于颈椎的尺寸较小而各方位活动范围较大，使其更易于受到损伤。

尽管压缩性损伤是胸腰椎最常见的损伤，但是在颈椎这种损伤相对少见，不超过所有损伤的 15%[3]。

典型的 A 型压缩骨折是轴向压缩暴力的结果，伴或不伴屈曲暴力，表现为椎体高度减低而后方韧带复合体完整。本章回顾分析下颈椎 A 型压缩骨折的分类、临床和诊断特点，讨论其治疗方式。

■ 方法

对（美国）国立医学图书馆数据库（PubMed）进行文献检索，采用以下主题词：颈椎、骨折、损伤、爆裂骨折和压缩骨折。根据其相关性挑选原始的文章和文献综述。其他文章通过已选择文章的参考文献获得。

■ 下颈椎损伤的分类

一种有效的分类系统应该是容易记忆，标准化命名，有利于医务人员的沟通，能够指导治疗的[4]。进一步来讲，组内和组间的可重复性应该是高的。

脊柱损伤的 AO 分类，正如 Margel 所描述的[5]，最初针对胸腰椎，是基于损伤机制和形态学的一种分类。这个系统有三个主要分型：A 型是椎体压缩，B 型是伴牵张性暴力的前方和后方结构破坏，C 型是伴旋转暴力的前方和后方结构破坏。每一种类型进一步分为三组，每组又分为三个亚型，能够完整描述每一种损伤。

尽管此分型系统是针对胸椎和腰椎的，但是有理由扩展到颈椎，因为它是一个统一的、应用广泛的下颈椎损伤分类系统。Blauth 等[3]回顾了 448 例患者，将 AO 胸腰椎分类系统应用于颈椎，结果发现与胸腰椎骨折的差异很小（表 8.1）。为了颈椎损伤的全面分类，CT 检查是必需的，有可能需要屈伸位 X 线片或 MRI 来判断后方韧带复合体可能存在的损伤。术中的发现可能会进一步修正最初的分类。尽管此分类很全面，但是在型（A、

表 8.1　下颈椎压缩损伤的 AO 分类

A 型：压缩		
A1：单纯压缩骨折	A2：劈裂骨折	A3：爆裂骨折
A1.1：终板压缩	A2.1：矢状位或冠状位	A3.1：不完全爆裂
A1.2：楔形压缩	A2.2：矢状位和冠状位	A3.2：爆裂加劈裂
A1.3：椎体塌陷	A2.3：钳夹样骨折	A3.3：完全爆裂

来源：引自 Blauth MKA, Mair G, Schmid R, Reinhold M, Rieger M. Classification of injuries of the subaxial cervical spine. In: Aebi M, Arlet V, Webb JK, eds. AOSpine Manual: AOSpine International, New York: Thieme; 2007:21-38. Reproduced with permission.

B 或 C 型）和组之外，从临床实用角度来看，此分类系统可能过于复杂，可能更适合学术研究。AO 分型基于 Margel 分型的基本原则，将下颈椎损伤分类整合到胸腰椎损伤分类及严重性评分系统（Thoracolumbar Injury Classification and Severity Score，TLICS）中。

另外一种广泛应用的分型系统是 Allen–Ferguson 系统，根据影像学所见来推断损伤机制进行分类[6]，共分为 6 型：①屈曲—压缩型，②垂直压缩型，③屈曲—牵张型，④伸展—压缩型，⑤伸展—牵张型，⑥侧屈型。

由于这些分型系统是根据影像学所见来推断损伤机制，因此该系统的正确性值得质疑。同一机制可能会产生不同类型的损伤，而判断某个特定损伤的确切机制可能也会出现问题。此外，此分类没有考虑韧带稳定性或神经受累情况，因此其临床应用存在局限性。

最近，基于现代影像学技术出现了两种新的分型系统，能够对稳定性进行连续量化评估，而且能够指导治疗。

颈椎损伤严重性评分（Cervical Spine Injury Severity Score，CSISS）独立研究颈椎的四柱（前柱、后柱、右外侧柱和左外侧柱），每柱以 0~5 分进行评分[7]。评分依据骨折块移位或软组织损伤导致分离的严重程度而增加。每柱单独评分，然后累加，最后分值范围为 0~20。这个评分系统的观察者内部和观察者之间的可信度非常好。评分大于或等于 7 的患者需要手术治疗。AO A 型压缩性损伤的 CSISS 评分是低的（0~3），因为仅局限于前柱。

下颈椎损伤分类系统（Subaxial Cervical Spine Injury Classification，SLIC）有三个评价指标：骨折形态、椎间盘韧带复合体和神经功能[4]。每一项给予特定的分值，依据得分来指导治疗方案的制订。得分低于 4 分的损伤采用非手术治疗，4 分以上推荐手术，等于 4 分的损伤可二选一。在 SLIC 系统中，A 型压缩性损伤评分低（1~2 分），除非存在神经功能障碍。

■ 流行病学

依据 Blauth 等[3]的统计，A 型骨折占所有下颈椎损伤的 14.7%。在这项研究中，A3 型最常见，占 9.8%，而 A1 型和 A2 型分别只占 2.9%、2.0%。这与胸腰椎形成明显对比，胸腰椎压缩与爆裂骨折占大多数。在一项 127 例患者的 203 个椎体损伤的调查中，爆裂骨折占 38%，而只有 10% 位于颈椎[8]。重要的是，应对所有这些存在单发脊柱骨折的患者进行全脊柱检查，至少 10% 患者可能存在非连续性脊柱骨折[8, 9]。

轴向压缩颈椎骨折多发生在 30~40 岁，男性更容易受累，高处坠落和体育运动（如在浅水区跳水头部外伤）是受伤的主要原因[9, 10]。

无论是完全或不完全性脊髓损伤，经常与爆裂骨折相关。根据 Blauth 等[3]统计，在所有颈椎爆裂骨折中，54.5% 出现神经损伤（严重程度从神经根症状到完全脊髓损伤）。与 A1、A2 型骨折相关的神经损伤分别占 15.3%、22.2%，是出现并发症最少的类型。30 多岁的男性是脊髓损伤高危人群，但是各个地区的人口统计资料有差别，最近的变化是女性和老年人脊髓损伤增多[11]。

■ 诊断特点

典型的 A 型骨折来源于轴向压缩，通常伴有不同程度的屈曲，导致椎体高度减低，而后方韧带复合体正常。

单纯压缩骨折（A1 型）少见，是在屈曲位时轴向压力导致的。椎间盘内压力增加，导致椎体楔形变，通常发生在上终板。因为椎体后缘皮质骨完整，通常不存在后方韧带复合体损伤，发生神经损伤的风险较低。然而合并后方韧带复合体损伤的 A1 骨折是不稳定性损伤，椎体压缩骨折合并棘突间隙增宽、椎体半脱位和颈椎前凸的丧失，提示韧带断裂的可能，即所谓的隐匿性损伤[12]。高度怀疑这些损伤时有必要进一步鉴别，因为它们在卧位侧位 X 线片上可以自行复位，可能需要在保护下屈伸位透视或者高级影像学检查方法。

劈裂骨折（A2 型）是少见的损伤。因为单纯冠状面或矢状面骨折线不常见。从其相对应的胸腰椎骨折分类来看，这类骨折代表小的损伤，包括矢状面和冠状面联合骨折。对于钳夹样骨折（A2.3），前方骨折块存在明显移位，而且有小的粉碎区域，导致压缩区域复位困难，增加不愈合的可能性。

爆裂骨折（A3 型）来源于严重的轴向暴力，累及颈椎的前柱和中柱，常发生在 C6、C7 而不是中上颈椎[4, 6]。随着轴向负荷增加，椎间盘内的压力迅速增加，挤压上终板塌陷至椎体内，向后突出的骨折块会进入椎管。椎体后方皮质骨受累，导致椎体前后缘的高度降低和不同程度的节段性后凸。颈椎的不完全爆裂骨折比胸腰椎更少见，通常上椎体的整个后壁会突入椎管。由于头部经常处于微屈位，可能会发生后方韧带复合体断裂，因此必须采用合适的方法加以排除。

正位 X 线片（图 8.1a）可显示垂直骨折线，椎弓根增宽，椎体不同程度的粉碎和骨折块移位。在侧位 X 线片（图 8.1b）上，可见软组织肿胀，椎体前后缘高度减低、不同程度后凸，以及相对于正常椎体而言，椎体后壁的向后突出。由于椎弓根向侧方移位，所以椎板或棘突的垂直骨折线也可以看到。如有前柱塌陷，严重后凸，棘突间增宽，相邻椎体向前半脱位，关节突关节半脱位、骨折或脱位，应高度怀疑椎间盘韧带复合体损伤。

CT能够精确显示粉碎性骨折、后壁后凸和关节突关节的半脱位或骨折，这些在传统的放射学检查中很难显示（图8.1c）。然而，后凸的骨折块经常从移位最大处回缩，CT明显低估了在挤压发生过程中椎管狭窄的程度，因此伤后狭窄的程度与神经损伤没有直接相关性[13]。但是，CT扫描能够容易地显示枕颈和颈

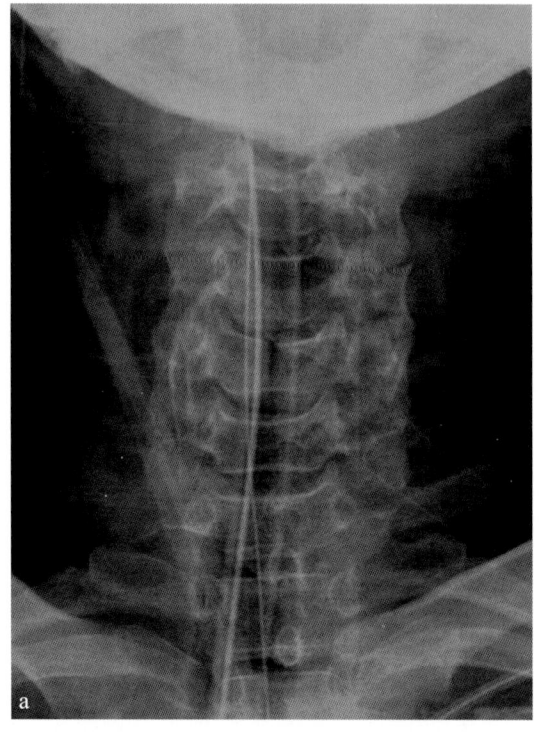
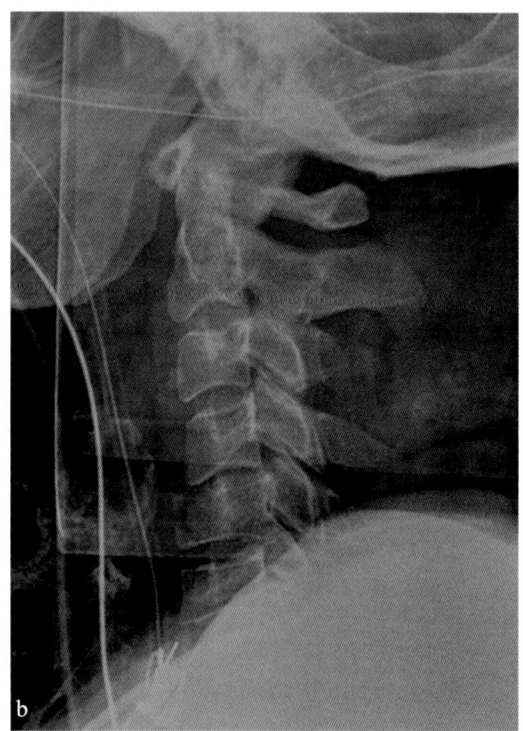
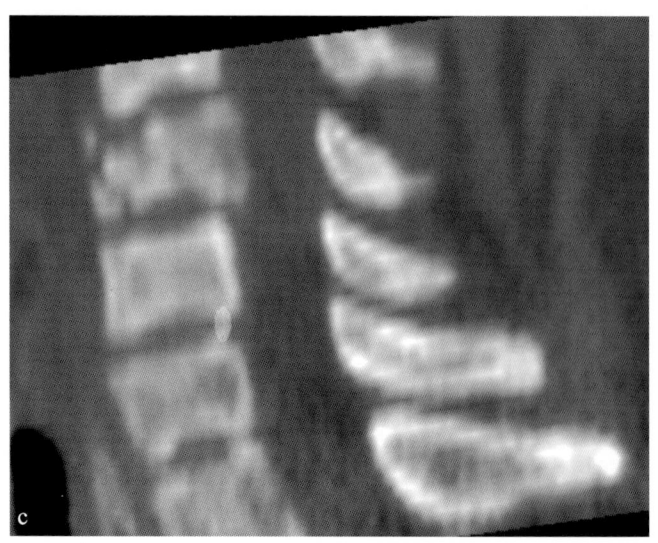

图8.1 48岁男性，摩托车车祸。入院时出现颈痛和不完全脊髓损伤（ASIA B级）。X线片（a，b）和CT（c）示C5完全爆裂骨折，椎体粉碎伴后壁向后突出。对该患者立即行颅骨牵引复位和间接脊髓减压，随后进行C5椎体次全切除术、C4~C6间髂骨块植骨、接骨板内固定术

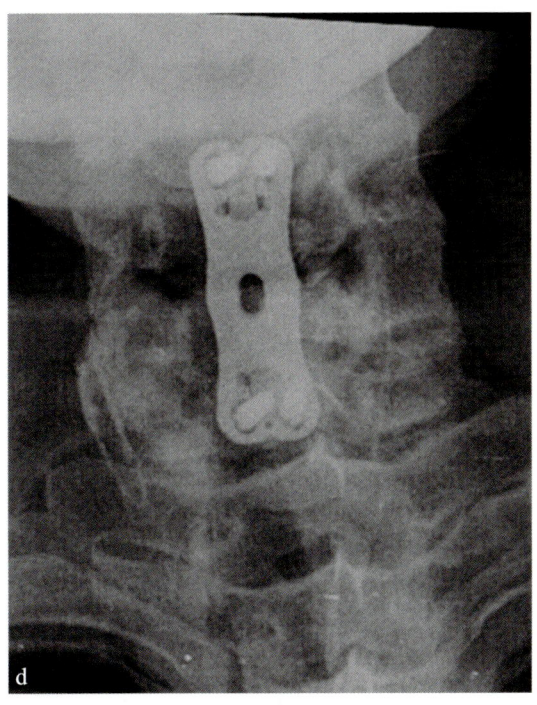
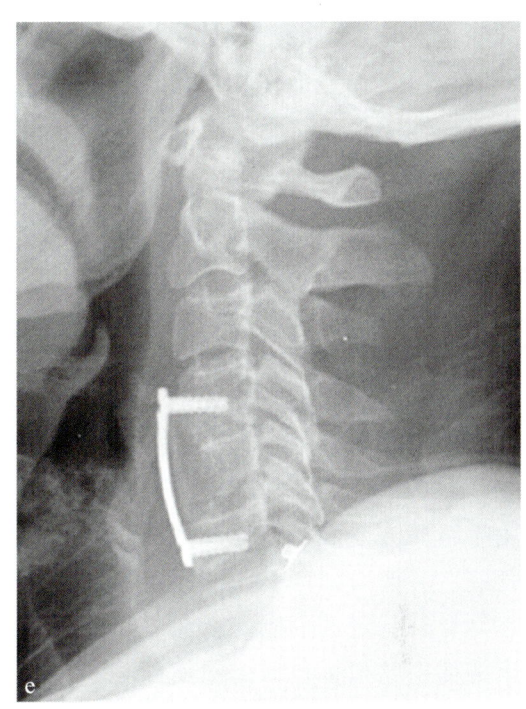

图 8.1（续） 术后 1 年植骨融合顺利，神经功能恢复至 ASIA D 级（d，e）

胸结合部，这些很难用普通 X 线片来评估。

MRI 常用于评估渐进性神经压迫和软组织损伤，对所有存在神经功能障碍的患者必须检查，除非这项检查会显著延误治疗。在 T2 像或短 T1 反转恢复像中，韧带区域的高信号提示韧带损伤。但是，韧带信号的增加和机械性不稳定没有明确的临床相关性[4]。

■ 初步治疗

A 型损伤的患者用硬质颈围领保持制动，并保持脊柱处于中立位。尸体研究表明，屈曲或仰伸可以减小颈椎爆裂骨折患者的椎管直径[14]。颈部恰当制动后，需要定期检查神经功能。

即使关于颅骨牵引来闭合复位颈椎爆裂骨折的高质量证据很少，但是在急诊处理时，还是要采用颅骨牵引来获得间接的神经减压[15]。如果已经决定采用手术治疗，这种临时措施可能也有助于恢复解剖对线，使手术更容易。Gardner-Wells 牵引弓最初应用 5 kg 来拮抗头部的重量，随后在严密监测下每次增加 2 kg，拍片或透视来监测复位。对于爆裂骨折，很少需要增加额外的重量来获得可接受的对线和复位。此外，可以应用头环来复位并进行最后的非手术治疗。

■ 最终的处理

决定是否通过手术来稳定下颈椎损伤需要考虑三个主要因素：脊柱稳定性、

神经功能状态和患者个人因素[16]。

大部分 A 型损伤既无神经受累，也无机械性不稳定，所以这些损伤采用非手术治疗。AO 下颈椎分类系统没有考虑患者的神经状态，而是依据形态学特点和损伤机制来评估骨折的严重程度。然而，明确不稳定的定义始终存在挑战，仍然有很多争议和混淆。White 和 Panjabi 研究组对稳定性的定义是："在生理负荷下限制脊柱移位的能力，避免损伤或激惹脊髓、神经根；此外，防止由于结构改变而出现丧失功能的畸形或疼痛"。他们制定了一个检查表来协助诊断脊柱稳定性。他们定义下颈椎不稳定的放射学指标包括：椎体相对于邻椎的水平移位超过 3.5 mm，相对于邻椎的旋转角度大于 11°。尽管这个定义对于极端病例是有帮助的、可靠的，但是对于模棱两可的病例，这个定义可能是不充分的，因为不稳定是一种连续的状态，而不是有或无。

下颈椎损伤分类系统（SLIC）仔细分析损伤的三个评价指标：骨折形态、椎间盘韧带复合体完整性和神经功能[4]。对于骨折形态，A1 型和 A2 型损伤是 1 分，A3 型骨折是 2 分。然后，评估椎间盘韧带复合体（DLC，包括椎间盘、前纵韧带和后纵韧带、棘间韧带、关节囊和黄韧带）。正常的椎间盘韧带复合体定义为正常脊柱顺列、正常椎间隙和韧带结构，为 0 分。椎间盘韧带复合体断裂可能出现关节突关节对位异常（关节移位小于 50% 或关节突关节分离大于 2 mm）、椎间盘前间隙增宽、椎体侧移或旋转、颈椎后凸畸形；或者在 T2 像或短 T1 反转恢复矢状位像中椎间盘水平为高信号，提示髓核和纤维环受累，为 2 分。当椎间盘韧带复合体断裂的影像表现不明显时，可能存在不明确的损伤；但是当 MRI 显示椎间盘或后纵韧带高信号时，为 1 分。最后评估神经功能，0~4 分，评分在 4 分以上的损伤应该行手术治疗，非手术治疗适合那些评分低于 4 分的患者，评分等于 4 分的损伤可采用手术或保守治疗。对于前柱损伤（单纯压缩、劈裂或爆裂骨折），在决定治疗方案之前，必须仔细评估椎间盘韧带复合体的完整性。

只有一项研究特别比较了非手术治疗和前路手术治疗颈椎压缩性损伤[18]。对 69 例患者进行回顾性分析，包括颈椎爆裂骨折和屈曲泪滴样骨折。34 例采用了颅骨牵引或头环背心治疗，35 例行前路减压植骨接骨板固定术。手术治疗的患者神经功能恢复明显更佳，在终末随访时很少出现椎管狭窄与后凸畸形。对这些结果应该仔细分析，因为没有将两种骨折类型或者神经功能正常、功能障碍的病例区分开来。此外，此研究是在下颈椎损伤分类系统（SLIC）应用之前开展的，所以未报道椎间盘韧带复合体的完整性。

非手术治疗

因为 A1 和 A2 型骨折不常见，所以没有研究比较这些特定损伤的手术与保守治疗。然而，它们是稳定性损伤，SLIC 评分低，对于神经功能正常的患者强烈推荐非手术治疗。棘突间隙增宽、椎体半脱位和颈椎前凸丧失，提示韧带断裂的可能性，这些患者需要严密随访，因为这些损伤后期可能出现移位。不合并椎间盘韧带复合体断裂的钳夹样骨折（A2.3）可以先采用非手术治疗。同样，许多没有椎间盘韧带复合体损伤的爆裂骨折也可以采用非手术治疗。

支具或头环背心在骨折愈合过程中具有固定脊柱、维持脊柱顺列、限制活动并减轻疼痛的作用。稳定的单纯压缩或劈裂骨折可采用颈围领治疗。爆裂骨折可能需要硬质颈胸支具或头环背心固定，尤其是之前已经复位的病例。定期行放射学检查严密观察复位与对线，直至愈合，一般持续12周。固定结束时应拍摄动态屈伸位片，检查任何残余的动态不稳定。不能维持对线和复位可能会导致后期疼痛或继发神经功能障碍，可能需要手术稳定。在治疗结束后，通常需要物理治疗。

非手术治疗会导致明显的并发症[19]。颈椎支具可能会导致不适、制动不足、肌肉萎缩、精神依赖、疼痛、皮肤破损、肺功能恶化。合适的尺寸和在皮肤接触部位垫上足够的软性材料，能够使治疗更舒服，患者的顺应性会更好。

头环背心明显阻碍日常生活，导致多种并发症，如螺钉松动、穿透和感染、压疮、硬膜下脓肿、神经麻痹和骨折过度分离。存在下列情况是头环背心应用的相对禁忌证：严重恶病质、严重畸形（强直性脊柱炎或侧弯）、病态肥胖、老年人、不能配合或四肢瘫痪的患者。

手术治疗

前柱压缩损伤的手术适应证如下：①神经功能障碍，②椎间盘韧带复合体断裂，③不能采用保守治疗（如颅骨骨折不能采用头环固定）或不能维持满意的复位和对线。

如前所述，唯一一项比较非手术治疗和前路手术治疗颈椎压缩损伤的研究结果倾向手术治疗[18]。然而，这项研究没有明确适应证，因为报告的结果没有明确区分神经功能正常和存在功能障碍的患者，对椎间盘韧带复合体也没有特别评估。

对于压缩和爆裂骨折，没有Ⅰ级或Ⅱ级证据指导手术入路，只有8项Ⅲ级研究讨论了这个问题[20-27]。这些报告骨折类型混杂且患者数量少，多数是在目前分型系统应用之前开展的。

Brodke等[20]比较了57例前路与后路手术，患者存在不稳定性颈椎损伤和相关颈髓损伤，但只有7例是单独的爆裂骨折（4例前路和3例后路），12例爆裂骨折合并明确的牵张性损伤。每组均观察到神经功能恢复和高融合率，没有显著差异；然而，前路组70%患者至少提高一个Frankel分级，而后路组只有57%。

Toh等[21]回顾性分析了31例中下颈椎爆裂或屈曲—牵张型损伤患者，分别采用前路固定、后路固定或前后路联合固定。因为所有的爆裂骨折均采用前路手术，所以对这个特定损伤类型的治疗进行比较是不可能的。虽然如此，24例患者中有9例行前路减压融合术，在椎管直径恢复、神经功能改善方面获得较好结果；而在后路治疗组没有观察到神经功能的改善。

在一项对29例不稳定性颈椎椎体骨

折或骨折脱位的患者，采用后路脊柱融合侧块螺钉固定术治疗的研究中，评估了并发症和整体对线情况[22]。7例为垂直压缩爆裂骨折。最后随访时，矢状位平均丢失2°，各种损伤类型之间没有差异。报告了6例并发症：4例伤口感染，1例内固定物失效，1例C5神经根损伤。

Lambiris等[23]对不同类型的下颈椎损伤进行了回顾性研究，总结了前路或后路固定的并发症。前路（74例）和后路（23例）固定并发症的发生率没有差异。然而，按照他们提出的治疗策略，所有8例楔形压缩损伤和13例爆裂骨折均采用了前路治疗。

在一项针对114例不稳定性颈椎损伤的研究中，对椎弓根螺钉固定进行了评估[24]。此种手术技术的整体内固定物相关并发症和其他并发症发生率都很低。

Kasimatis等[25]报告了74例不稳定性下颈椎损伤，采用前路手术，随访超过15年。7例楔形压缩骨折和13例爆裂骨折，结果没有按照损伤类型进行分类。总体来说，90%不完全性损伤患者功能有改善，没有神经功能进一步恶化情况发生，没有内固定物失效，均获得融合。

Belirgen等[26]回顾性研究了33例可复性下颈椎骨折，采用前路和后路对比研究。只有4例压缩性损伤，没有专门报告这一亚组的结果。后路手术的手术时间更长，失血更多，融合节段也更多。作者认为对于这类损伤，应当首选前路椎体间植骨内固定术。如果影像学示前路固定术后失败，则为后路手术指征。

脊柱创伤研究小组（The Spine Trauma Study Group）基于系统性文献回顾、专家意见和患者的期望选择，制定了一个循证医学原则来指导下颈椎损伤的手术治疗[27]。这个原则来源于SLIC系统（下颈椎损伤分类系统），对手术适应证和手术入路均有指导意义。不合并椎间盘韧带复合体损伤的压缩和爆裂骨折为1或2分，椎间盘韧带复合体完整则是0分。因此，神经功能状态和脊髓压迫的存在是治疗的最主要决定因素。对于完全性或不完全性神经损伤，SLIC系统在形态学评分上增加2~4分，使整体评分达到4~6分。评分5分或以上有手术指征。评分为4分时，针对每个病例，应依据医生的选择和经验、患者因素和期望值采取个体化治疗。作者推荐前路减压固定治疗爆裂骨折。

从前面的研究我们可以得出结论，前路减压固定术适用于爆裂骨折。患者的体位是安全的，方便从颈前方直接进入，手术显露只造成很小的软组织损伤。因为脊髓压迫在腹侧，能够在直视下对神经进行减压。植入带皮质的自体骨移植、异体骨移植或置入椎间融合器，辅以接骨板固定（图8.1d，e）。由于髂骨块的实用性、低成本和可预知的融合率，我们通常选择髂骨自体骨移植。术后需要佩戴颈围领，尤其对于不稳定的病例，但是应用围领或制动的时间没有严格规定。

对于具有手术适应证的楔形压缩和劈裂骨折，可以选择前路或后路稳定。对于这些损伤，后路单节段侧块螺钉固定融合是一种简单、可靠和生物力学有效的手术。然而，我们更倾向于前路稳定，植入楔形植骨块，采用可变角度的螺钉、接骨板来固定正常的下颈椎。采用现代的内置物和正确的植骨方式，下沉的风险可能是很低的。

■ 推荐治疗方法

神经功能正常的患者

- 对于不合并椎间盘韧带复合体断裂的 A 型骨折可采用非手术治疗，可采用围领、硬质颈胸支具或头环背心固定，依据损伤的严重程度来决定。
- 合并椎间盘韧带复合体断裂的单纯压缩和劈裂骨折可以采用保守治疗，但是需要对其对位、对线进行严密、经常性的监测，因为这些损伤可能会移位。
- 合并椎间盘韧带复合体断裂的爆裂骨折可以采用保守或手术治疗。因为存在移位、神经受累和后期疼痛的风险，而且前路稳定使风险最小化，所以倾向于手术治疗。然而，丧失 2 个运动节段带来的远期发病率可能是显著的，因此对年轻人强烈建议保守治疗。
- 无法获得或维持正确复位和对线，具有手术指征。

神经功能受损的患者

- 神经损伤需要采用颅骨牵引或头环牵引来立即复位和间接减压，尤其手术不得不延迟时。
- 手术指征包括不完全性脊髓损伤和持续脊髓压迫，采用直接前路减压、椎体间植骨和接骨板固定术。

■ 本章小结

典型的 A 型压缩骨折（单纯压缩、劈裂和爆裂骨折）来源于轴向压缩，通常椎体高度减低，后方韧带复合体完整。相对于压缩骨折是胸腰段脊柱最常见的类型来说，压缩骨折在颈椎相对少见，不超过所有损伤的 15%。

这些损伤常发生于年轻人，坠落伤和体育运动是主要的损伤原因。超过一半的颈椎爆裂骨折伴完全性或不完全性脊髓损伤。

无神经损伤的 A 型骨折可采用非手术治疗。依据损伤的严重程度，在充分评估椎间盘韧带复合体的基础上，可分别采用围领、硬质颈胸支具或头环背心固定。椎间盘韧带复合体的断裂不是手术的绝对适应证，伴椎间盘韧带复合体断裂的压缩和劈裂骨折仍然可以行保守治疗。重要的是，可疑椎间盘韧带复合体断裂的患者需要规律监测，因为这些损伤可能会发生移位。

伴椎间盘韧带复合体断裂的神经功能正常的爆裂骨折可以采用保守或手术治疗。因为存在移位、神经受累和后期疼痛的风险，而且考虑前路稳定的安全性和有效性，所以可能倾向于手术治疗。然而，丧失 2 个运动节段带来的远期发病率可能是显著的，因此对年轻人强烈建议保守治疗。

神经功能损伤需要立即行闭合或开放复位，手术适用于持续存在神经功能障碍的患者。推荐的入路是直接前路减压、椎体间植骨和接骨板固定。此外，对于神经损伤，不能获得或维持正确复位和对线也是手术指征。

> **要点**
> - A 型压缩骨折不超过所有下颈椎损伤的 15%。
> - 轴向压缩颈椎骨折多见于 30~40 岁

- 的男性，坠落伤和体育运动是主要的损伤原因。
- 爆裂骨折通常影响下颈椎（C6 或 C7），超过一半的患者存在神经损伤。
- 对于急诊患者，颅骨牵引能够获得间接神经减压；即使已决定行手术治疗，颅骨牵引也能够获得解剖对线，使手术更容易，尤其对那些因合并其他损伤而需要推迟手术患者。
- 多数 A 型骨折患者神经功能正常，应采用非手术治疗，前提是排除椎间盘韧带复合体断裂。
- 若有效和足够，对伴间盘韧带复合体断裂的神经功能正常的爆裂骨折，考虑到丧失 2 个运动节段的严重后果，可以采用保守治疗。
- 对于神经损伤的患者，前路减压、椎体间植骨和接骨板固定是最合适的治疗。

难点

- 对于压缩性损伤，高度怀疑韧带断裂时有必要进行鉴别，因为在平卧侧位 X 线片上它们可能会自动复位，需要检查透视下屈伸位像或行高级影像学检查。
- 爆裂性损伤的患者应该用硬质颈围领制动，保持脊柱于中立位，因为屈曲或伸展位有可能增加发生椎管狭窄的风险。
- 若选择保守治疗，经常进行放射学检查来严密监测复位和对线，直至愈合。若复位或对线丢失，有可能需要手术稳定。

■ 参考文献

5 篇"必读"文献

1. Goldberg W, Mueller C, Panacek E, Tigges S, Hoffman JR, Mower WR; NEXUS Group. Distribution and patterns of blunt traumatic cervical spine injury. Ann Emerg Med 2001;38:17-21
2. Lowery DW, Wald MM, Browne BJ, Tigges S, Hoffman JR, Mower WR; NEXUS Group. Epidemiology of cervical spine injury victims. Ann Emerg Med 2001;38:12-16
3. Blauth MKA, Mair G, Schmid R, Reinhold M, Rieger M. Classification of injuries of the subaxial cervical spine. In: Aebi M, Arlet V, Webb JK, eds. AOSpine Manual: AOSpine International. New York: Thieme; 2007;21-38
4. Vaccaro AR, Hulbert RJ, Patel AA, et al; Spine Trauma Study Group. The subaxial cervical spine injury classification system: a novel approach to recognize the importance of morphology, neurology, and integrity of the disco-ligamentous complex. Spine 2007;32:2365-2374
5. Magerl F, Aebi M, Gertzbein SD, Harms J, Nazarian S. A comprehensive classification of thoracic and lum-bar injuries. Eur Spine J 1994;3:184-201
6. Allen BL Jr, Ferguson RL, Lehmann TR, O'Brien RP. A mechanistic classification of closed, indirect fractures and dislocations of the lower cervical spine. Spine 1982;7:1-27
7. Anderson PA, Moore TA, Davis KW, et al; Spinal Trauma Study Group. Cervical spine injury severity score. Assessment of reliability. J Bone Joint Surg Am 2007;89:1057-1065
8. Bensch FV, Kiuru MJ, Koivikko MP, Koskinen SK. Spine fractures in falling accidents: analysis of multidetector CT findings. Eur Radiol 2004;14:618-624
9. Bensch FV, Koivikko MP, Kiuru MJ, Koskinen SK. The incidence and distribution of burst

fractures. Emerg Radiol 2006;12:124-129
10. Blackmore CC, Mann FA, Wilson AJ. Helical CT in the primary trauma evaluation of the cervical spine: an evidence-based approach. Skeletal Radiol 2000;29:632-639
11. Wyndaele M, Wyndaele JJ. Incidence, prevalence and epidemiology of spinal cord injury:what learns a worldwide literature survey? Spinal Cord 2006;44:523-529
12. Webb JK, Broughton RB, McSweeney T, Park WM. Hidden flexion injury of the cervical spine.J Bone Joint Surg Br 1976;58:322-327
13. Carter JW, Mirza SK, Tencer AF, Ching RP.Canal geometry changes associated with axial compressive cervical spine fracture.Spine 2000;25:46-54
14. Ching RP, Watson NA, Carter JW, Tencer AF.The effect of post-injury spinal position on canal occlusion in a cervical spine burst fracture model. Spine 1997;22:1710-1715
15. Grant GA, Mirza SK, Chapman JR, et al.Risk of early closed reduction in cervical spine subluxation injuries.J Neurosurg 1999;90 (1.Suppl):13-18
16. Kwon BK.Vaccaro AR, Grauer JN, Fisher CG, Dvorak MF.Subaxial cervical spine trauma. J Am Acad Orthop Surg 2006;14:78-89
17. White AA III. Johnson RM, Panjabi MM, Southwick WO.Biomechanical analysis of clinical stability in the cervical spine.Clin Orthop Relat Res 1975;109:85-96
18. Koivikko MP, Myllynen P, Karjalainen M, Vornanen M, Santavirta S. Conservative and operative treatment in cervical burst fractures. Arch Orthop Trauma Surg 2000;120:448-451
19. Lauweryns P. Role of conservative treatment of cervical spine injuries.Eur Spine J 2010; 19(Suppl 1): S23-S26
20. Brodke DS, Anderson PA, Newell DW, Grady MS, Chapman JR. Comparison of anterior and posterior approaches in cervical spinal cord injuries. J Spinal Disord Tech 2003;16:229-235
21. Toh E, Nomura T, Watanabe M, Mochida J. Surgical treatment for injuries of the middle and lower cervical spine. Int Orthop 2006;30:54-58
22. Pateder DB, Carbone JJ. Lateral mass screw fixation for cervical spine trauma: associated complications and efficacy in maintaining alignment. Spine J 2006;6:40-43
23. Lambiris E, Kasimatis GB, Tyllianakis M, Zouboulis P, Panagiotopoulos E. Treatment of unstable lower cervical spine injuries by anterior instrumented fusion alone. J Spinal Disord Tech 2008;21:500-507
24. Yukawa Y, Kato F, Ito K, et al. Placement and complications of cervical pedicle screws in 144 cervical trauma patients using pedicle axis view techniques by fluoroscope. Eur Spine J 2009;18:1293-1299
25. Kasimatis GB, Panagiotopoulos E, Gliatis J, Tyllianakis M, Zouboulis P, Lambiris E. Complications of anterior surgery in cervical spine trauma: an overview. Clin Neurol Neurosurg 2009;111:18-27
26. Belirgen M, Dlouhy BJ, Grossbach AJ, Torner JC, Hitchon PW. Surgical options In the treatment of subaxial cervical fractures: a retrospective cohort study. Clin Neurol Neurosurg 2013;115:1420-1428
27. Dvorak MF, Fisher CG, Fehlings MG, et al. The surgical approach to subaxial cervical spine injuries: an evidence-based algorithm based on the SLIC classification system. Spine 2007;32:2620-2629

9

下颈椎损伤：分离损伤（AO B 型损伤）

原著 William A. Robinson, Kevin P. McCarthy, Alexander R. Vaccaro, C.Chambliss Harrod
翻译 田耘　审校 孙宇

■ 引言

北美每年新发颈椎创伤 150 000 例，7%~8% 的患者伴发脊髓损伤，多为白种人、老年人、男性[1, 2]。其中，下颈椎损伤（C3~C7）占 75%。AO 将下颈椎损伤分为压缩型（A 型）、分离型（B 型）及旋转型（C 型）。分离损伤多由过度屈伸机制（过屈更多见）引起，占下颈椎损伤的 25%~30%，多发生在 C5-C6（屈曲）及 C6-C7（仰伸）节段[3]。屈曲—分离损伤（FDIs）包括前柱压缩及后方结构分离损伤，而仰伸—分离损伤（EDIs）包括后方结构压缩及前柱分离损伤。合并强直性脊柱疾病（ASDS）包括强直性脊柱炎（AS）及弥漫性特发性骨肥厚（DISH）的患者有独特的损伤特点，常伴有骨折漏诊、神经损伤严重、硬膜外血肿，预后较差[4]。

治疗取决于对病情的及时评估以及对脊柱和脊柱以外部位损伤的诊断。应用诊断手段，对骨折形态、脊柱的稳定性、神经功能状态以及并发症做出整体判断。下颈椎骨折的分类还存在争议，其目的是建立一套与临床相关而且可靠的预评估系统来指导治疗。神经功能状态［依照美国脊髓损伤协会（ASIA）的评分分级］、X 线片、CT 及 MRI，是对下颈椎骨折进行准确分级的重要内容[5-7]。应用枕颈牵引迅速完成闭合复位，必须通过手术维持复位并稳定损伤节段，同时保护或者解除神经结构的压迫。

本章回顾屈曲—分离和仰伸—分离损伤，重点介绍了病情的评估、影像学检查以及基于循证医学的治疗建议，涉及闭合复位、保守与手术治疗、最佳手术方式选择，以及伴有强直性脊柱疾病患者的特殊问题。

■ 循证医学：文献与临床推荐

根据《骨与关节损伤杂志·美国卷》的标准，建立起了循证医学等级评定系统[8]。理想状态下，依据证据的主体针对每个临床问题提出循证初稿，并由推荐等级论证、发展和评价（GRADE）工作组对其进行分级[9]，最后由医疗保健研究与质量局（AHRQ）做出推荐[10]。证据等级分为高、中、低级以及证据不足，针对每个疗效和临床问题的证据强度分级方法在《脊柱》杂志的系统回顾中有进一步的描述，通过对有争议问题的回顾介绍了分级方法[11]。

在当代系统回顾研究群体中，临床推荐或者共识是依据GRADE/AHRQ标准，运用改良德尔菲法对证据强度和推荐强度进行谨慎区分后做出的。依据证据的质量、利与弊及患者的意愿，对推荐或共识中的"同意"或"反对"，冠以"强"或"弱"等前缀[11]。

通常，这些系统回顾分析包括Ⅰ、Ⅱ、Ⅲ等级的文献（前瞻随机对照研究及队列研究，排除系列病例报告、个案报道、尸体研究以及病例数少于10例的研究）。很遗憾，有关颈椎分离性损伤的文献基本仅为Ⅳ级或者Ⅴ级（系列病例报告、个案报道、尸体研究以及病例数少于10例的研究），因此我们将列举那些可能影响决策并指导治疗的重要文献。

分型和形态学

分离损伤发生于屈曲或仰伸模式中。过伸损伤往往发生于脊柱僵硬的患者，如老年人（颈椎病）或DISH、强直性脊柱炎的患者。前柱和中柱的破坏（EDI Ⅰ度），伴或不伴后方结构的破坏，可能出现半脱位或者脱位（EDI Ⅱ度）合并中央型脊髓损伤。屈曲—分离损伤（FDIs）最初发生于后柱，损伤包括关节突半脱位（Ⅰ度）、单侧关节突对顶及脱位（Ⅱ度）、双侧关节突脱位≤50%（Ⅲ度）、双侧关节突脱位>50%（Ⅳ度）伴有脊髓前索损伤。

有很多下颈椎骨折的分类方法。缺乏统一并广为接受的分类标准阻碍了高等级研究和建立以循证医学为基础的最佳治疗策略。分离损伤的研究均为回顾性研究。早期的ALLEN-FERGUSON及AO分类集中于损伤机制（分离、压缩、旋转）及骨折形态（压缩、分离、旋转），忽略了脊柱的稳定性及神经损伤状态，无助于确认最佳治疗策略。White和Panjibi给出了颈椎不稳定的最佳定义：脊柱丧失了在生理负荷下维持运动模式而不出现或者加重神经损害、严重畸形及严重疼痛的能力[12]。下颈椎不稳定表现为在侧位X线片上椎体水平移位≥3.5 mm，或邻椎成角≥11°。下颈椎损伤分类（SLIC）包括颈椎骨折形态（压缩、分离及旋转）、椎间盘韧带复合体（DCL）完整性（稳定）及神经功能状况（正常、神经根、完全或不完全损伤）[13]，对指导临床工作不仅可信而且有效[14, 15]（表9.1）。所有的三种类型均各又分为多种亚型，根据得分情况选择治疗方法，患者得分≤3分可以保守治疗，得分≥5分采用手术治疗，得分为4分时要根据医生的经验、倾向以及患者的伴随疾病和其他损伤情况来决定。

评 估

对脊柱损伤患者的评估要遵循加强创伤生命支持（Advanced trauma life support, ATLS)协议：立即检查是否有可能危及生命的气道阻塞、通气障碍（如气胸）及心血管系统损伤；随后检查是否有其他损伤，特别是神经系统和脊柱的损伤；病史询问要了解损伤机制、疼痛的位置、小便功能及脊柱伴随疾患（AS及DISH）、起搏器、体内是否有可能影响MRI检查的金属物，以及脊柱手术史。伴有强直性脊柱疾病的患者常会伴有微小移位、无移位甚至被漏诊的骨折，这些缘于仰伸—分离机制造成的骨折极不

表 9.1　下颈椎损伤分类（SLIC）

	分数
形态	
正常	0
压缩	1
爆裂	2
分离（对顶，过伸）	3
旋转及横向移位（关节突脱位、不稳定泪滴样骨折、较重的屈曲分离损伤）	4
椎间盘韧带复合体（DLC）	
完整	0
不确定（单独棘突间韧带损伤，MRI 示信号改变）	1
撕裂（椎间隙增宽，关节突对顶、脱位）	2
神经功能	
完整	0
神经根损伤	1
完全脊髓损伤	2
不完全性脊髓损伤	3
持续神经压迫造成脊髓损害	+1

引自 Vaccaro AR, Hulbert RJ, Patel AA, et al. The subaxial cervical spine injury classification system. A novel approach to recognize the importance of morphology, neurology, and integrity of the disco-ligamentous complex. Spine 2007; 32: 2365-2374

稳定（因为多节段融合产生的长杠杆作用）。这类骨折在最初的临床和影像学检查中可能会漏诊，但是不稳定、神经压迫及有症状硬膜外血肿（尤其是伴有凝血性疾病的患者）导致神经损伤的概率很高。

体格检查时先通过滚板技术检查整个脊柱，背部检查包括有无瘀血/斑、硬结及其他提示脊柱明显不稳定的因素。完整的神经系统检查包括肌力测试、针刺感觉及轻触觉测试，反射包括仔细的肛门指诊检查（包括肛周肌肉紧张度、球海绵体反射、肛门轻触反射等）以评估骶神经功能。ASIA 分级是广泛用于评估神经损伤的有效工具，专门描述脊髓损伤平面以下是否残存任何神经功能，表现为有正常运动和感觉功能的最尾端平面。提示神经功能预后较好的最重要的指标是骶神经（S4~S5）的感觉功能在伤后 72 小时到一周时存在！骶部针刺觉提示膀胱功能恢复的可能。相反，由于失去交感神经支配而由副交感神经无休止的冲动引发的阴茎持续勃起提示完全性脊髓损伤。在气管插管、反应迟钝及不配合的多发性创伤患者，其神经功能状态很难确定。反复多次进行神经功能检查是必需的，直到明确神经损害程度。

由于脊髓功能以及躯干和四肢神经冲动传递的完全中断，脊髓损伤后出现弛缓性瘫痪，也可以出现在脊髓休克期。球海绵体反射的出现意味着脊髓休克期结束，骨盆传入神经与骶部传出神经之间的反射弧开始发挥功能。要仔细评估血流动力学状态，区分是神经源性休克还是低血容量性休克。治疗神经源性休克并将平均动脉压保持在 85 mmHg 以上，纠正循环血量不足，在循环容量恢复后可以应用血管活性药物。

对于急性闭合性创伤性脊髓损伤，激素应用一直存在争议。较高的并发症发生率、缺乏一致性证据及神经功能恢复的记录不一，使得激素的应用缺乏统一标准。同时，老年、过度肥胖、翻修术、多发性创伤及骨质较差的患者，使激素应用成为极具挑战的事情。脊髓损伤的患者要及时减压和恢复脊柱顺列，以减少因为缺血而产生的继发性脊髓损伤。

对于屈曲及仰伸—分离损伤的患者，最好由经验丰富、可以实施多种固定技术并懂得急救策略的脊柱外科医生进行手术，由创伤管理经验丰富的医生团队、麻醉医生、术中神经功能监测、术后 ICU 团队管理。

影像学

颈椎损伤需要多科室合作，遵循 ATLS 协议迅速完成评估。当威胁生命的损伤被诊断并稳定后，即可进行颈椎检查。通常需要传统的颈椎正侧位片（图 9.1）、齿状突开口位片及泳姿侧位片。但是由于这些 X 线检查可能会遗漏部分

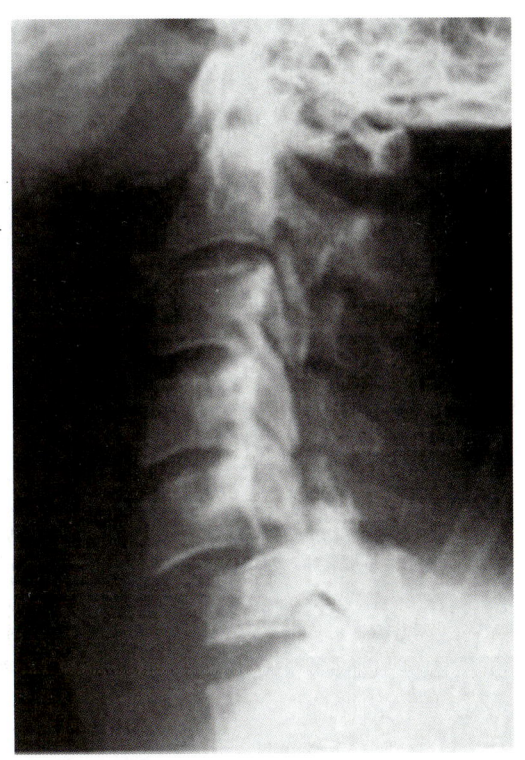

图 9.1 侧位片示 C5–C6 屈曲—分离损伤，C5 椎体前移 50%，双侧关节突交锁

损伤，因此已经被 CT 及 MRI 取代。CT 及 MRI 可以有效判断骨折类型、椎间盘韧带复合体和后方韧带复合体的完整性、神经结构压迫的部位和程度、解剖变异、血肿与既往手术情况（图 9.2~9.4）。全面的影像学评估结合临床所见，有助于制订完整的治疗计划。怀疑椎动脉损伤时，应进行 CT 动脉造影（CTA）或 MR 动脉造影（MRA）检查，C1 和 C2 骨折需要手术、骨折脱位及骨折线延伸到横突孔更容易发生椎动脉损伤的患者也应该进行此类检查。CT 脊髓造影（CTM）有助于评估神经和骨结构解剖结构，存在 MRI 禁忌证时可行 CTM 检查，清晰显示相关神经结构。

颈椎创伤

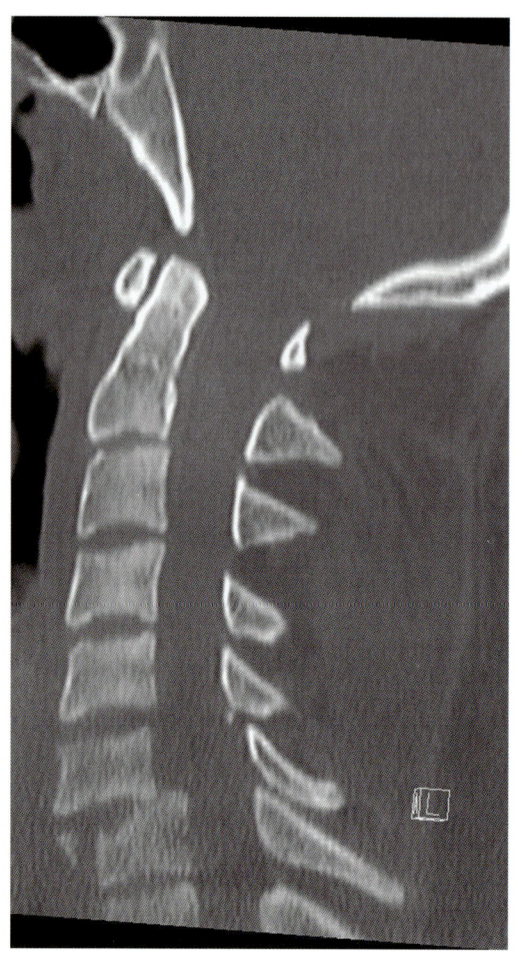

图 9.2 正中矢状面 CT 扫描示 C6-C7 屈曲—分离损伤，C6 前脱位，C7 上终板和椎体骨折

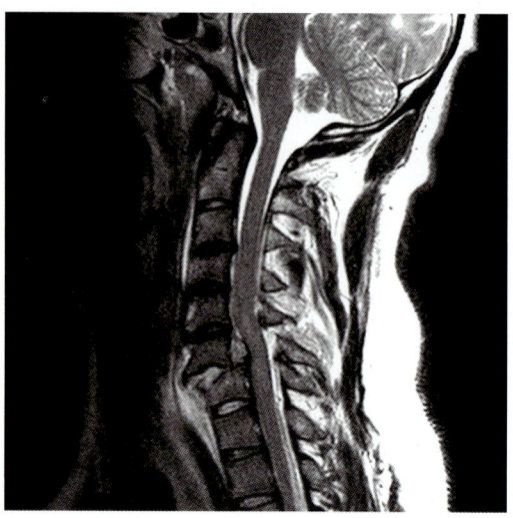

图 9.3 正中矢状面 MRI T2 加权像示 C6-C7 屈曲—分离损伤，伴前纵韧带断裂、椎前间隙水肿、椎间盘、后纵韧带和后方韧带复合体断裂

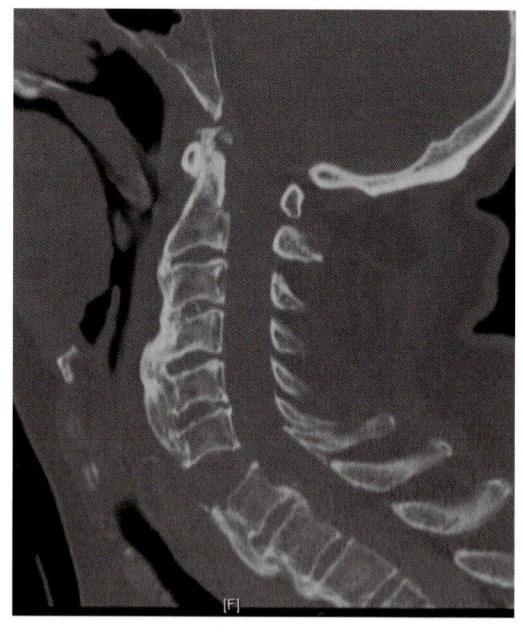

图 9.4 正中矢状位 CT 扫描示 C6-C7 仰伸—分离损伤，伴有弥漫性特发性骨肥厚症（DISH），并有连续超过 4 个椎节的前纵韧带骨化、椎间隙前缘增宽、前柱断裂、咽后间隙增宽和过度前凸

■ 屈曲—分离损伤

屈曲—分离损伤（FDIs）是严重的下颈椎损伤，首先发生后方韧带复合体和关节突的损伤，随后是前方椎间盘破裂，然后出现头侧颈椎向前半脱位（Ⅰ型）伴关节突关节面分离（CT 上可见裸露的关节软骨征象），发展至单侧小关节脱位（Ⅱ型）或者双侧小关节（Ⅲ型，50%）脱位，直至最后阶段（Ⅳ型）小关节脱位 >50%。很多学者认为后纵韧带和

椎间盘破裂是脱位的必要条件[6]。影像学检查可见不同程度的小关节和棘突间隙增宽、椎间隙狭窄、半脱位及脱位（图9.1）。CT可以很好地显示骨结构的解剖和骨折，MRI可以显示出血、后方韧带复合体损伤（短T1反转恢复成像）及神经损伤情况（T1或T2髓内信号改变）（图9.2，图9.3）。进行性椎动脉堵塞或者损伤与不稳定持续加重有关，MRA及CTA有助于确诊。因为韧带严重损伤，颈椎屈曲—分离损伤是最不稳定的损伤类型，神经系统损伤发生率可达10%~84%。神经系统损伤包括根性损伤（见于70%的单侧小关节脱位，Ⅱ型）和完全性脊髓损伤（高达84%的双侧小关节脱位，Ⅳ型），MRI上可见脊髓挫伤（水肿）或出血。对与颈椎屈曲—分离损伤患者，闭合复位很难实现，非手术方法（床旁牵引及Halo头环牵引）也很难维持复位，手术治疗明显优于保守，除非患者不能耐受手术。

闭合牵引安全吗？

闭合复位用于下颈椎屈曲—分离损伤的治疗历史较久，可以尽早对神经结构减压。Ⅲ级证据（队列或病例系列研究）支持对清醒、没有神经系统损伤而且可以配合进行反复神经系统检查的患者进行闭合复位[16, 17]。对于有双侧关节突交锁和屈曲—分离损伤的Ⅳ型患者，由于脊髓受到牵拉或者未发现的髓核脱出对脊髓的压迫，可能出现神经系统损伤加重的情况[18]。Vaccaro的前瞻性研究证明闭合复位不会导致神经损伤加重，尽管对比闭合复位前后的MRI检查发现，复位后的髓核突出发生率有所增高[17]。建议对那些无法进行体格检查或者反应迟钝的患者在复位前进行MRI检查，牵引复位失败和术前亦应该进行。基于中等强度的证据，对于下颈椎屈曲—分离损伤强烈推荐闭合复位。

对屈曲—分离损伤行保守治疗可行吗？

首先，没有证据支持外固定可以治疗颈椎分离性损伤。一项回顾性研究（Ⅳ级证据）显示，对移位在1 mm以下的损伤也许可以行保守治疗。在Lind的前瞻性研究中，对31例屈曲—分离损伤患者（10例单侧小关节脱位，7例双侧小关节突脱位）采用Halo支具固定，17例陈旧性脱位患者中有4例最终需要手术治疗[19]。Beyer的回顾性对比研究显示，手术对单侧小关节脱位治疗效果良好[20]。延误治疗以及不能恢复和维持脊柱序列，是外固定治疗常见的问题。由于仅有少量低质量的文献支持保守治疗，因此不推荐采用Halo支具治疗屈曲—分离性损伤。

手术入路：前路、后路还是联合入路？

虽然已经有了很多的临床报告，但是缺少高质量的医学证据。治疗屈曲—分离性损伤的传统方法是在闭合复位成功后行后路钢丝内固定与融合术[21]，但是因为棘突、椎板、关节突等后部结构骨折常导致固定失败。从生物力学上来说，颈椎侧块固定要比钢丝固定更坚强，而且不依赖损伤局部的结构完整。对于难复性脱位，可以先行前路或后路切开复位伴植骨融合，然后再行后路固定，使用或者不使用 Halo 支具均可。一般来说，对于颈椎屈曲—分离性损伤，推荐行闭合复位。术前应行 MRI 检查[17, 18]。

如果不存在髓核脱出（HNP），则适合采用后路切开复位、部分切除，或不切除上关节突、侧块螺钉内固定融合术。这是因为与前路手术相比，后路钉棒固定在生物力学上更具优势。单纯后路固定可造成颈椎后凸畸形和疼痛，因此可以考虑联合前路椎间盘切除植骨融合术（ACDF）。在一项前瞻随机对照试验中，24 例屈曲—分离损伤（FDIs）和脊髓损伤（SCI）患者随机采用 ACDF（6例）或后路固定融合（18例）进行治疗，发现两者在术后并发症、神经功能恢复以及影像学结果方面并无明显差异[22]。如果存在髓核脱出（HNP），则应当尝试行前路切除椎间盘，然后借助 Caspar 椎间撑开螺钉或椎板撑开器进行复位（图9.5）。对于没有终板或者小关节骨折的Ⅰ、Ⅱ型损伤，如果复位可以接受，ACDF 足以实现单一节段结构重建，效果优于后路手术[22]。如果无法实现前路复位，则需要采用后路复位、侧块螺钉固定与融合，联合前路植骨与固定。在Ⅲ型或Ⅳ型损伤中，后纵韧带（PLL）出现断裂，瞬时旋转轴（IAR）前移。由于张力带被破坏，单纯前路固定远远不够；而单纯后路固定则由于存在后凸畸形或后期椎间盘突出的风险，而需要联合前路手术。

总的来说，对于屈曲—分离损伤（FDIs）的患者，（强）推荐手术治疗而不是非手术治疗（Halo 支具，卧床休

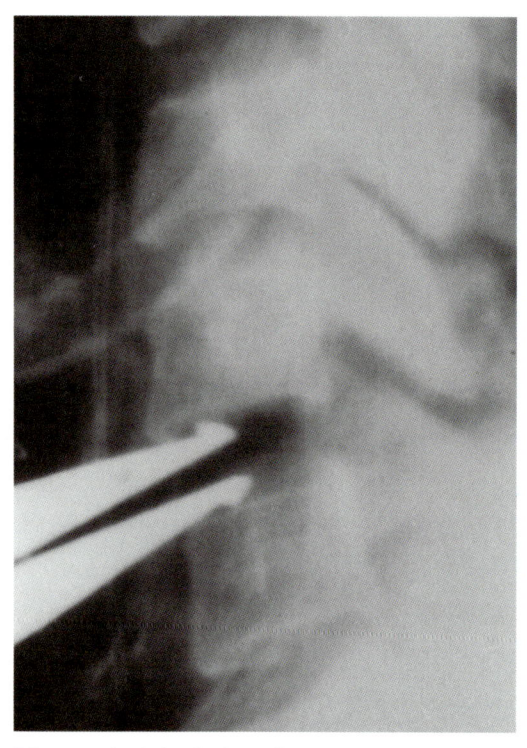

图 9.5　术中侧位片示使用椎板撑开器实现 C4-C5 屈曲—分离损伤的前路切开复位

息）。实现闭合复位后，采用何种手术入路（前路、后路或者 360°环形入路）经常由外科医师和患者共同选择。对于不伴髓核脱出（HNP）的Ⅰ型或Ⅱ型损伤，（强）推荐单纯后路手术，因为此种情况下单纯后路手术是安全有效的。对于伴有髓核脱出（HNP）但不合并小关节或终板骨折的Ⅰ型或Ⅱ型损伤，前路椎间盘切除植骨融合术是安全和有效的。对于不合并髓核脱出（HNP）或椎体骨折的Ⅲ型和Ⅳ型损伤，（弱）推荐单纯后路手术是安全和有效的。对于合并髓核脱出（HNP）或椎体骨折的Ⅲ型和Ⅳ型损伤，（强）推荐 360°环形入路手术（图9.6）。

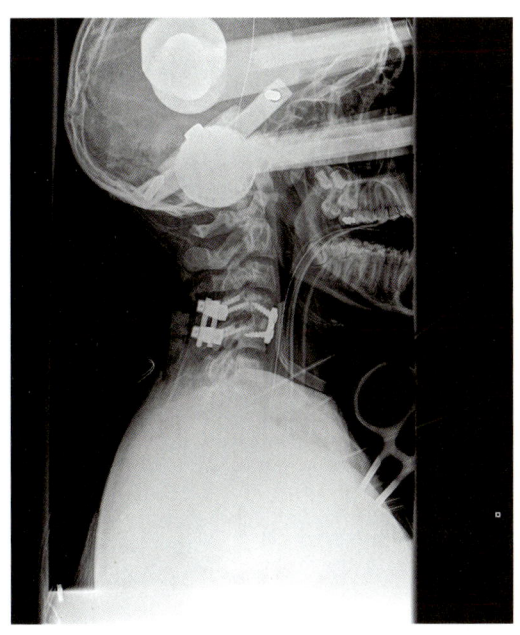

图 9.6 术后侧位片示 C4-C5 屈曲—分离损伤的环形融合

■ 仰伸—分离损伤

仰伸—分离损伤（EDIs）会造成前纵韧带（ALL）和椎间盘破坏，伴或不伴后纵韧带（PLL）、后方韧带复合体（PLC）的破坏。根据 Allen-Ferguson 分级，按椎体有无前方成角、增宽或半脱位，这类损伤被归为Ⅰ型或Ⅱ型损伤。后纵韧带（起着张力带的作用）被视为区分这两种损伤的重要结构，尽管目前的尸体实验提示小关节囊所起的作用更为重要。随后出现上位椎体后移造成椎管狭窄，伴或不伴脊髓压迫。影像学常提示前方咽后软组织肿胀，椎间隙增宽，骨赘撕脱性骨折。不过，X 线片以及 CT 经常可能无影像学异常，因而无法发现半脱位或脱位。CT 检查显示骨骼解剖结构和骨折最佳，而 MRI 则多用于 DLC

（STIR 序列）以及神经结构（T1 和 T2 序列）的显示（图 9.4）。在患有 AS 或 DISH 的患者中，即使患者神经功能完整，MRI 也可以很好地发现微小骨折或血肿，而这在很大程度上会影响治疗决策。由于过伸损伤会造成矢状位椎管狭窄，因此通常会造成明显的神经系统损伤（多为脊髓中央综合征），多见于有潜在椎管狭窄的老年患者。

闭合牵引安全吗？

如上述所述，颈椎骨折脱位的闭合复位已用于下颈椎屈曲—分离损伤（FDIs）以及仰伸—分离损伤（EDIs）。Ⅲ级证据（队列或病例系列研究）支持使用闭合复位，仅用于不需要过度屈曲的情况下。尽管闭合复位被认为对 EDIs 患者是安全的，但是在合并小关节骨折的患者中失败率仍然很高，可能是由分离过度造成的[16, 17]。一般认为，神经功能恶化与过度分离、未发现的远端非邻近节段损伤、髓核脱出、血肿以及脊髓水肿相关。基于中级证据，（强）推荐对于下颈椎仰伸—分离损伤（EDIs）采用闭合复位。

对仰伸—分离损伤行保守治疗可行吗？

对于获得良好复位的部分 EDIs 患者，闭合复位后行 Halo 支具固定是安全和有效的[16]。非常低质量的证据支持对 EDIs 患者使用 Halo 支具固定。因此，如果可以获得并保持颈椎处于中立位并避免过伸，（弱）推荐使用 Halo 支具治疗下颈椎仰伸—分离损伤。必须强调的一点是，上述观点和推荐不包括患有 AS 或 DISH 病的患者（见下）。

手术入路：前路，后路还是联合？

回顾性报告（低质量等级证据）支持前路或后路或联合入路手术，主要取决于后方韧带复合体断裂相关损伤对椎体的稳定性的影响。Vaccaro 等[23]报告称，对仅由于前柱或中柱断裂所造成的 I 型 EDIs 患者（ALL、椎间盘和 PLL 的断裂，不合并 PLC 或后方结构的断裂或移动），可以成功地通过前方张力带或接骨板进行固定。Ⅱ型损伤则更为复杂，通常需要后路固定以保持稳定。（弱）推荐在 I 型损伤中仅行前路固定较为合适；在Ⅱ型损伤中，（强）推荐采取后路固定而不宜单独行前路固定，可以提供稳定性。

■ 强直性脊柱炎与弥漫性特发性骨肥厚

强直性脊柱炎（AS）是一种慢性炎性疾病，有骶髂关节和中轴关节进行性受累倾向，男性更为常见（男：女为 3：1），多见于 10~30 岁。90% 的 AS 患者体内可以检测到人白细胞抗原 B27（HLA-B27，正常人群中仅为 7%）。关节外病变包括葡萄膜炎、心包炎、主动脉炎、神经传导缺陷、间质性肺炎或纤维组织炎、回肠炎/结肠炎以及肾衰。AS 会影响软骨、骨和滑膜关节，常从韧带附着处炎症和滑膜炎，向软骨炎和关节炎进展。AS 骨化（边缘性韧带骨折）通常由足侧向头侧进展（起始为骶髂关节，颈椎最后受累），在椎体边缘可见骨桥连接呈线状（"竹节样"脊柱）。

弥漫性特发性骨肥厚（DISH）很常见，但病因不明（28% 的患者年龄超过 60 岁）。由于高龄人口比例的增加、2 型糖尿病和肥胖患者增多，DISH 目前更易确诊。颈椎增生的潜在并发症包括椎管狭窄，吞咽困难，颈椎病以及轻微创伤后易造成 SCI。由于未意识到颈椎的不稳定性，因此颈椎骨折后延迟神经损伤的发生率很高。脊柱外症状常见，包括髋关节置换术后的异位骨化风险增加。DISH 在糖尿病和痛风患者中更常见。DISH 病的影像学表现为至少连续 4 个椎体前外侧缘的"波浪样"骨化，并有脊柱关节病或退行性脊柱关节强直的改变。

Westerveld 等[24]近期发表的系统评价提出类似发现，不过也着重提出，对于多数患者而言，手术或非手术治疗不会改变神经功能的预后。他们发现，AS 患者的并发症发生率为 51.1%，DISH 患者的并发症发生率为 32.7%；创伤后 3 个月内，AS 患者总体死亡率为 17.7%，DISH 患者为 20.0%。这篇系统评价纳入已有的回顾性研究，提出由 AS 或 DISH 造成的椎体强直再发骨折的临床预后较一般创伤患者要差[25]。

是否所有 AS 或 DISH 患者均需要进一步的影像学检查？

患有强直性脊柱疾病（ASD）的患者最易患 AS 或 DISH，这两种疾病均会造成潜在的骨质疏松，出现脊柱融合、僵硬和功能受限，骨折发生的概率是正常人群的 3~4 倍。不幸的是，诊断的延迟很常见并且是灾难性的，这是因为神经损伤及恶化经常是由硬膜外血肿造成的。仅行 X 线检查是不够的，有必要行 CT 检查对这类患者进行评估，MRI 则是识别横突微小骨折、水肿和后方结构断裂的最佳检查手段。尽管很多报道提出对于 ASD 患者的评估、诊断以及治疗需要谨慎和审慎，不过这些证据等级分别为低、很低，因为这些报道是回顾性病例系列研究和综述。Caron 等关于 112 例 ASD 合并骨折患者的回顾性研究发现，诊断延迟、神经功能减退（81%）以及并发症和死亡率高（阈值增加 20%~30%）在这类患者中很常见。由于神经功能减退以及死亡率的风险增加，（强）推荐对 ASD 患者行 CT 和 MRI 检查（除非有禁忌）。

是否所有 AS 或 DISH 患者的颈椎骨折均需要手术治疗？

尽管部分陈旧的病例报告或病例系列认为 ASD 患者合并颈椎骨折可行非手术治疗，新的研究报告，即使是回顾性研究（证据质量低），普遍支持对其采用手术治疗[25, 27]。如上所述，对于 EDIs、AS 和 DISH 患者而言，合理的选择是通过后路手术，行骨折部位上、下方的多点固定，从而使脊柱达到最佳稳定状态。不考虑短节段分散固定。（强）推荐通过多水平后路节段重建，必要时联合前方植骨，为脊柱提供稳定性，从而促进骨折愈合。

■ 本章小结

下颈椎屈曲和牵张—分离骨折是不稳定且严重的损伤，常造成神经功能损伤，并发症发生率、死亡率高。诊断延迟在强直性脊柱炎中很常见，往往需要进一步检查。此时需要即时闭合复位后行手术治疗，通常可以提供有利于骨折愈合的稳定环境，促进神经功能恢复并减少并发症。

要点

- 综合考虑骨折形态、椎间盘和神经功能状态，对于指导下颈椎骨折的治疗很有必要。
- MRI 检查对于颈椎分离骨折，尤其是患有 DISH 或 AS 的患者很有必要，因为漏诊的后果可能是灾难性的。
- 推荐对清醒的下颈椎骨折患者使用闭合复位，因为这些患者可以配合进行一系列的神经功能检查。
- 颈椎分离损伤非常不稳定。对多数分此类骨折推荐行手术治疗。手术入路的选择很复杂，常受椎间盘位置的影响。

难点

- 对清醒患者行闭合复位前未能识别椎间盘突出并对其进行减压，从而造成复位失败。
- 在 DISH 或 AS 患者中漏诊牵张—分离损伤。

参考文献

5 篇 "必读" 文献

1. Joaquim AF, Patel AA. Subaxial cervical spine trauma: evaluation and surgical decision-making. Global Spine J 2014:4:63-70
2. Tee JW, Chan CH, Fitzgerald MC, Liew SM, Rosenfeld JV. Epidemiological trends of spine trauma: an Australian level 1 trauma centre study. Global Spine J 2013;3:75-84
3. Koivikko MP, Myllynen P, Santavirta S. Fracture dislocations of the cervical spine: a review of 106 conservatively and operatively treated patients. Eur Spine J 2004;13:610-616
4. Colterjohn NR, Bednar DA. Identifiable risk factors for secondary neurologic deterioration in the cervical spine-injured patient. Spine 1995; 20:2293-2297
5. France JC, Bono CM, Vaccaro AR. Initial radiographic evaluation of the spine after trauma: when, what, where, and how to image the acutely traumatized spine. J Orthop Trauma 2005;19:640-649
6. Vaccaro AR, Madigan L, Schweitzer ME, Flanders AE, Hilibrand AS, Albert TJ. Magnetic resonance imaging analysis of soft tissue disruption after flexion-dis-traction injuries of the subaxial cervical spine. Spine 2001; 26:1866-1872
7. Stassen NA, Williams VA, Gestring ML, Cheng JD, Bankey PE. Magnetic resonance imaging in combination with helical computed tomography provides a safe and efficient method of cervical spine clearance in the obtunded trauma patient. J Trauma 2006;60: 171-177
8. Wright JG, Swiontkowski MF, Heckman JD. Introducing levels of evidence to the journal. J Bone Joint Surg Am 2003;85-A:1-3
9. Atkins D, Best D, Briss PA, et al; GRADE Working Group. Grading quality of evidence and strength of recommendations. BMJ 2004; 328:1490
10. West S, King V, Carey TS, et al. Systems to Rate the Strength of Scientific Evidence. Evidence Report/Technology Assessment No. 47 (Prepared by the Research Triangle Institute-University of North Carolina Evidence-Based Practice Center, Contract No.290-97-0011). Rockville, MD: Agency for Healthcare Research and Quality:2002
11. Norvell DC, Dettori JR, Skelly AC, Riew KD, Chapman JR, Anderson PA. Methodology for the systematic reviews on an adjacent segment pathology. Spine 2012;37(22,Suppl):S10-S17
12. White AA 3rd, et al., Biomechanical analysis of clinical stability in the cervical spine. Clin Orthop Relat Res 1975;109:85-96
13. Vaccaro AR, Hulbert RJ, Patel AA, et al; Spine Trauma Study Group. The subaxial cervical spine injury classification system: a novel approach to recognize the importance of morphology, neurology, and integrity of the disco-ligamentous complex. Spine 2007;32:2365-2374
14. Dvorak MF, Fisher CG, Fehlings MG, et al. The surgical approach to subaxial cervical spine injuries: an evidence-based algorithm based on the SLIC classifica-tion system. Spine 2007;32:2620-2629
15. Whang PG, Patel AA, Vaccaro AR. The development and evaluation of the subaxial injury classification scoring system for cervical spine trauma. Clin Orthop Relat Res 2011;469:723-731
16. Rockswold GL, Bergman TA, Ford SE. Halo immobili-zation and surgical fusion: relative indications and effectiveness in the treatment of 140 cervical spine injuries. J Trauma 1990; 30:893-898
17. Vaccarp AR, Falatyn SP, Flanders AE, Balderston RA, Northrup BE, Cotler JM. Magnetic resonance evalua-tion of the intervertebral disc, spinal ligaments, and spinal cord before and after closed traction reduction of cervical spine dislocations. Spine

1999;24:1210-1217

18. Eismont FJ, Arena MJ, Green BA. Extrusion of an intervertebral disc associated with traumatic subluxation or dislocation of cervical facets. Case report. J Bone Joint Surg Am 1991; 73: 1555-1560

19. Lind B, Sihlbom H, Nordwall A. Halo-vest treatment of unstable traumatic cervical spine injuries. Spine 1988;13(4):425-432

20. Beyer CA, Cabanela ME, Berquist TH. Unilateral facet dislocations and fracture-dislocations of the cervical spine. J Bone Joint Surg Br, 1991;73(6):977-981

21. Bohlman HH. Acute fractures and dislocations of the cervical spine. An analysis of three hundred hospitalized patients and review of the literature. J Bone Joint Surg Am 1979:61:1119-1142

22. Brodke DS, Anderson PA, Newell DW, Grady MS, Chapman JR. Comparison of anterior and posterior approaches in cervical spinal cord injuries. J Spinal Disord Tech 2003;16:229-235

23. Vaccaro AR, Klein GR, Thaller JB, Rushton SA, Cotler JM, Albert TJ. Distraction extension injuries of the cervical spine. J spinal Disord 2001;14:193-200

24. Westerveld LA, Verlaan JJ, Öner FC. Spinal fractures in patients with ankylosing spinal disorders: a systematic review of the literature on treatment, neurological status and complications. Eur Spine, J 2009;18:145-156

25. Whang PG, Goldberg G, Lawrence JP, et al. The management of spinal injuries in patients with ankylosing spondylitis or diffuse idiopathic skeletal hyperostosis: a comparison of treatment methods and clinical outcomes. J Spinal Disord Tech 2009;22:77-85

26. Caron T, Bransford R, Nguyen Q, Agel J, Chapman J, Bellabarba C. Spine fractures in patients with ankylosing spinal disorders, Spine 2010;35:E458-E464

27. Bransford RJ, Koller H, Caron T, et al. Cervical spine trauma in diffuse idiopathic skeletal hyperostosis: injury characteristics and outcome with surgical treatment.Spine 2012;37:1923-1932

10 关节突和侧块骨折

原著 Máximo-Alberto Díez-Ulloa
翻译 赵衍斌　审校 孙　宇

■ 引言

关节突和侧块骨折可见于颈椎复合损伤并导致颈椎严重不稳定，之前的章节已经描述了上述情况。本章节主要讨论下颈椎（C3~C7）孤立的关节突和侧块骨折。寰椎和枢椎各有两个侧块关节，该处的骨折主要影响枕骨—寰枢关节的稳定性，之前的章节也已经进行了讨论。

■ 定义

Bono 等[1]在下颈椎损伤评估系统里把侧块骨折描述为"侧块复合体，包括关节突和椎弓根的任一部分骨折"。这种分类包括了所谓的漂浮侧块，指的是单侧椎板和椎弓根骨折，造成整个侧块和关节突与椎骨其他部分完全分离，出现关节突与上、下椎节的半脱位，造成局部机械性非常不稳定。

Bono 等的研究重点是有关脊柱专家对颈椎损伤评估结果的分歧之处，他们的结论是脊柱外科医师对于同样的影像学往往会有不同的评估意见。侧块骨折在所有 11 个单元里是外科医师评价一致性最高的，达到 70%，但仍没有达到完全一致。

■ 颈椎的解剖学特点

颈椎侧块和关节突构成颈椎特异的功能单位，是颈椎四柱结构的一部分（左右各一）[2]。这里所说的四柱结构不同于 Denis 的三柱概念，颈椎骨性结构的四部分包括椎体、两个侧块和后弓（椎板和棘突）。在颈椎损伤评分系统（Cervical Spine Injury Severity Score，CSISS）中，侧块损伤的分值等同于椎体损伤，两个侧块占总评分的 50%。

上颈椎（枕骨-C1-C2）主要功能是旋转，枕骨-C1 也有后伸的作用。下颈椎 C4~C7 主要运动模式为屈伸运动，C3-C4 也被称为中颈椎[3]。这样的解剖特点使中颈椎受到剪切力时容易出现软组织损伤而骨性结构损伤少见；C4~C7 易出现骨性结构损伤，特别是椎体和侧块的骨质性损伤。

■ 损伤机制

首先一定要区分侧块骨折和关节突骨折。上、下关节突之间的峡部或侧块主体部分的骨折一般见于过伸伤，可伴有压缩[4]或分离外力，偶尔也可见于屈曲—分离外力[5]。相反，关节突骨折一般见于屈曲损伤伴有旋转外力，有时也见于轴向压缩损伤[6]（图10.1~3）。

分类

颈椎损伤的确切定义尚不明确，Bono等[1]发表了根据损伤类型进行治疗的专家共识。损伤类型有多种，当然还有移行性损伤形式。

侧块损伤可以分为两大类[7]：侧块损伤和关节突损伤。侧块损伤又可以进一步分为侧块滑脱（单侧或双侧）、劈裂、粉碎或漂浮（椎弓根和单侧椎板骨折，也称为分离型）；关节突骨折也可根据是否脱位进一步分类[4,7]（见下表）。

文献对于该种损伤的描述稍有不同。Kotani等[4]的研究未纳入孤立的关节突骨折，劈裂骨折的概念也仅限于冠状面有粉碎性骨折块。另外，Lee和Sung[7]只考虑了单侧关节突滑脱。所以我们采

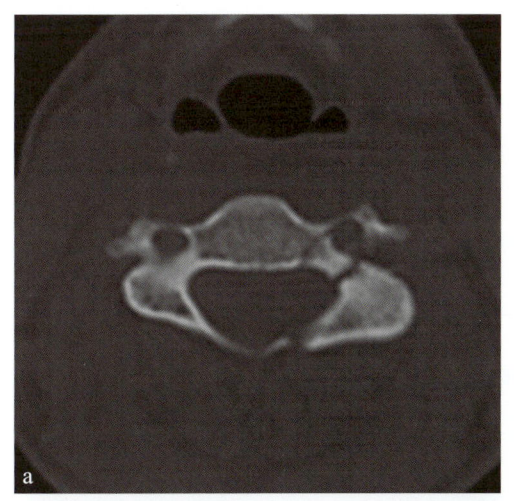
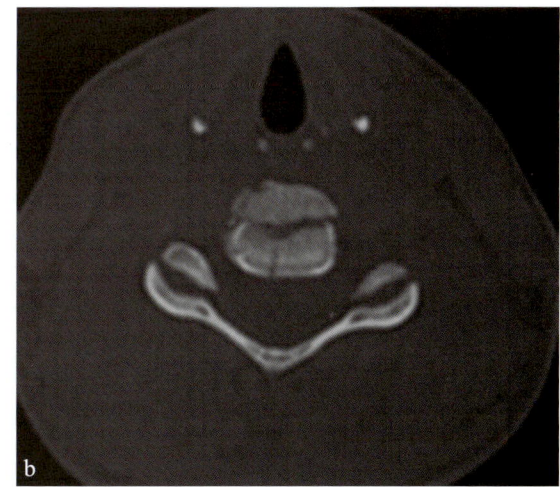
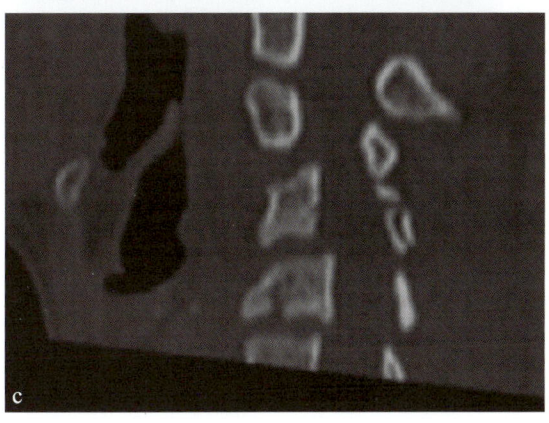
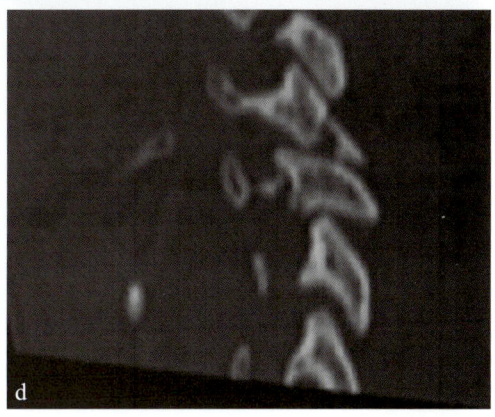

图10.1 摩托车祸伤患者。（a）C4左侧侧块骨折。（b）C5爆裂骨折伴矢状面骨折线。（c）C4椎体滑脱。（d）侧块漂浮和典型的水平骨折线。另外，C3左侧下关节突也有骨折。还有相邻节段C4过伸伤和C5屈曲伤，受伤机制很可能是颈椎整体受到轴向压缩损伤。患者没有神经损伤的症状

侧块和小关节骨折分类

1. 侧块骨折
   a. 侧块滑脱
      i. 单侧
      ii. 双侧
   b. 粉碎骨折
   c. 劈裂骨折
      i. 矢状面
      ii. 冠状面
      iii. 横向
   d. 分离骨折（漂浮侧块）
2. 关节突损伤
   a. 关节突骨折
   b. 关节突关节脱位
3. 混合型或其他
   例如，侧块合并对侧椎板骨折
   修改引自 Kotani 等[4], Lee 和 Sung[7]

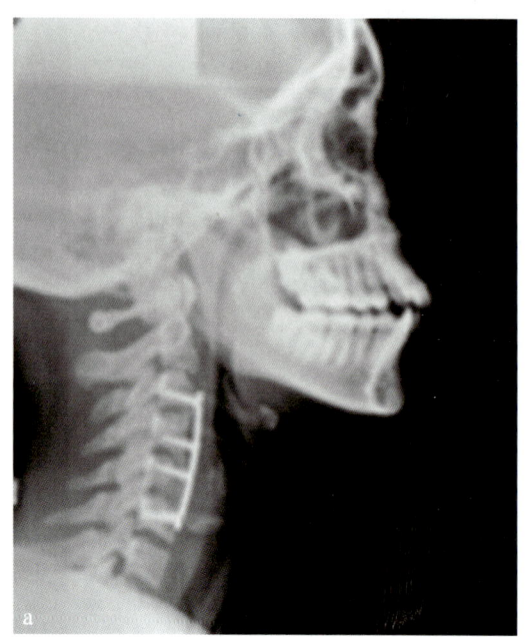

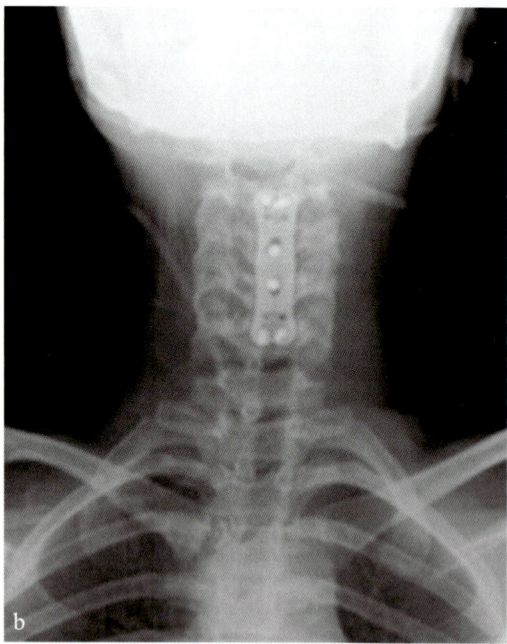

图 10.3 患者行颈椎前路 C3~C6 椎间盘切除植骨融合术，术后 X 线检查如图所示。术后 5 年随访疗效很好

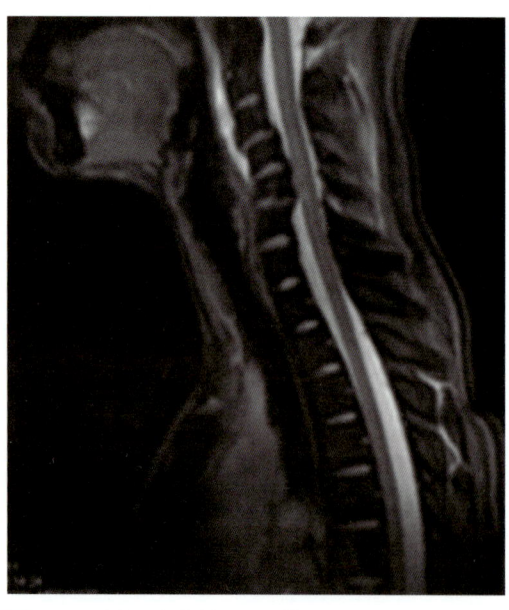

图 10.2 同一患者的 MRI 检查

用了综合的分类方法，将可能遇到不符合之前分类标准的侧块骨折，定义为混合型或其他类型。

这些关节突骨折尤其是上关节突骨折，合并椎间盘纤维环损伤、同侧关节突关节囊韧带损伤和黄韧带损伤时，将导致单侧关节突关节脱位，以旋转机制为主。必须注意的是，下颈椎的旋转和侧屈属于复合运动，两者一定同时存在，旋转运动一定伴有侧屈，反之也成立。关节突骨折脱位比单侧小关节脱位可能更稳定，因为前者的纤维环损伤较小关节脱位要轻一些。然而有时很难将这些损伤完全区分开来，尽管理论上它们各属于单独的损伤类型。单纯单侧关节突关节脱位更为不稳定，因为受到了更多的致伤外力，从而造成更为广泛的损伤，包括椎间盘和其他结构（甚至包括对侧关节突关节囊）。而关节突骨折合并脱位对软组织损伤较轻，因此处理起来更为简单，行单侧融合即可[8]（图10.4）。

病理解剖学

骨骼肌肉

损伤节段

侧块和关节突骨折是典型的下颈椎损伤，但回顾文献报道的病例时却有些困难，因为有的文献描述的是受累和融合的脊柱功能单位，而有的文献则描述的是具体损伤的椎节。正如我们接下来所讨论那样，C6侧块骨折一般须行C6-C7节段手术；但是对于上关节突骨折，可能须行C5-C6节段手术。

一般来说，下颈椎节段越低，侧块骨折发生率就越高[4, 5, 8]。但是，Lee和Sung[7]报道孤立的关节突骨折最常见于C4节段。这与Torg[3]报道的中颈椎一般只发生软组织损伤相矛盾，但是后者的研究只是尸体标本模型而非临床病例，也许可以解释这一差异。上述文献还报道轴向压缩外力也可以导致这种损伤。如上所述，这些损伤主要源于过伸性损伤，有时屈曲—分离损伤也可导致此类损伤[4, 5]。

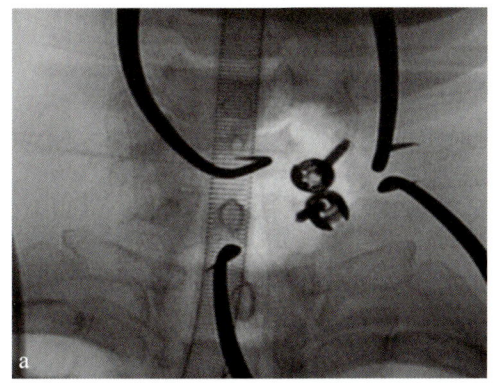
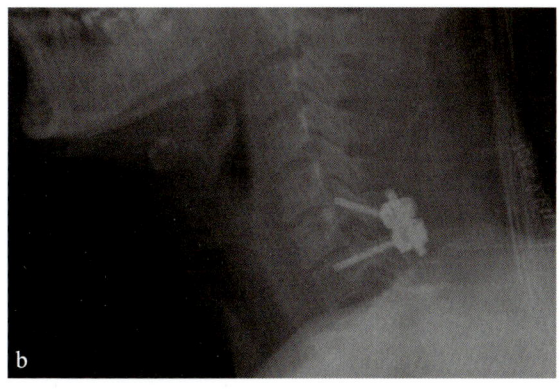

图10.4 （a）术中透视显示单侧入路治疗单侧C6-C7小关节骨折脱位合并C7神经根病，术中须显露骨折侧的关节突关节。（b）术后X线片，6年后随访疗效良好

损伤节段的软组织损伤

Kotani[4]等报道，侧块骨折主要造成下位节段脊柱功能单位的不稳定和软组织损伤（C6 侧块骨折影响 C6–C7 的稳定性），而单独的关节突骨折则正相反（一般影响上位节段的稳定性，C6 小关节骨折影响 C5–C6 的稳定性）。所以，75% 的侧块骨折（下位节段不稳定）病例出现向前滑移，而关节突骨折仅有 33% 的病例有向前滑移。关节突骨折病例的上位节段容易出现脱位（50% 的病例属于该种情况）。75% 的侧块骨折病例在 MRI 上可以发现合并前纵韧带和椎间盘损伤，伴骨折椎体的向前滑移；25% 的病例骨折的上位节段可以合并前纵韧带损伤和椎体向前滑移。前纵韧带损伤见于所有的劈裂型骨折和大部分其他类型侧块骨折，粉碎性骨折和分离骨折的发生率分别为 50% 和 60%。椎间盘损伤的发生率为 50%；单侧滑脱合并椎间盘损伤的概率最低，为 30%。后纵韧带损伤见于 30%~50% 的病例，多见于劈裂和不合并脱位的小关节骨折，但粉碎性骨折不会合并后纵韧带损伤。

小关节骨折多出现上位节段的移位，80% 的病例合并椎间盘损伤，不伴后方韧带复合体损伤。因此，对于以上数据必须仔细分析。因为软组织损伤不一定导致机械不稳定，所以不一定需要手术治疗。

旋转不稳定（>10°）见于劈裂和单侧小关节骨折脱位；矢状位不稳定（后凸 >10°）见于劈裂骨折；滑移不稳定（>3.5 mm）见于劈裂、单侧小关节骨折脱位和粉碎性骨折，分离型骨折也可导致滑移不稳定[7]。值得一提的是，在一组劈裂型骨折的病例中，小关节冠状面骨折常伴小关节压缩，而矢状面的劈裂骨折的病例中，66% 可在 X 线影像上可发现颈椎顺列异常[9]。Yetkin[10]等报道在关节柱骨折病例的正位 X 线片上可发现钩椎关节增宽，可能与局部节段发生旋转有关。

因此，侧块骨折即使不合并软组织损伤，也可因骨结构损伤而导致局部机械不稳定。

分离型损伤（如漂浮侧块）不仅出现侧块的侧向移位，还伴水平方向的移位（即在矢状面上发生旋转：头侧小关节向前移位（腹侧），尾侧小关节向后（背侧）移位。

上述分析解释了该型损伤为什么需要手术治疗。

合并神经血管损伤

由于侧块紧邻神经根和椎动脉，上述骨折常合并神经血管损伤，尤其以神经根损伤最为常见，表现为感觉异常或无力等症状[5]；椎动脉损伤相对少见。由脊髓发出的神经根穿行于神经根管内，而侧块和小关节参与构成神经根管，因此即使小的骨折片进入神经根管也可以造成严重损伤。椎动脉穿行于椎体和横突间的通道，椎体滑脱可能会危及椎动脉。而且横突孔紧紧包绕着椎动脉，当骨折或脱位累及横突孔时也可以损伤椎动脉。

神经根和脊髓损伤

在一组无移位的小关节骨折病例报告中[5]，70% 的病例出现颈部、肩部、上肢或胸部等平面的牵涉性疼痛，56%的病例出现感觉异常，40% 出现肌肉无力的根性症状。Lee 和 Sung[7] 报道的病例中，36% 的病例（14/39）合并脊髓损伤（一半为小关节骨折），2/3 的病例为 ASIA C 级或更严重的损伤，44% 的病例合并神经根损伤。

不难理解，脱位的病例，特别是累及上关节突时，神经根损伤的发生率明显上升。作者认为小关节损伤几乎都伴有神经根损伤。

椎动脉损伤

椎动脉与侧块的解剖关系密切，紧贴侧块侧壁走行，于肋骨遗迹和横突之间穿横突孔上行，因此与脊柱紧贴在一起。

幸运的是，临床上严重的椎动脉损伤很少见。颈椎钝性损伤合并椎动脉损伤的发生率约为 17%（CT 血管造影结果）。椎动脉损伤的病例中，14% 合并继发性神经损伤，中风导致的死亡率为 5%（在 253 例钝性创伤导致颈椎损伤患者中，通过 CT 血管造影发现 42 例椎动脉损伤，2 例死亡）。Lee 和 Sung[7] 报道了 39 例颈椎外伤病例，其中有 2 例合并椎动脉损伤。多因素回归分析模型（合并颅底骨折）提示椎动脉损伤与骨折块进入横突孔超过 1 mm 相关（OR 值为 3.29，$P=0.026$）；而椎动脉损伤与小关节骨折/脱位和神经损伤更加密切相关（OR 值为 9.0，$P=0.004$）。另外，单因素分析提示强直性脊柱炎/特发性弥漫性骨肥厚的病例易出现椎动脉损伤（OR 值为 8.04，$P=0.034$）和神经损伤（OR 值为 40.67，$P<0.001$）[11]。

分析颈椎骨折脱位合并椎动脉损伤的病例发现，主要致伤模式为分离伴小关节脱位，可伴或不伴骨折，最常受累的节段为 C5 节段。在椎动脉损伤的病例中，几乎一半合并累及横突孔的骨折脱位[12]。

在一项 69 例小关节脱位或骨折累及横突孔、疑有椎动脉损伤的颈椎外伤病例调查中，19 例（27.5%）证实合并椎动脉损伤；21% 的病例（4/19）出现椎基底动脉缺血，其中 2 例于伤后第 4 天和第 21 天死亡。上述病例中近一半存在颈椎不稳定，需要手术治疗[13]。

大部分椎动脉损伤并没有症状（图 10.5），主要由分离（过伸或过屈）和侧屈外力所致。椎动脉损伤一般表现为断裂或闭塞。数字减影血管造影（DSA）是最敏感的检查方法，但因为是有创检查，所以不适合作为筛查方法。磁共振血管成像（MRA）也可以诊断椎动脉损伤，为无创检查。治疗方法包括：①对出血性椎动脉损伤和持续进展的椎基底动脉缺血进行介入治疗；②对轻度缺血病例采用肝素全身抗凝治疗。对于无症状的椎动脉损伤应该如何治疗仍然存在争议，目前尚无相关自然病史的报告；推荐预防性应用肝素和抗血小板药物，但是上述药物可能影响手术时机[14]。中颈椎的骨折或脱位合并椎动脉损伤的概率高达 50%，可能与该部位软组织损伤易导致椎体移位有关[3]。该种损伤一般导致椎动脉起始段或损伤节段闭塞，左侧椎动脉更易受累[15]。

6 例病例的临床经验证实早期手术可以稳定栓塞后的血栓凝块[16]，但是这又是一个手术治疗的争议之处。

颈椎创伤

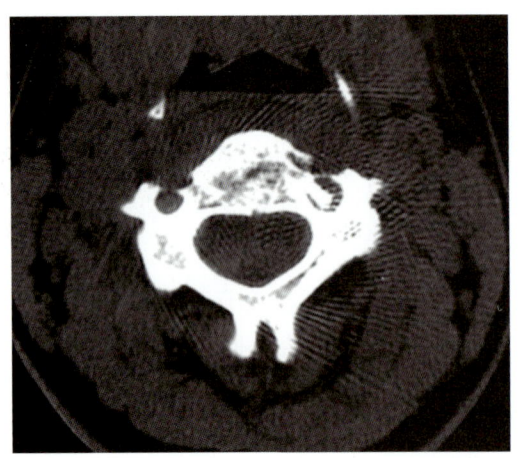

图10.5　19岁的摩托车祸伤患者，旋转剪切力导致C3和左侧侧块骨折，伴椎弓根和左侧钩椎关节骨折。该病例无临床症状，给予抗血小板和坚强外固定治疗

■ 治疗

治疗方案应结合损伤类型、临床症状（神经根或椎动脉损伤）、合并的肌肉骨骼损伤（颈椎、脊柱其他部位，长骨和骨盆等）或其他器官损伤来确定。部分病例可合并中枢神经系统损伤、呼吸系统损伤和内脏器官损伤[5]。

侧块骨折属于双关节损伤，可导致2个关节共4个关节面的损伤。治疗的首要目标是保持机械稳定性，然后确保该滑膜关节的关节软骨对位良好，避免创伤后退变的发生。

该型损伤一般应行手术治疗，无移位的小关节骨折和单侧无移位的滑脱则无须手术治疗。

漂浮侧块（分离型，图10.6）和粉碎性侧块骨折最不稳定，滑脱类型的骨折的稳定性取决于软组织损伤程度（类似于Hangman压缩骨折）。劈裂型骨折依据移位的程度，可以导致关节突关节疼痛、半脱位和关节面错合。

根据不稳定的类型，一般应行下位节段的稳定手术。前路还是后路手术存在争议。后路手术稳定性好，可以直接对神经根进行减压；前路手术可以对椎间盘进行减压，恢复颈椎曲度，避免因为剥离后方肌肉组织带来的颈部疼痛。漂浮侧块（分离型，图10.6）和粉碎性骨折一般应行双节段融合术，即使没有明显移位的粉碎性骨折也须考虑双节段融合术；如果MRI显示上位节段无损伤，可以考虑单行下位节段手术[4]，但是单节段前路融合术治疗分离型损伤有时疗效欠佳[7]。

分离的小关节骨折，即使没有移位一般也应行手术治疗[5]。该型骨折影响稳定性，并破坏了关节对位（劈裂型骨折，冠状面或矢状面骨折，或粉碎性骨折）。如果上关节突骨折块（最常见）很小，而剩余关节面足够大能够防止发生脱位，可以采取非手术治疗。Spector等[17]认为，当骨折线位于上关节突高度的40%或者以上时，也就是骨折块小于上关节突高度的60%，或骨折块的绝对垂直高度小于1 cm，那么剩余的上关节突足以维持局部的稳定性。但是，2/3的病例合并下位节段前纵韧带和椎间盘损伤，1/4~1/3的病例合并上位节段前纵韧带和椎间盘损伤[4]。

选择前路或后路手术须仔细评估椎间盘的损伤情况。如果出现神经根损伤，那么前路撑开可以扩大椎间孔；但对于移位的小关节骨折，后路手术可以直接对神经根进行减压[8]。

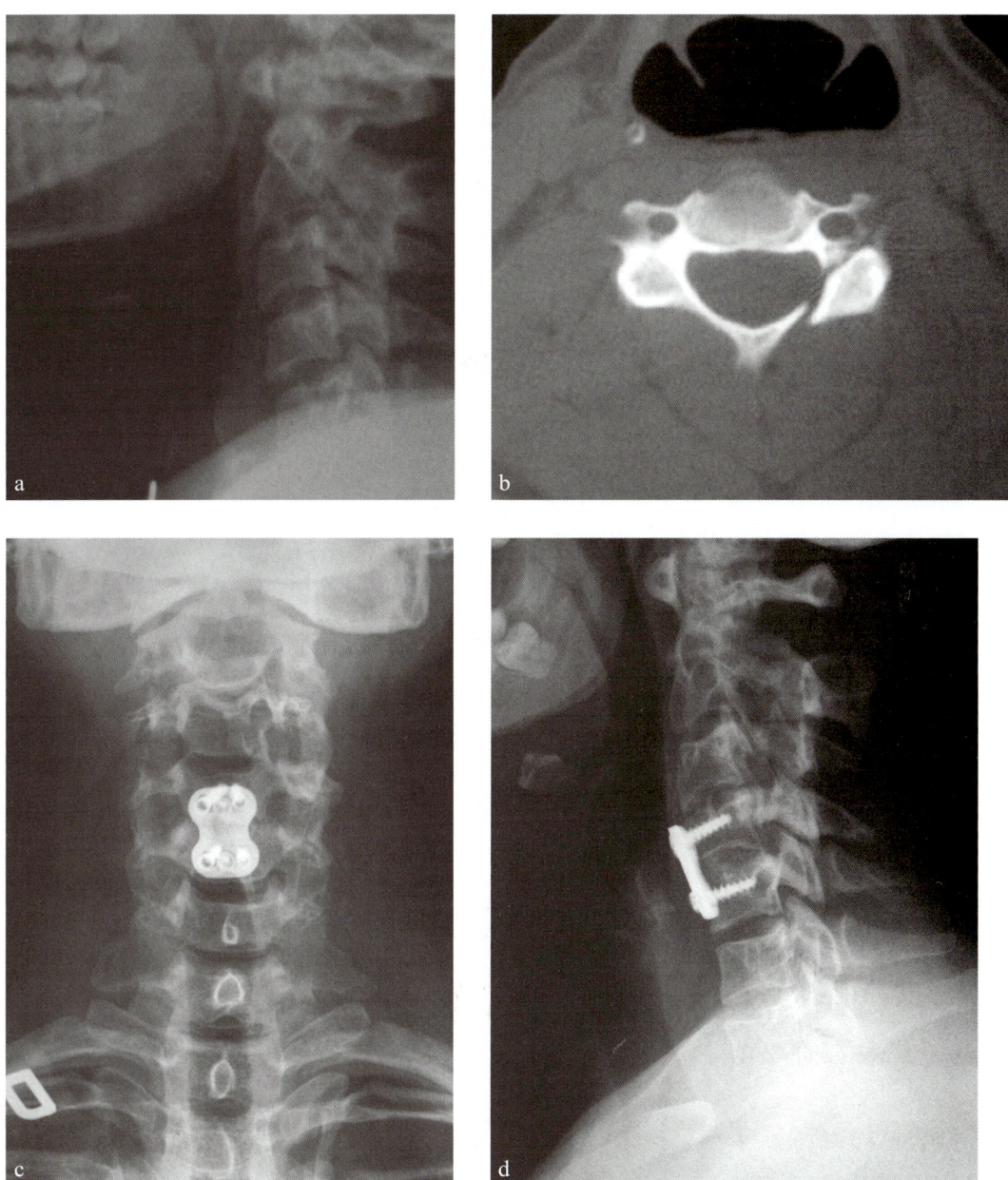

图 10.6 分离型骨折（漂浮侧块）位于 C4 左侧的下位节段。手术行 C4–C5 融合。（a）入院时的 X 线片。（b）轴位 CT。（c）术后 5 年随访时正位 X 线片。（d）术后 5 年随访时侧位 X 线片

■ 本章小结

侧块是重要的负重结构，连接上下小关节。该处的损伤可分为侧块体骨折或上下关节突之间的峡部骨折，以及小关节骨折。侧块骨折一般由伸展外力引起，小关节骨折一般由旋转外力引起。

没有移位的小关节骨折，如小的关节突"尖部"骨折，和单侧稳定的滑脱类型损伤可以采取非手术治疗。

该型损伤一般合并软组织损伤，特别是影响足端（下位）脊柱功能单位（如C6侧块骨折影响C6–C7节段），由此导致的不稳定一般需要手术治疗。

手术可以采取前入路或后入路。前路手术的颈椎曲度恢复好，疼痛或感染的并发症少；后路内固定系统（钉棒系统）稳定性好，后路手术可对神经根进行直接减压。手术入路还取决于损伤的结构，如果合并严重的椎间盘损伤，则应行前路手术。

单节段手术可以经前路（部分分离型损伤和其他各型侧块损伤，但粉碎性骨折除外）或后路完成。对于粉碎性骨折或有移位的劈裂型损伤，可能需要双节段融合术。

要点

- 多数侧块骨折应行手术治疗。
- 如果下位节段损伤严重，对没有移位的小关节骨折也应考虑手术治疗。
- 正位 X 线片或冠状面 CT 重建发现关节不对称，则提示机械不稳定。
- 上关节突骨折伴有根性症状，对侧小关节无损伤，可行单侧后路手术治疗。
- 如果有明确和严重的椎间盘损伤，应行前路手术治疗。
- 仔细分析损伤类型和受累结构，明确是否需要手术治疗。如行手术治疗，应进一步明确手术入路和融合节段数。
- 须警惕椎动脉损伤，特别是椎间孔受累或伴有椎间关节强直性疾病的病例。

难点

- 多发伤病例容易漏诊小关节和侧块骨折。
- X 线检查需包括侧位片。如果 X 线片显示不清，应行 CT 平扫和重建。
- 无移位的小关节骨折不一定就是稳定的。

■ 参考文献

5 篇"必读"文献

1. Bono CM, Schoenfeld A, Gupta G, et al. Reliability and reproducibility of subaxial cervical injury description system: a standardized nomenclature schema. Spine 2011; 36: E1140-E1144
2. Patel AA, Vaccaro AR, Anderson PA. Classification of cervical spine injury. In: Bridwell KH, DeWald RL, eds. The textbook of spinal surgery, 3rd ed. Philadelphia: Lippincott Williams & Wilkins; 2011:1381-1389
3. Torg JS, Sennett B, Vegso JJ, Pavlov H. Axial loading injuries to the middle cervical spine segment. An analysis and classification of twenty-five cases. Am J Sports Med 1991;19:6-20

4. Kotani Y, Abumi K, Ito M, Minami A. Cervical spine injuries associated with lateral mass and facet joint fractures: new classification and surgical treatment with pedicle screw fixation. Eur Spine J 2005;14:69-77

5. Aarabi B, Mirvis S, Shanmuganathan K, et al. Comparative effectiveness of surgical versus nonoperative management of unilaterl, nondisplaced,subaxial cervical spine facet fractures without evidence of spinal cord injury: clinical article. J Neurosurg Spine 2014;20:270-227

6. Ivancic PC. Biomechanics of sports-induced axialcompression injuries of the neck. J Athl Train 2012;47:489-497

7. Lee SH, Sung JK. Unilateral lateral mass-facet fractures with rotational instability: new classification and a review of 39 cases treated conservatively and with single segment anterior fusion. J Trauma 2009; 66:758-767

8. Ulloa MA. Unilateral facet dislocations with radiculopathy: one side is enough. Proc Global Spine Congress 2013;A222

9. Lee C, Woodring JH. Sagittally oriented fractures of the lateral masses of the cervical vertebrae. J Trauma 1991; 31:1638-1643

10. Yetkin Z, Osborn AG, Giles DS, Haughton VM. Uncovertebral and facet joint dislocations in cervical articular pillar fractures: CT evaluation. AJNR Am J Neuroradiol 1985: 6: 633-637

11. Lebl DR, Bono CM, Velmahos G, Metkar U, Nguyen J, Harris MB. Vertebral artery injury associated with blunt cervical spine trauma: a multivariate regression analysis. Spine 2013; 38:1352-1361

12. Gupta P, Kumar A, Gamangatti S. Mechanism and patterns of cervical spine fractures-dislocations in vertebral artery injury. J Craniovertebr Junction Spine 2012;3:11-15

13. Mueller CA, Peters I, Podlogar M, et al. Vertebral artery injuries following cervical spine trauma: a prospective observational study. Eur Spine J 2011;20:2202-2209

14. Inamasu J, Guiot BH. Vertebral artery injury after blunt cervical trauma: an update. Surg Neurol 2006;65:238-245, discussion 245-246

15. Willis BK, Greiner F, Orrison WW, Benzel EC. The incidence of vertebral artery injury after midcervical spine fracture of subluxation. Neurosurgery 1994;34:435-441, discussion 441-442

16. Veras LM, Pedraza-Gutiérrez S, Castellanos J, Capellades J, Casamitjana J, Rovira-Cañellsa A. Vertebral artery occlusion after acute cervical spine trauma. Spine 2000; 25:1171-1177

17. Spector LR, Kim DH, Affonso J, Albert TJ, Hilibrand AS, Vaccaro AR. Use of computed tomography to predict failure of nonoperative treatment of unilateral facet fractures of the cervical spine. Spine 2006;31:2827-2835

11

颈椎脱位（AO C 型损伤）

原著 William Muñoz, Michael J. Vives, Saad B. Chaudhary
翻译 吕　杨　　审校 孙　宇

■ 引言

颈椎关节突脱位包括一系列损伤，如关节突骨折伴脱位或半脱位、后方韧带结构的损伤等。下颈椎损伤多见于年轻人的高能量创伤，如车祸伤、高处坠落伤或运动伤等。然而，颈椎脱位也可以见于老年患者的低能量损伤，特别是一些既往合并颈椎退变性疾病、椎管狭窄和骨质疏松的患者。

颈椎脱位多为严重损伤，必须尽快诊断并治疗。颈椎脱位的治疗目标是保护脊髓，实现神经结构减压，重建脊柱的稳定性。治疗以手术为主，根据具体的损伤类型、神经损伤情况、患者既往合并症情况以及本次损伤的合并伤情况综合考虑，选择前路、后路或者前后联合入路。

■ 分型

对于颈椎骨折脱位，最常用的分型是由 Allen[1] 于 1982 年提出的。Allen 分型基于静态 X 线影像，主要分型依据是受伤机制和受伤时颈椎的位置。小关节脱位分型为屈曲—牵张型损伤，亚型分为：1 型，小关节半脱位；2 型，单侧小关节完全脱位（图 11.1）；3 型，双侧小关节脱位，伴椎体向前滑脱 50%（图 11.2）；4 型，椎体完全脱位。虽然此分型被广泛使用，但是在使用的过程中发现同一种损伤可以由不同的受伤机制造成。

最近 Vaccaro 等[2] 提出了新的下颈椎损伤分型（SLIC）。这种分型主要关注影响临床治疗选择的三个方面：骨折的形态、椎间盘韧带复合体的完整性以及患者的神经损伤情况。三个维度每个都有严重程度评分（表 11.1），三个维度评分的总合即为 SLIC 评分。SLIC 低于 4 分可以选择保守治疗；大于等于 5 分的患者应选择手术治疗；4 分的患者可以选择手术治疗，也可以选择保守治疗。

AOSpine 组织提出了一种新的颈椎损伤分型，骨折被分为 A 型压缩损伤、B 型牵张损伤和 C 型滑脱损伤。脱位属于 C 型损伤，典型颈椎小关节脱位可致椎体滑移（表 11.2）。在原始损伤节段下方，标注"F1~F4"可表示小关节损伤类型，F4 代表小关节半脱位、对顶或完全脱位；标注"BL"代表双侧损伤。例

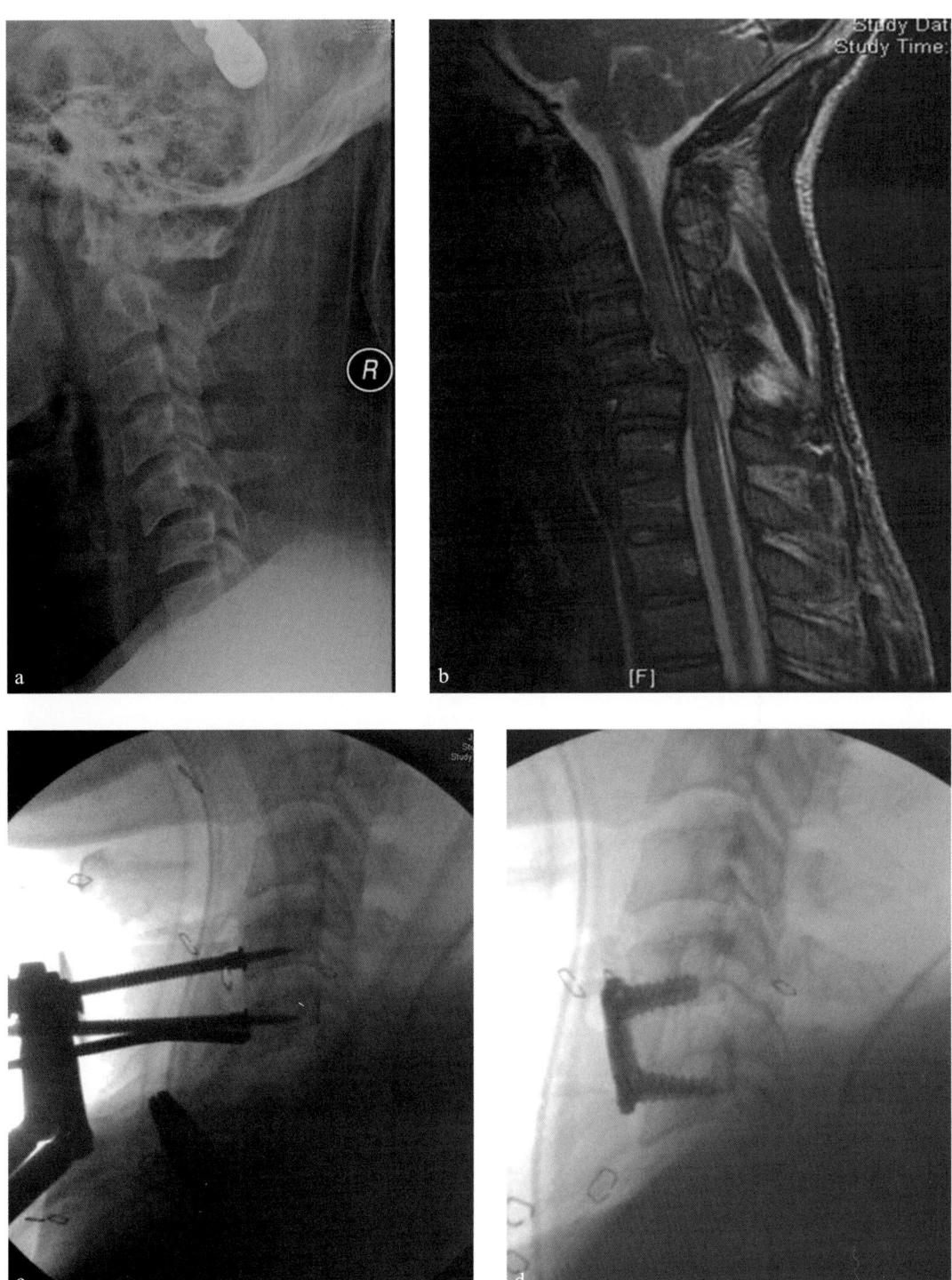

图 11.1 （a）单侧小关节脱位患者的侧位牵引 X 线片，C5 相对 C6 滑移 25%。（b）闭合复位失败后的矢状位 MRI，可见椎间盘向后突出。（c）椎间盘切除后术中侧位 X 线片。（d）前路接骨板固定，植骨融合术后侧位 X 线片

颈椎创伤

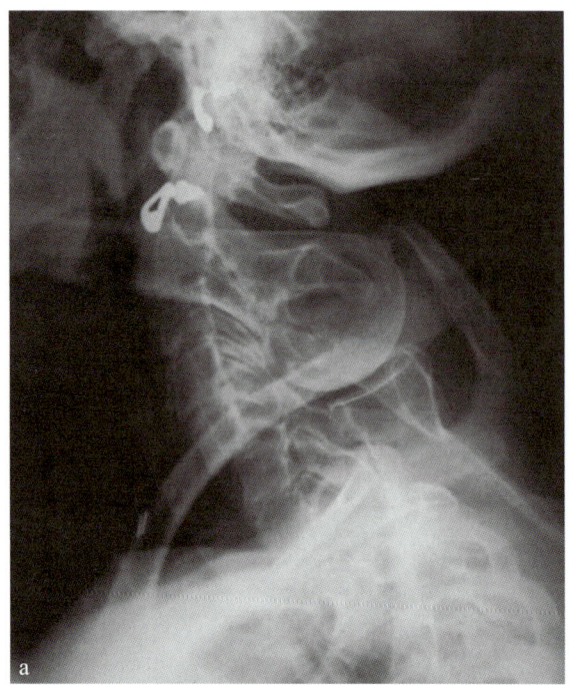
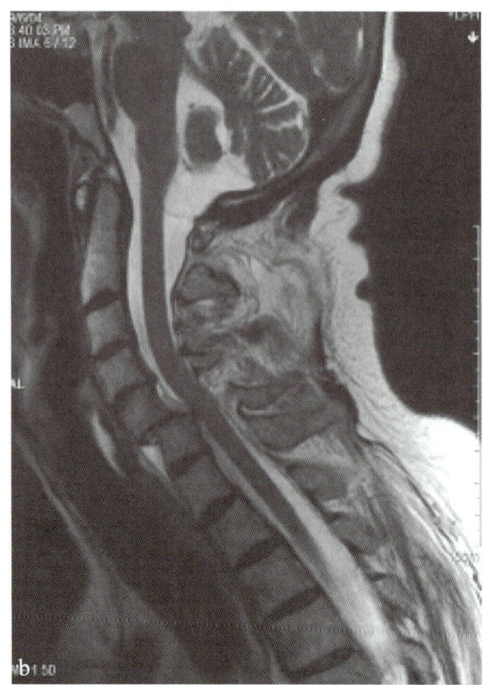
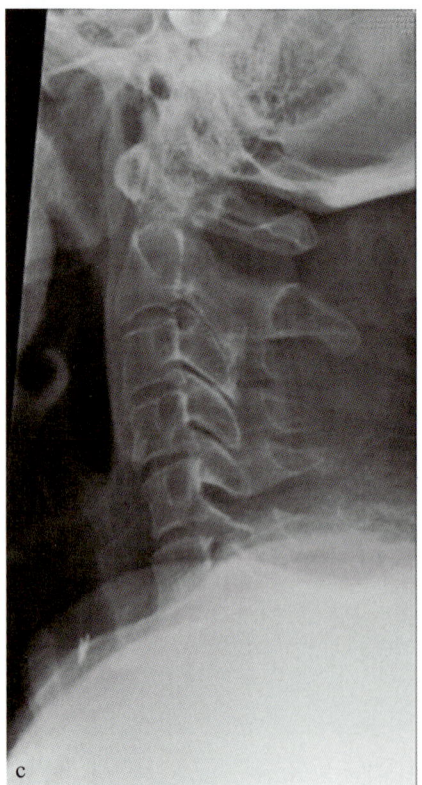
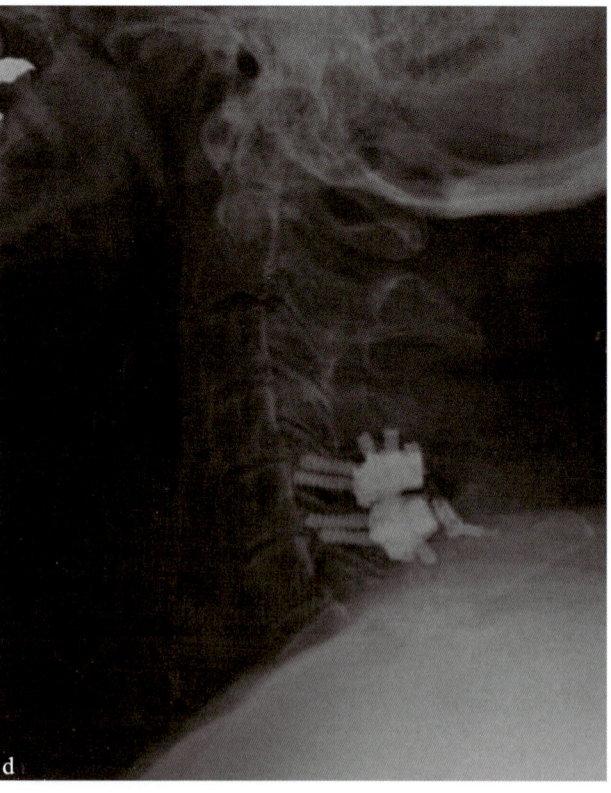

图11.2 （a）患者老年女性，摔伤，侧位X线片可见双侧小关节脱位。（b）患者神经功能完整保留，MRI提示后纵韧带剥脱，但未见椎间盘突出。（c）清醒下闭合复位后侧位X线片。（d）后路C5-C6融合术后侧位X线片

表 11.1　下颈椎损伤分型（Subaxial Cervical Spine Injury Classification，SLIC）与严重程度评分

分型依据	亚型依据	评分
损伤形态	无异常	0
	压缩	1
	爆裂	2
	牵张（如小关节骨折、过伸伤）	3
	旋转/滑脱（如小关节脱位，不稳定的泪滴样骨折，或严重的屈曲压缩伤）	4
椎间盘韧带复合体	完整	0
	不确定（如 MRI 仅提示孤立椎间隙变宽）	1
	损伤（如椎间隙变宽，小关节骨折，或脱位）	2
神经功能	完好	0
	神经根损伤	1
	完全性颈髓损伤	2
	不完全性颈髓损伤	3
	神经功能受损状态下的持续脊髓受压	+1

引自 Vaccaro AR, Hulbert RJ, Patel AA, et al. The subaxial cervical spine injury classification system: A novel approach to recognize the importance of morphology, neurology, and integrity of the disco-ligamentous complex. Spine 2007, 32:2365-2374.

如，C6-C7 双侧小关节脱位导致 C6 椎体前移，可表示为：

C6-7:C

（F4 BL）

如果同一层面出现不同的小关节损伤类型，先描述右侧损伤，再描述左侧损伤。例如，C6-C7 椎体滑脱（C 型损伤）、右侧小关节脱位（F4）、左侧小关节骨折移位（F2），可描述为：

C6-C7:C

（F4, F2）

■ 临床表现

颈椎小关节损伤多由高能损伤引起，如交通伤、高坠伤、运动伤。患者常主诉颈部疼痛，损伤层面可出现根性症状，如感觉异常、麻木、无力等，也可出现完全或不完全性颈髓损伤[4]。

■ 影像学

传统上，怀疑颈椎创伤者均应接受前后位、侧位及开口位 X 线检查[5]。对于疑有颈椎损伤者，需要评估枕骨至第一胸椎上缘的全部结构。

对于颈椎损伤患者，CT 扫描被认为是有效的一线检查方法[6]。CT 扫描在辨别损伤类型方面优于传统 X 线检查，可提供详细的骨性结构信息，尤其适用于肥胖患者及 X 线检查无法确定损伤者。轴位图像有助于识别椎板、侧块或椎弓根的骨折[7]。矢状位及冠状位重建图像有助于评估小关节相对位置，区别小关

表 11.2　AO 颈椎损伤分型

损伤	分型	亚型	描述
压缩	A0		骨性结构无损伤或损伤轻微，如单独椎板骨折或棘突骨折
	A1		压缩骨折，累及单侧终板，无椎体后方结构损伤
	A2		冠状位劈裂或钳形骨折，累及双侧终板，无椎体后方结构损伤
	A3		爆裂骨折，累及单侧终板及椎体后方结构
	A4		爆裂骨折或矢状位劈裂骨折，累及双侧终板
牵张	B1	后方张力带损伤（骨性结构损伤）	仅在骨性结构骨折处分离
	B2	后方张力带损伤（关节囊及韧带结构）	后方关节囊及韧带结构完全断裂，或骨折处的关节囊及韧带结构损伤，伴椎体、椎间盘和/或小关节损伤
	B3	前方张力带损伤	前方结构（骨/椎间盘）断裂或分离，伴后方结构损伤
滑脱	C		任意方向上的椎体滑脱移位
亚型			
小关节损伤	F1		小关节骨折无移位，累及高度 <1 cm，累及侧块比例 <40%
	F2		小关节骨折有移位，或累及高度 >1 cm，累及侧块比例 > 40%
	F3		侧块漂浮
	F4		小关节半脱位/对顶或全脱位
	BL		双侧损伤

节半脱位与完全脱位。MRI 提供了软组织信息，包括脊髓、神经根、椎间盘以及后纵韧带，也可评估椎管狭窄程度[8]。关于 MRI 检查时机，详见治疗部分。

■ 损伤机制

作为颈椎唯一的滑膜关节，颈椎关节突的关节囊对个体运动平衡的维持至关重要。暴力可导致小关节复合体以及椎间盘损伤、断裂，严重时可导致椎体滑脱。"小关节脱位"包括半脱位、对顶（perched facets）、单侧或双侧脱位，以及脱位伴骨折。小关节脱位伴椎体向前滑脱移位被认为是最严重的屈曲—牵张型损伤，绝大多数此类患者后方韧带复合体（Posterior ligamentous complex, PLC）及椎间盘均有损伤[9]。若不伴骨折，脱位的小关节会保持交锁状态，即：上位椎体的下关节突受到牵张力和滑脱力,使其向前移位至下位椎体上关节突的前方,这种损伤在轴向CT上表现为"反式汉堡"征(图11.3)。未合并其他骨折时,脱位的关节突处于持续交锁状态。单侧损伤多会导致椎体滑移25%,明显的椎体移位多由旋转暴力引起,上、下小关节突均可能发生骨折;双侧小关节脱位更多地导致滑移损伤(约50%有滑移),多于旋转损伤。既往椎管结构正常者,椎体滑移可致椎管缩窄35%;既往已有椎管狭窄者,椎体滑移可致椎管缩窄88%[11]。

■ 治疗

初期治疗

首先按照高级创伤生命支持(Advanced trauma life support, ATLS)原则稳定病情。当患者血流动力学稳定后,评估并处理脊髓损伤情况,在预防脊髓损伤的同时,尽量避免进行过多操作。即刻的神经功能评估是必要的,并且应贯穿诊治过程始终。根据患者神经功能受损情况,可将其分为神经功能完好,完全性颈髓损伤或不完全性颈髓损伤,伴/不伴神经根受损。

初期治疗的目的是防止脊髓损伤加重,尽量减轻持续压迫所致的脊髓损伤。对于清醒、合作的患者,闭合牵引是一种安全的治疗手段[12]。部分研究者认为,闭合复位前应行MRI检查以明确有无椎间盘突出。该理论源自一例椎间盘突出致脊髓损伤的病例。但据我们所知,目前尚无文献报道,清醒状态下闭合牵引复位可导致永久性神经功能障碍;并且在已有小关节脱位的情况下,根据MRI图像判断有无椎间盘突出,多少具有主观性。Grauer等[14]脊柱创伤研究组(the Spine Trauma Study Group)成员,在闭合复位或切开复位前是否应行MRI检查这一问题上尚未达成共识。根据MRI结果,骨科医生比神经外科医生更倾向于选择闭合复位而非切开复位。

Darsaut等[12]报道了关于MRI引导下行闭合复位治疗颈椎骨折脱位的前瞻

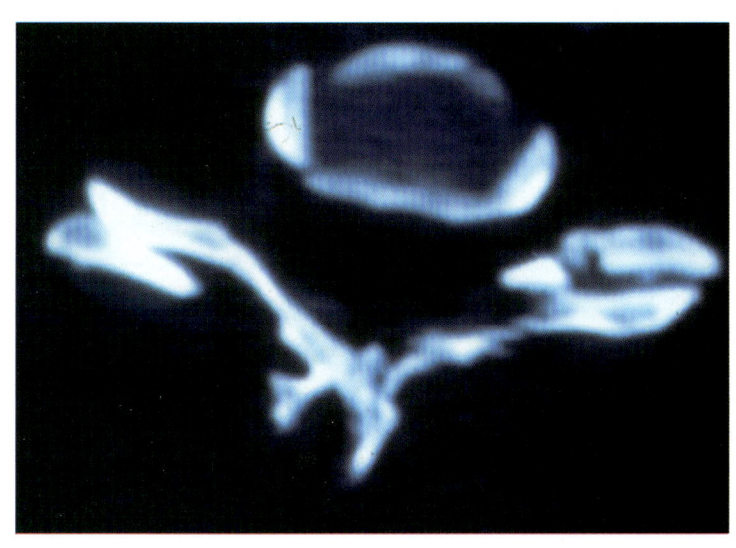

图11.3 轴向CT可见右侧小关节脱位,伴反式汉堡征

性研究，共纳入 17 例患者。牵引前，有 88% 患者存在椎间盘断裂，23% 患者存在椎间盘突出。在所有患者中，牵引均使突出的椎间盘复位。系列 MRI 可见随着牵张力的增加，椎管并无缩窄。作者认为闭合牵引复位可有效对脊髓进行减压，并且不会加重椎间盘突出或椎管狭窄，可作为治疗下颈椎骨折脱位安全有效的方法。因此，许多研究者推荐对于清醒、合作的患者可早期行闭合复位，尽早降低脊髓张力，避免因行 MRI 导致复位延迟[15]。若牵引复位失败，或因患者意识不清/不合作而无法实行牵引，则应在切开复位前行 MRI 检查评估有无椎间盘突出。

手术治疗

历史观点

小关节脱位首先损伤后方骨性结构和韧带结构，因此传统上多采用后路手术，即利用后路钢缆、钩板、接骨板及螺钉进行固定，近期也有学者利用钉棒系统对损伤节段进行固定。患者可能存在椎间盘突出这一事实，以及改良前路接骨板的应用，推动了对前路手术的研究。前路手术利用了机体的自然腔隙，软组织分离创伤相对小，术后感染和疼痛发生率亦相对较低[17]。目前，生物力学研究和临床研究结果存在矛盾，手术方式选择仍存争议（表 11.3）。

生物力学研究

生物力学研究表明，后路固定稳定性优于前路。Coe 等[18]利用尸体模型评估了不同固定技术的稳定性，通过破坏棘上韧带、棘间韧带、黄韧带、后纵韧带、关节突关节囊以及椎间盘，可以制造屈曲—牵张型损伤，建立双侧关节突关节脱位模型。通过检测后路钢缆、侧块接骨板、后路钩板、前路非锁定接骨板等器材的生物力学效力发现，各器械的屈曲刚性和扭转刚性并无显著差异；但当施加屈曲及轴向负荷时，与后路手术实验组相比，使用前路接骨板所致的后方张力明显增加。作者认为在治疗下颈椎屈曲—牵张型损伤时，后路固定装置优于前路非锁定接骨板。

Duggal 等[19]通过尸体模型测试单侧小关节脱位的固定装置。给予负荷后，在各运动参数方面，后路侧块接骨板均显著优于 ACDF 使用的前路非锁定接骨板。作者据此推断侧块接骨板固定优于使用非锁定接骨板的 ACDF。

虽然许多生物力学研究认为后路装置优于前路装置，但亦存在研究认为，生理学前负荷对于维持颈椎稳定性至关重要，而这点无法由生物力学研究解释[20]。肌肉激活产生的生理前负荷，是屈曲—牵张损伤形成后机体维持自身稳定的重要机制[21]。部分能够解释生理前负荷的生物力学研究结果提示，前路手术和后路手术的稳定性具有可比性，这也与临床经验相符。

临床研究

虽然生物力学研究认为后路装置更优，但前路手术的应用却愈加广泛，这与前路手术可在直视下实现脊髓减压、发病率低以及体位摆放方便密不可分[22]。目前临床方面研究相对较少，但已提示对

11 颈椎脱位（AO C 型损伤）

表 11.3 生物力学及临床研究

研究领域	作者	试验设计	结论
生物力学	Coe 等[18]	尸体研究；通过切除后方结构建立双侧小关节脱位模型，测定后路钢缆、侧块接骨板及前路非锁定接骨板效能	各设计的屈曲及扭转刚性相似；前路接骨板固定比后路手术固定增加后方张力
	Duggal 等[19]	尸体研究；单侧小关节脱位复位	后路侧块接骨板固定＞采用非锁定接骨板的 ACDF
	Paxinos 等[20]	尸体研究；测试完整性，完整切除椎间盘及后纵韧带后，行锁定接骨板辅助下的 ACDF，随后行后路彻底松解（复位双侧脱位）	预负荷（定向负载）状态下，利用锁定接骨板的 ACDF 可有效固定 DFS3 型损伤
临床	Garvey 等[23]	回顾分析，CFS 4-5 或 DFS 2-3 共 14 例；Caspar 接骨板固定、植骨	平均随访 30 个月，无内固定并发症，X 线下可见完全融合
	Razack 等[24]	回顾分析，双侧脱位 22 例；闭合复位；前路单皮质锁定接骨板固定、植骨	平均随访 32 个月，所有患者融合完全，出现 1 例内固定相关并发症
	Brodke 等[25]	随机前瞻试验；不稳定性颈椎颈脊髓损伤 52 例，闭合复位，前路和后路手术治疗	各入路在临床效果上无显著差异；后路手术 100% 融合完全；前路手术 90% 融合完全，差异不显著
	Reindl 等[22]	回顾分析，创伤性小关节脱位 41 例，均行前路手术治疗	多数案例经前路手术效果满意；25% 案例无法单独通过前路复位，应行后路手术
	Song 等[26]	回顾分析，单侧或双侧小关节脱位 50 例，38 例行前路手术，12 例行前后路联合手术	融合率、融合时间、并发症发生率及临床效果方面，前路手术与前后路联合手术无显著差异；单独前路手术病例中，有 3 例内固定失败
	Johnson 等[27]	回顾分析，单侧或双侧小关节脱位或脱位伴骨折 87 例，均行前路接骨板固定、植骨融合	13% 病例术后颈椎序列不满意，与脱位是单侧或双侧不相关，与脱位是否伴随终板及小关节骨折相关

缩写：ACDF. 前路颈椎间盘切除融合术；CFS. 压缩—屈曲阶段；DFS. 分离—屈曲阶段

于多数颈椎脱位患者来说，行前路锁定接骨板固定，其融合效果是可接受的。Garvey 等[23]回顾性分析了 14 例急性颈椎骨折或脱位伴后方韧带断裂（DFS2 或 DFS3）患者，均行前路减压、非锁定接骨板固定、植骨融合。术后随访平均 30 个月，所有患者植骨完全融合，未见内固定失败。另有研究回顾性分析了前路单皮质锁定接骨板固定、植骨融合治疗 22 例双侧小关节骨折脱位，出现 1 例内固定相关并发症，但最终所有患者均达到坚固融合[24]。

Brodke 等[25] 进行了前瞻性随机试验，研究术前闭合复位治疗不稳定性颈椎损伤的临床效果。共 52 例患者纳入研究，所有患者均须行前路或后路手术固定。后路固定组 100% 达到融合，前路固定组 90% 达到融合，差异不显著。另有研究回顾性分析了 50 例单侧或双侧小关节脱位，其中 38 例行前路手术治疗，12 例行前后路联合手术治疗，两组在融合率、融合时间、并发症发生率及临床效果方面无显著差异[26]。

Johnson 等[27] 回顾分析了前路接骨板固定、植骨融合治疗单 / 双侧小关节脱位或脱位伴骨折共 87 例，着重分析了导致术后颈椎曲度丢失的主要因素。在行前路椎间盘切除、接骨板固定、植骨融合的患者中，13% 术后出现颈椎曲度丢失，这与脱位是否伴随终板及小关节骨折密切相关，与脱位是单侧还是双侧的相关性不明显；术后假关节形成与伴随终板骨折相关；脱位为单侧还是双侧对内固定相关并发症发生率没有影响。作者认为，单侧或双侧小关节骨折脱位如果伴随终板或小关节骨折，仅行前路手术术后内固定失败风险较大，应考虑行后路手术或前后路联合手术。

影响治疗策略的因素

颈椎小关节脱位的手术选择至今尚无定论。一项由脊柱创伤研究组 25 名成员进行的调查[28] 表明，颈椎小关节脱位有多种可行术式。研究要求成员评估 10 例小关节脱位案例并给出手术方案，结果显示外科医生各持己见，无法形成统一手术方案（kappa<0.1），这可能因为影响手术选择的因素较多，包括外科医生接受的训练和经验。患者的神经功能情况、是否存在椎间盘突出以及损伤是单侧还是双侧的，也会影响手术决策。当存在椎间盘突出时，医生更倾向选择前路或前后路联合手术。

目前我们仍缺乏客观标准或指南指导手术决策，很多因素会影响手术方案的选择，如术者经验、术者是否习惯切开复位固定、术前 MRI 是否提示间盘突出以及是否伴有终板或小关节骨折。患者状态和损伤节段可能影响术中透视效果及术后伤口感染发生率，因此也会影响治疗方案的选择。

治疗方案

颈椎小关节脱位的术式多样，至今尚无指南指导医生进行临床决策。考虑到只有 Ⅳ 级数据可作为指导治疗的指南，本文仅给出治疗建议。以"脊髓安全"为首要原则，根据是否尝试闭合复位、是否存在创伤性椎间盘突出以及损伤类型（单侧或双侧），Nassr 等[28] 与脊髓创伤研究组成员提出了如下治疗方案（图 11.4）。

首先根据术前是否成功闭合复位进行分类，因患者意识不清或椎间盘因素而无法复位者，按复位失败处理。该治疗方案要求患者术前行 MRI 检查，根据是否存在椎间盘突出选择合适的治疗方案。

对疑有椎间盘突出者，无论目前神经功能如何，均建议行前路或前后路联合手术对脊髓进行减压（图 11.5）。对于存在椎间盘突出而未能复位的脱位患

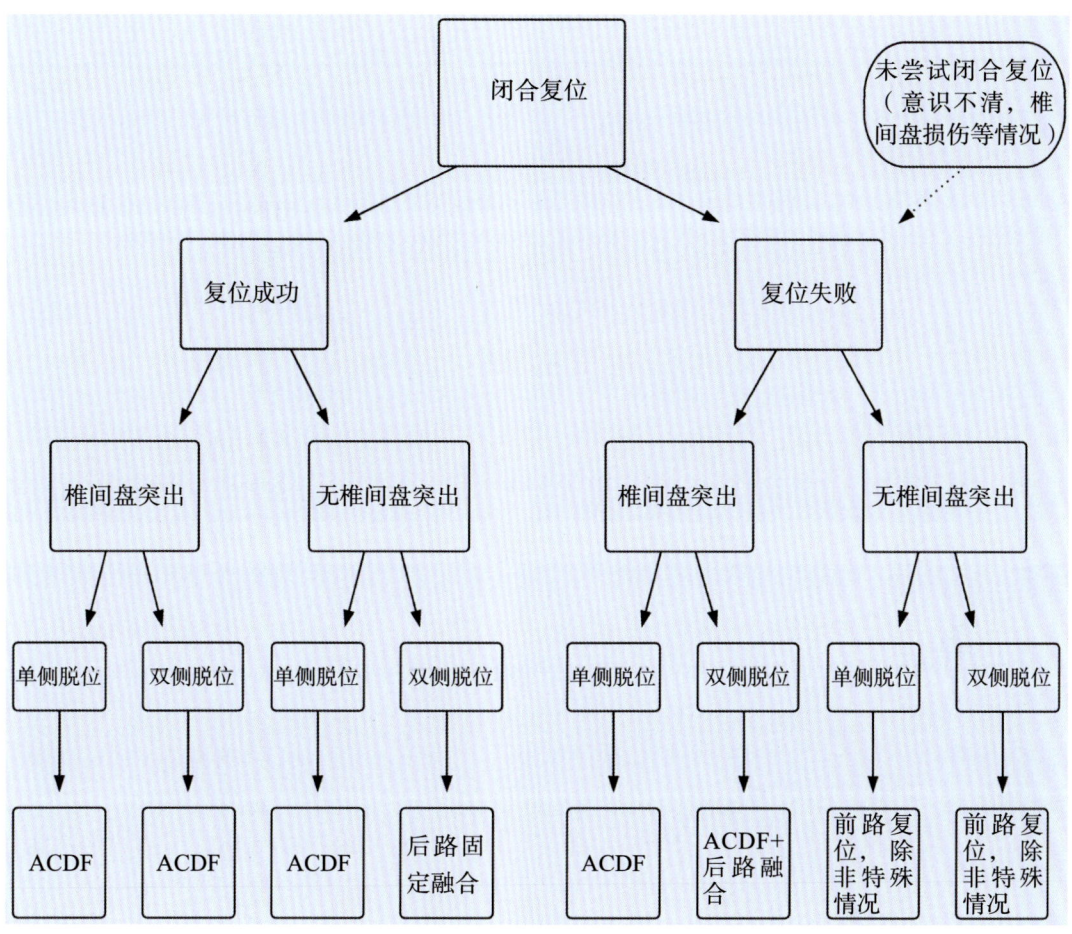

图 11.4 推荐治疗方案

者，首选前路手术，复位成功后可行融合内固定，如果复位失败则须转行后路切开复位固定。双侧小关节脱位多由高能量损伤引起，有报道单独前路术后复位不满意，故部分研究者认为对双侧小关节脱位应行后路固定[28]。

双侧小关节脱位不伴椎间盘突出者，若闭合复位失败，后路手术是合理的治疗方式。对于这种情况，许多医生选择行前后路联合手术，利用前路手术减轻后路负担；脊柱创伤研究组成员也最倾向选择此方案治疗完全性颈髓损伤[28]。

我们认为，进行后路手术的前提应是确定不存在椎间盘突出压迫脊髓的可能。后路手术患者处于俯卧位，术中更难控制牵张力，也因此相对更容易将椎间盘牵至椎管内。

若闭合复位失败，可选择前路手术复位。完整切除椎间盘后，利用 Gardner-Well 或 Casper 牵引器逐步牵拉、撑开复位。若需要的牵张力较大，也可使用椎板撑开器在椎间隙撑开交锁的小关节，多数患者在透视引导下均可成功复位。有研究认为，对于无脊髓损伤或

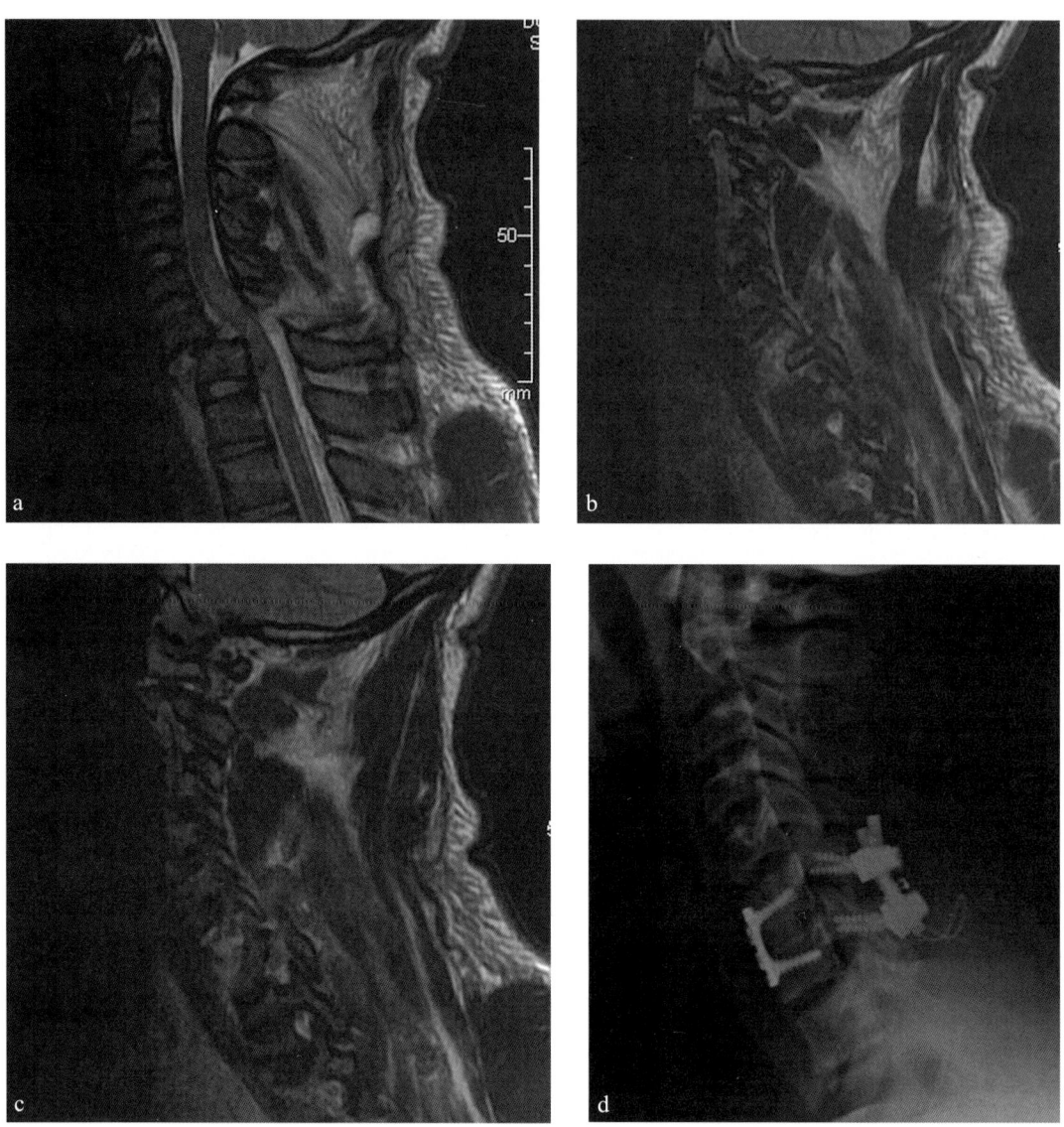

图 11.5 （a）患者青年男性，头部外伤，中线位 MRI 可见双侧小关节脱位，伴椎间盘突出。（b，c）旁矢状面 MRI 示双侧小关节脱位。（d）ACDF 复位、前后路联合融合术后侧位 X 线片

脊髓损伤轻微的患者，在脊髓诱发电位监测下行前路切开复位固定更为安全、有效[29]。单侧小关节脱位可能需要进行切开的旋转复位操作，操作手法与闭合牵引复位的手法类似。

有文献报道前路切开复位失败率可高达 25%[22]。针对有些小关节骨折脱位无法通过前路手术复位，Allred 和 Sledge[30] 报道了一种新的手术方法：切除椎间盘后，将取自髂骨的三面皮质骨植入椎间隙，随后通过两个固定点将支撑接骨板固定在上位椎体上。缝合前路切口，显露后方结构，屈曲颈部并向后牵拉上位椎骨，在透视下进行复位。注意保持植

骨位于椎间隙内，支撑接骨板不会被拉出上位椎体，复位后植骨不会凸出压迫脊髓。随后行后路固定融合，关闭伤口。对于前路复位失败的患者，这种方法可避免行后路复位融合后仍需前路固定这一步骤。

椎动脉损伤

椎动脉损伤（Vertebral artery injury, VAI）可有一系列临床表现，既可因导致后循环缺血表现出脑卒中症状、四肢瘫痪甚至死亡，也可能不表现任何临床症状。70%~78%的椎动脉损伤与颈椎外伤有关，19%~39%的颈椎骨折同时合并椎动脉损伤[31]。鉴于椎动脉损伤的高发性及严重性，对可能存在椎动脉损伤的患者要严格筛查识别。

椎动脉损伤包括椎动脉内膜撕脱、夹层、假性动脉瘤、堵塞或横断。若撕脱的内膜在血管内漂浮，会影响血流，导致血管堵塞。动脉夹层可在血管壁内形成假腔，也会阻碍血流，促进血栓形成。假性动脉瘤可位于动脉壁外侧，若体积过大，可压迫动脉阻碍血供。动脉横断是最严重的致死性椎动脉损伤。

对有椎动脉损伤风险的患者，初诊即须严格筛查识别，危险因素包括：颅底骨折、枕颈交界区脱位、骨折断端凸入横突孔超过1mm、强直性脊柱炎、弥漫性骨肥大症（diffuse idiopathic skeletal hyperostosis）、颈椎小关节半脱位或全脱位等[32]。血管造影是诊断椎动脉损伤的金标准。近来的研究表明，血管成像技术（Multi-detector computed tomography angiogram，MDCTA）是也有效的筛查方法，效果与血管造影相近，目前是许多创伤中心诊断血管损伤的主要方法[33]。

有症状的椎动脉损伤治疗包括抗凝、溶栓、控制血压、介入或手术治疗。对于无症状的颈动脉夹层，抗凝治疗和抗血小板治疗哪个更有利，文献尚无共识[33,34]。Biffl等[35]认为，应低剂量全身应用肝素抗凝治疗，控制部分凝血活酶时间（partial thromboplastin time）在40~50 s，随后改为口服抗凝治疗，维持3~6个月或至血管造影结果恢复正常。无法接受抗凝治疗者，可采用抗血小板治疗。多数医疗中心建议，颈椎外伤须行手术的椎动脉损伤患者可口服抗血小板药物3个月，以降低脑卒中和术后出血风险。

本章小结

颈椎小关节脱位有多种类型，急诊须仔细处理，制动并保护颈椎。影像学检查可提供脱位及脊髓受压的详细信息。治疗方案选择的原则是能够为脊柱提供足够稳定性并充分减压脊髓。手术可以采用前路、后路及前后路联合手术。影响手术决策的主要因素为损伤类型、神经功能、患者基础疾病和一般状况。

> **要点**
> - 对疑有颈椎损伤的患者，须仔细询问病史和体格检查，并结合CT、MRI等影像学检查结果进行分类，评估损伤类型及严重程度。
> - 对于清醒、合作的患者，应尝试行闭合牵引复位。

- 前路、后路或前后路联合手术可有效治疗颈椎小关节损伤。对于存在椎间盘突出的患者,手术治疗应以成功闭合复位为基础。

难点

- 术前均应行 MRI 检查。
- 当存在椎间盘突出时,更倾向选择前路间盘切除、复位内固定。
- 椎动脉损伤与小关节脱位相关,当发现有椎动脉损伤时,应严格筛查处理。

参考文献

5 篇 "必读" 文献

1. Allen BL Jr, Ferguson RL, Lehmann TR, O'Brien RP. A mechanistic classification of closed, indirect fractures and dislocations of the lower cervical spine. Spine 1982;7:1-27
2. Vaccaro AR, Hulbert RJ, Patel AA, et al; Spine Trauma Study Group. The subaxial cervical spine injury classification system: a novel approach to recognize the importance of morphology, neurology, and integrity of the disco-ligamentous complex. Spine 2007;32:2365-2374
3. Jacobs B. Cervical fractures and dislocations(C3-7). Clin Orthop Relat Res 1975;109:18-32
4. Bohlman HH. Acute fractures and dislocations of the cervical spine. An analysis of three hundred hospitalized patients and review of the literature. J Bone Joint Surg Am 1979;61:1119-1142
5. Harris JH, Edeiken-Monroe B. The Radiology of Acute Cervical Spine Trauma. Baltimore: Williams & Wilkins; 1987
6. Brown CV, Antevil JL, Sise MJ, Sack DI. Spiral computed tomography for the diagnosis of cervical, thoracic, and lumbar spine fractures: its time has come. J Trauma 2005;58:890-895, discussion 895-896
7. Shanmuganathan K, Mirvis SE, Levine AM. Rotational injury of cervical facets: CT analysis of fracture patterns with implications for management and neurologic outcome. AJR Am J Roentgenol 1994;163:1165-1169
8. Vaccaro AR, Madigan L, Schweitzer ME, Flanders AE, Hilibrand AS, Albert TJ. Magnetic resonance imaging analysis of soft tissue disruption sfter flexion-distraction injuries of the subaxial cervical spine. Spine 2001;26:1866-1872
9. Vaccaro AR, Nachwalter RS. Is magnetic resonance imaging indicated before reduction of a unilateral cervical facet dislocation? Spine 2002;27:117-118
10. Holdsworth F. Fractures, dislocations, and fracture-dislocations of the spine. J Bone Joint Surg Am 1970;52:1534-1551
11. Ivancic PC, Pearson AM, Tominaga Y, Simpson AK, Yue JJ, Panjabi MM. Mechanism of cervical spinal cord injury during bilateral facet dislocation. Spine 2007;32:2467-2473
12. Darsaut TE, Ashforth R, Bhargava R, et al. A pilot study of magnetic resonance imaging-guided closed reduction of cervical spine fractures. Spine 2006;31:2085-2090
13. Eismont FJ, Arena MJ, Green BA. Extrusion of an intervertebral disc associated with traumatic subluxation or dislocation of cervical facets. Case report. J Bone Joint Surg Am 1991;73:1555-1560
14. Grauer JN, Vaccaro AR, Lee JY, et al. The timing and influence of MRI on the management of patients with cervical facer dislocations remains highly variable: a survey of members of the Spine Trauma Study Group. J Spinal Disord Tech 2009;22:96-99
15. Wing P, Dalsey W, Alvarez E. Early acute management in adults with spinal cord injury: a clinical practice guideline for healthcare professionals. Consortium for spinal cord medicine guideline. 2008;31:408-479
16. Graham AW, Swank ML, Kinard RE, Lowery

GL, Dials BE. Posterior cervical arthrodesis and stabilization with a lateral mass plate. Clinical and computed tomographic evaluation of lateral mass screw placement and associated complications. Spine 1996;21:323-328, discussion 329

17. Kwon BK, Fisher CG, Boyd MC, et al. A prospective randomized controlled trial of anterior compared with posterior stabilization for unilateral facet injuries of the cervical spine. J Neurosurg Spine 2007;7:1-12

18. Coe JD, Warden KE, Sutterlin CE III, McAfee PC. Biomechanical evaluation of cervical spinal stabilization methods in a human cadaveric model. Spine 1989;14:1122-1131

19. Duggal N, Chamberlain RH, Park SC, Sonntag VK, Dickman CA, Crawford NR. Unilateral cervical facet dislocation: biomechanics of fixation. Spine 2005;30:E164-E168

20. Paxinos O, Ghanayem AJ, Zindrick MR, et al. Anterior cervical discectomy and fusion with a locked plate and wedged graft effectively stabilizes flexion-distraction stage-3 injury in the lower cervical spine: a biomechanical study. Spine 2009;34:E9-E15

21. Henriques T, Olerud C, Bergman A, Jónsson H Jr. Distractive flexion injuries of the subaxial cervical spine treated with anterior plate alone. J Spinal Disord Tech 2004;17:1-7

22. Reindl R, Ouellet J, Harvey EJ, Berry G, Arlet V. Anterior reduction for cervical spine dislocation. Spine 2006;31:648-652

23. Garvey TA, Eismont FJ, Roberti LJ. Anterior decompression, structural bone grafting, and Caspar plate stabilization for unstable cervical spine fractures and/or dislocations. Spine 1992;17(10,Suppl): S431-S435

24. Razack N, Green BA, Levi AD. The management of traumatic cervical bilateral facet fracture-dislocations with unicortical anterior plates. J Spinal Disord 2000;13:374-381

25. Brodke DS, Anderson PA, Newell DW, Grady MS, Chapman JR. Comparison of anterior and posterior approaches in cervical spinal cord injuries. J Spinal Disord Tech 2003;16:229-235

26. Song KJ, Lee KB, Kim SR. Availability of anterior cervical plating according to the severity of injury in distractive flexion injury in lower cervical spine. J Korean Orthop Assoc 2005;40:195-202

27. Johnson MG, Fisher CG, Boyd M, Pitzen T, Oxland TR, Dvorak MF. The radiographic failure of single segment anterior cervical plate fixation in traumatic cervical flexion distraction injuries. Spine 2004;29: 2815-2820

28. Nassr A, Lee JY, Dvorak MF, et al. Variations in surgical treatment of cervical facet dislocations. Spine 2008; 33:E188-E193

29. Du W, Wang C, Tan J, Shen B, Ni S, Zheng Y. Management of subaxial cervical facet dislocation through anterior approach monitored by spinal cord evoked potential. Spine 2014;39:48-52

30. Allred CD, Sledge JBC. Irreducible dislocations of the cervical spine with a prolapsed disc: preliminary results from a treatment technique. Spine 2001;26: 1927-1930, discussion 1931

31. Biffl WL, Ray CE Jr, Moore EE, et al. Treatment-related outcomes from blunt cerebrovascular injuries: importance of routine follow-up arteriography. Ann Surg 2002;235:699-706, discussion 706-707

32. Lebl DR, Bono CM, Velmahos G, Metkar U, Nguyen J, Harris MB. Vertebral artery injury associated with blunt cervical spine trauma: a multivariate regression analysis. Spine 2013; 38:1352-1361

33. Paulus EM, Fabian TC, Savage SA, et al. Blunt cerebrovascular injury screening with 64-channel multidetector computed tomography: more slices finally cut it. J Trauma Acute Care Surg 2014;76:279-283, discussion 284-285

34. Kennedy F, Lanfranconi S, Hicks C, et al; CADISS Investigators. Antiplatelets vs anticoagulation for dissection: CADISS non-randomized arm and meta-analysis.Neurology 2012;79:686-689

35. Biffl WL, Moore EE, Elliott JP, et al. The devastating potential of blunt vertebral arterial injuries. Ann Surg 2000;231:672-681

12

颈胸结合部损伤

原著 Ripul Rajen Panchal
翻译 刁垠泽　审校 孙　宇

■ 引言

颈胸结合部（cervicothoracic junction，CTJ）损伤并不多见。据报道，CTJ损伤占所有颈椎损伤的2%~9%[1~3]，但由于在初步的病情评估时常未能诊断CTJ损伤，所以其实际发生率难以确定。确诊患者中，神经功能受损的比例很高（59%~83%）[1,2,4]。CTJ损伤的最常见原因是机动车事故以及高处坠落伤导致的骨折脱位（图12.1）[1,5]。医生在对高能量创伤患者进行初步病情评估时应保持高度警惕。对于CTJ损伤，尽早确诊是关键，从而确定合理的处理方案并获得理想的预后[1,3]。

■ 临床解剖

CTJ是脊柱中独特的区域，包括C7和T1椎体和椎间盘（图12.2）。然而，由于此区域解剖和生物力学的变异，累及CTJ的问题常涉及C7~T3[6]。CTJ是从柔韧而前凸的颈椎向僵硬而后凸的胸椎过渡的一个区域。这种脊柱曲度和刚度的改变使CTJ成为一个高应力区域，在遭受外伤时容易发生不稳定。CTJ还是骨骼形态的过渡区域[7]，颈椎的侧块结构趋于变小并转变为上胸椎较宽大的椎弓根结构，这些变化对于内固定和稳定来说都是一个挑战。

从生物力学上说，CTJ处于固定的胸椎与具有高度可动性的颈椎之间。与胸椎相比，CTJ承受了通过杠杆作用所

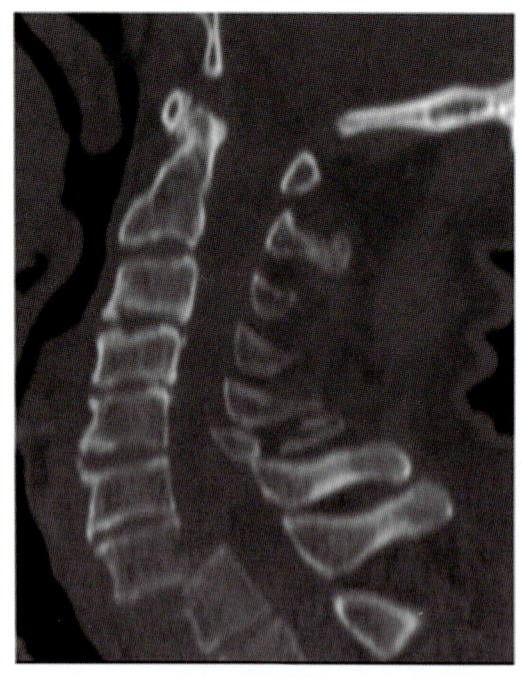

图12.1　正中矢状位CT重建显示颈胸段（CTJ）在C7~T1水平的骨折脱位

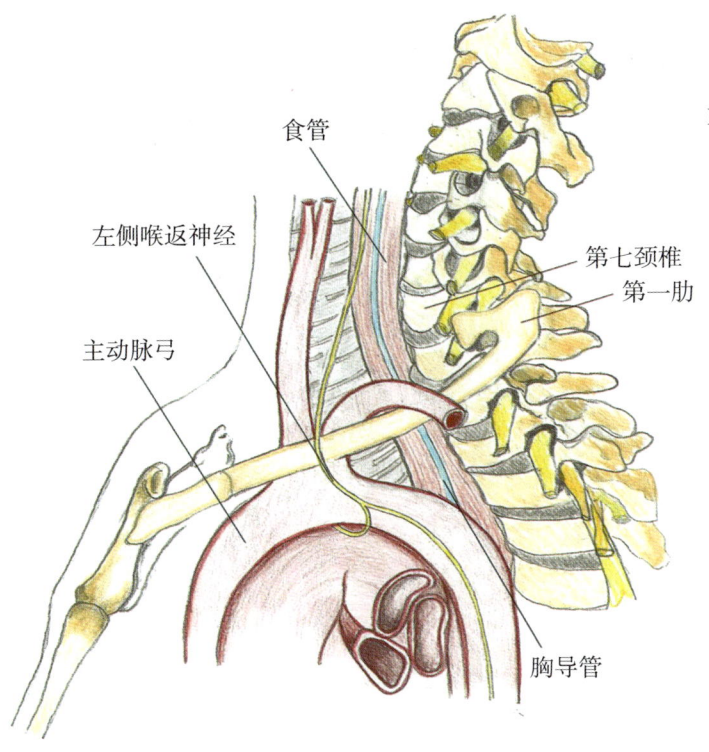

图 12.2 颈胸段示意图（Avani R. Panchal 绘制）

产生的巨大外力。尤其是之前接受过脊椎融合术治疗的患者，即使受到轻微创伤，此区域也容易出现后方内固定的失败（图 12.3）。

诊断

病史和体格检查

尽管 CTJ 损伤的发生率较低，然而 CTJ 损伤伴发神经功能受损的概率较高，而且受损程度往往严重。Nichols 等[1]回顾了 397 例颈椎外伤患者，其中 37 例确诊为 CTJ 损伤；这 37 例患者中的 22 例（59%）有神经功能受损，而这 22 例中的 12 例（55%）为四肢瘫或截瘫。Chen 和 Eismont[7] 报道 18 例患者中的 15 例（83%）有神经功能受损，而这 15 例中的 10 例（67%）为完全性脊髓损伤。严重脊髓损害的高发生率源于脊髓—椎管比的高比值，脊髓在脱位型损伤下因此易于严重受损。此外，此区域脊髓的血供也很有限[4]。

CTJ 损伤患者最常见的主诉是疼痛[8]。基于 CTJ 损伤的机制，多数患者为该区域的整体性损伤，而单独出现神经根受损表现的很少见[9]。临床医生应当进行 CTJ 区域的触诊以发现触痛点或脱位形成的"台阶"[7]。患者在检查中可能表现脊髓损害的征象：上运动神经元体征，肌力下降，病理反射（如 Babinski 征）以及括约肌功能障碍。然而，如伴有中枢神经系统其他区域受损，或在药物、麻醉品的影响下，这些特征可能难以被

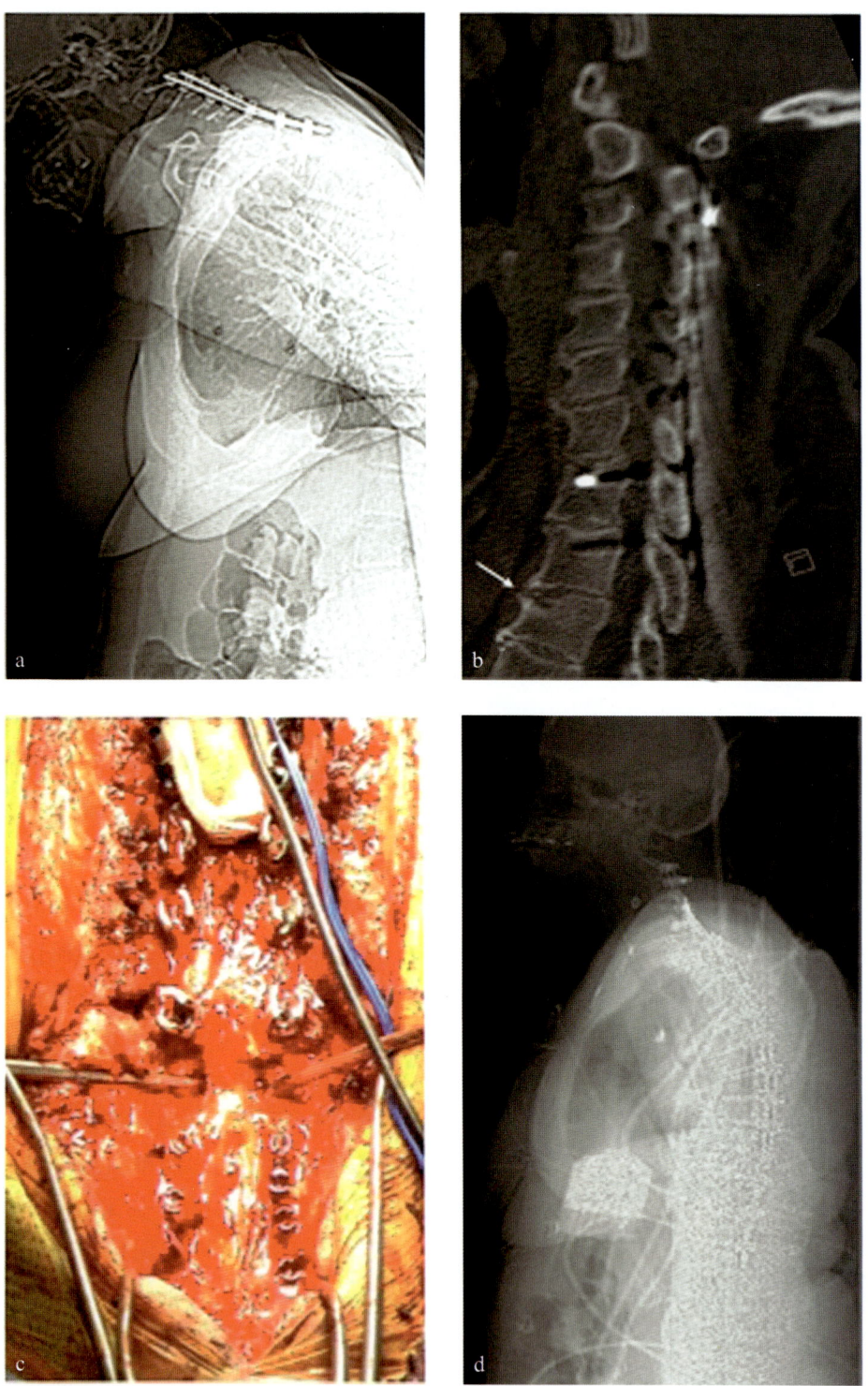

图 12.3 侧位 X 线片（a）和侧位 CT 重建（b）显示 T3 骨折（箭头所示），伴 CTJ 内固定失败导致后凸畸形。术中照片（c）和术后侧位 X 线片（d）显示经 T1 椎弓根截骨，由于前方入路显露范围有限而采用单纯后方入路矫正 CTJ 畸形

确定。在 Nichols 等[1]的研究中，9 例（24%）患者并无疼痛或神经损害表现，7 例（19%）由于颅脑损伤或药物滥用而出现了神智改变。因此，对创伤患者进行评估时，充分的影像学检查非常重要。

诊断相关检查

在急诊室经常采用的正侧位 X 线检查中，CTJ 是难以清晰显示的区域。游泳位 X 线片可显示 CTJ 的顺列，但是对于肥胖患者，这样的投照位置也很难完成，对于短颈或双肩较高的患者也难以达到目的。Evans[2]的研究中，就诊时有近三分之二的患者被误诊，1 例患者在活动后出现截瘫时才确诊。Kaneriya 等[10]发现 196 例患者中有 50 例（26%）在常规的三个投照位 X 线片上未能显示 CTJ。据估计，CTJ 损伤患者发生跳跃性损伤的风险可高达 15%。当疑有 CTJ 损伤时，尤其是高能量创伤患者，临床检查或 X 线片检查因伴随的损伤、药物滥用或患者体质的影响而不能提供足够信息时，应考虑进行 CT 或 MRI 检查。

高分辨率、多层螺旋 CT 由于其速度、敏感度和准确度已成为大型一级创伤中心影像检查的模式化检查手段，尤其有助于发现 CTJ 损伤。CT 重建图像易于显示在 X 线片上被忽略的后方骨结构的轻微损伤[7]。MRI 有助于确定软组织损伤，包括椎间盘突出、韧带损伤和神经损伤。对于神志清醒的患者，在闭合复位前进行 MRI 是否有益尚不明确[11]。CT 血管造影或 MRI 血管造影可能有助于确定局部血管破裂。

治疗

CTJ 损伤包括韧带损伤、椎间盘破裂、骨折（椎体、椎弓、小关节）以及脱位。Vaccaro 等[12]描述了下颈椎损伤的分级标准，该标准从形态学、椎间盘韧带复合体以及神经功能状态进行评估。从这三个方面评估得到的加权评分确定损伤的严重程度，并依此选择治疗方法（≤3 分，非手术，4 分，"灰色区"；≥5 分，手术）。下颈椎骨折的 AO 分级系统以 Magerl 研究小组[13, 14]最早描述的胸腰椎分级为基础，并根据形态学将损伤分为三种类型：A 型，压缩性损伤；B 型，分离性损伤；C 型扭转性损伤。然而，没有专门针对 CTJ 损伤的分级。

图 12.4 提供了一种有助于为 CTJ 损伤患者选择治疗方法的流程图。稳定性损伤采用支具治疗，但是必须进行随访，以便发现迟发性不稳定的患者，对单纯韧带损伤的患者尤其应当注意。半脱位

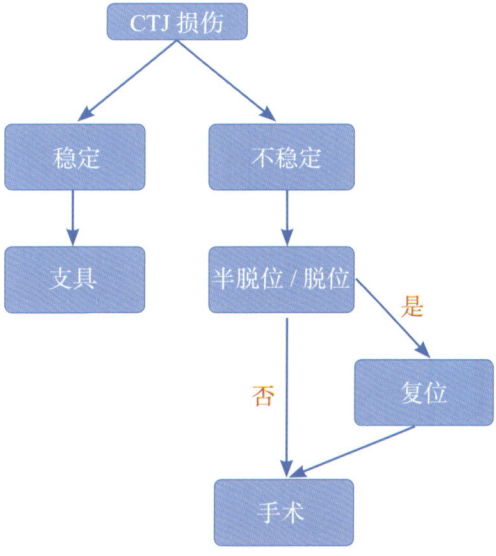

图 12.4 CTJ 损伤的基本处理流程

或脱位的CTJ损伤需要立刻进行复位，以达到神经减压的目的。

非手术治疗

在棘突骨折、侧块骨折、压缩骨折但无畸形、半脱位但尚属稳定性损伤的情况下，应考虑行支具外固定或者头环背心制动。颈胸支具或头环背心可以提供足够的稳定性。然而，X线片上（尤其是直立位摄片）后凸超过11°，或半脱位超过3.5 mm，应考虑存在不稳定[15]。对于CTJ损伤造成脱位的情况，必须进行早期闭合复位和固定。用Gardner-Wells颅骨牵引弓或头环可以达到140 lb（约63.5 kg）以上的牵引重量[4, 16]。如果闭合复位失败，应立刻进行手术复位。

手术入路

CTJ损伤手术治疗的目的是神经系统减压，恢复脊柱顺列，稳定CTJ。手术入路可采用腹侧、背侧或腹背联合入路（表12.1）。神经受压的部位决定了减压手术的入路[7]。尽管手术技术和内置物已有很大改进，但仍尚未确认最佳入路。手术入路的选择取决于术者对患者临床、影像学情况（受损的脊柱节段，神经受压的方向，必须显露的结构，患者体质情况）的理解，以及术者对手术技术和内置物系统的熟悉程度[6]。如果有相应指征，可以采用术中牵引，以10 lb（约4.5 kg）作为起始重量，自头端向足端每增加一个节段就增加5 lb（约2.3 kg）的牵引重量。术中必须应用神经电生理手段监测脊髓和神经根的完整性。

腹侧入路

腹侧入路对CTJ区的显露有限，CTJ被骨性（胸骨柄、胸锁关节、锁骨内侧部）和非骨性（血管和非血管）结构包绕（图12.2）。血管结构包括多根大血管（左锁骨下静脉、左头臂静脉、左颈总动脉、锁骨下动脉和主动脉弓）。非血管结构包括气管、食管、喉返神经、胸导管等。此外，CTJ从前凸的颈椎过渡为后凸的胸椎，使得近端胸椎体位置深在，腹侧显露有限。

表12.1 CTJ损伤的手术入路

	下颈椎切口	下颈椎延长切口	后路切口	后路延长切口
切口描述	横切口或纵切口（胸锁乳突肌内侧）	经胸骨柄；经胸骨	中线	肋横突切除入路；侧方胸腔外入路
图示	图12.5	图12.6	图12.7	图12.8
指征	显露C7~T1	显露C7~T1以远	后方减压、固定	前路和后路固定
优点	熟悉，可行前柱重建	直视硬膜囊，可行前柱重建	熟悉	避开重要结构；可行前柱重建
缺点	可能损伤重要结构	可能损伤重要结构；并发症多	不能重建前柱	并发症多（肺部）

12 颈胸结合部损伤

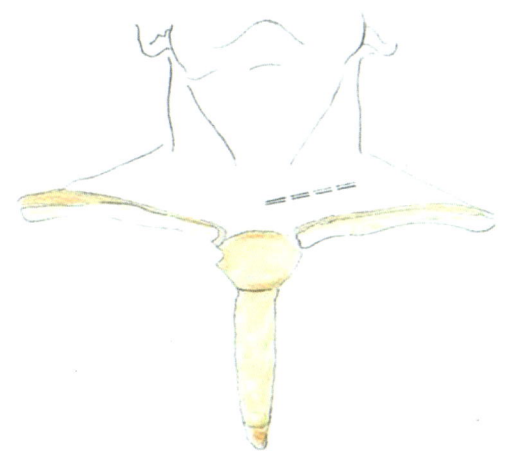

图 12.5　下颈椎横形或纵形（胸锁乳突肌内侧）切口治疗 CTJ 损伤（Avani R. Panchal 绘制）

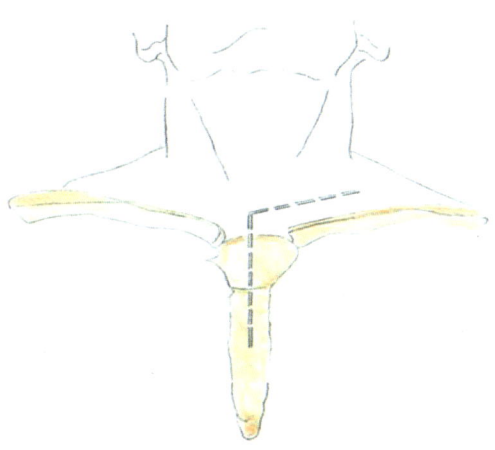

图 12.6　下颈椎经胸骨柄—胸骨延长切口治疗 CTJ 损伤（Avani R. Panchal 绘制）

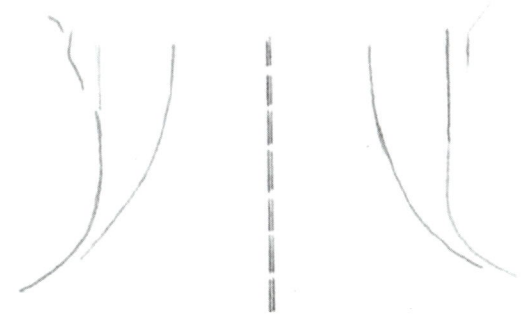

图 12.7　后方中线入路治疗 CTJ 损伤（Avani R. Panchal 绘制）

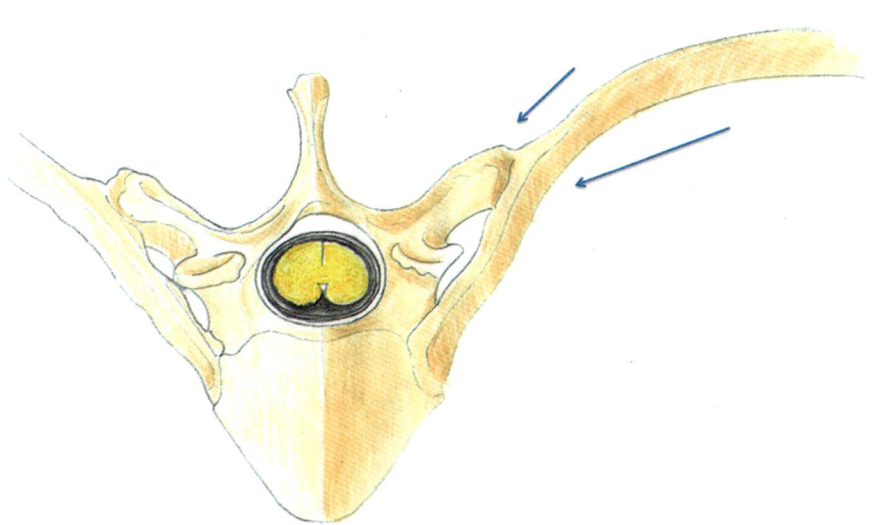

图 12.8　后方扩大切口切除肋横突入路（短箭头），侧方胸腔外入路（长箭头）治疗 CTJ 损伤（Avani R. Panchal 绘制）

135

许多脊柱外科医生熟悉标准的 Smith-Robinson 前内侧入路或下颈椎前方入路。左侧入路较好，因为喉返神经走行更为规律，但是该入路存在损伤胸导管的可能。该技术在多数病例可以达到 C7~T1。短颈、近胸段后凸或高肩胛的患者可能需要延长该入路的切口。制订术前计划时，术者应在矢状位图像上平行于最低位的目标椎间隙的椎间盘线（图 12.9）；如果腹侧的骨性结构（胸骨柄、第一肋骨或胸锁关节）位于此线头侧，术者应准备做类似下颈椎前方入路的延长切口（经胸骨柄或经胸骨），或者考虑行后方入路[17]。

下颈椎延长入路通常可显露至 T3[18]。切口沿中线向下延伸达胸骨柄，必要时进一步延伸至胸骨体，呈曲棍球棒形。对于经胸骨柄的延长切口，截骨应偏向左侧，包括胸骨柄和左侧锁骨靠中线的一部分。胸骨柄和胸锁关节可以作为一个整体掀开，但应保留胸锁乳突肌的附着。对局部的非骨性结构须仔细辨认并小心分离。喉返神经走行于气管食管间。进一步延长切口使截骨范围包括胸骨体，可以显露 CTJ 以下的区域。

下颈椎延长切口相关并发症的发生率较高，所以该入路应只用于特定病例。如有可能，应咨询专门从事切口显露的外科医师。应充分研究术前影像资料以确定相关的解剖结构，从而防止发生并发症。此外，单纯前路的稳定性可能并不能满足 CTJ 对生物力学的要求，应辅以后方的固定。单纯前路固定的失败率高达三分之一[19]。

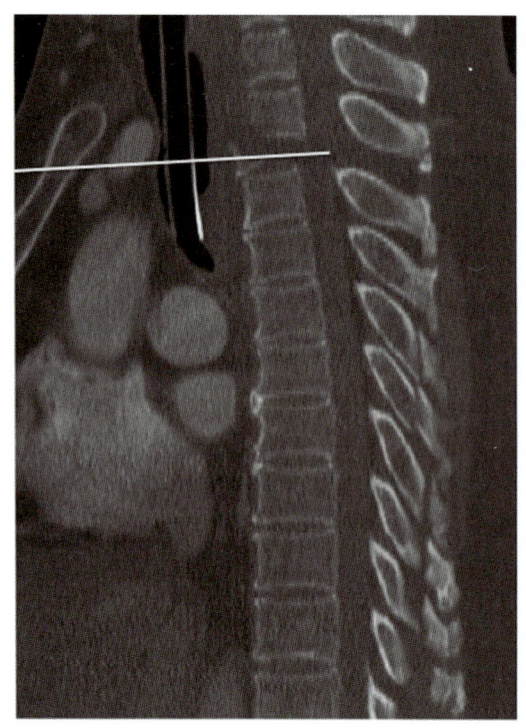

图 12.9 正中矢状位 CT 重建示椎间盘线，提示应行腹侧延长切口显露此区域

背侧入路

背侧入路是所有脊柱外科医师的主要入路。背侧入路技术可以不受脊柱节段的限制进行减压、复位和固定，而腹侧入路即使延长切口也只能对腹侧脊柱进行有限显露。行 CTJ 椎板切除、后方减压时，应同时给予固定以防止后凸畸形[6]。该切口的扩大显露是后侧方入路：经椎弓根入路，肋横突切除入路，以及侧方胸腔外入路。经椎弓根入路可以完成侧方减压（图 12.3 c，d）。切除肋横突入路还要切除横突、2~3 cm 的肋骨近段和椎弓根，可以到达脊髓前外侧。侧方胸腔外入路（需要切除更长的肋骨）可以完成同侧的腹侧减压和前柱重建。采用双

侧的侧方胸腔外入路可以对硬膜囊进行环形减压，但对技术要求较高。Resnick 和 Benzel[20] 报道不良事件发生率很高（55%），尤以肺部事件最常见。背侧入路是多数脊柱外科医师手术治疗 CTJ 损伤的首选入路，因为可以在一个切口内完成减压、复位、固定等操作。

本章小结

CTJ 是一个独特的过渡区，发生于此区域的损伤并不常见，但发生损伤时常伴有严重的神经损害。CTJ 损伤不易诊断，需要 CT 和 MRI 检查。尽早诊断并纠正脱位可能改善临床预后。然而，已发生完全性脊髓损伤者预后差。稳定的 CTJ 损伤应考虑行非手术治疗，如支具固定，但应密切随访以发现迟发性不稳定。不稳定性损伤需要手术治疗，采用腹侧、背侧或联合入路进行神经减压，恢复脊柱顺列并稳定 CTJ。尽管手术技术和内固定器械均已有很大进步，预防并发症仍要依靠术者根据术前影像资料对相关解剖有充分的认识，并且根据术者的经验选择手术入路。由于该区域结构复杂，发生严重并发症的潜在风险较高，CTJ 损伤的显露需要谨慎小心。

> **要点**
> - 对高能量损伤患者进行评估时，医生应对 CTJ 损伤保持高度警惕，直到有足够的影像学证据能够排除此类损伤。
> - 早期闭合复位和脊髓减压可能改善预后。
> - 手术入路（腹侧、背侧或两者联合）应根据临床和影像学表现以及术者对不同入路的经验来确定。

> **难点**
> - 不要满足于对 CTJ 区域显示不佳的影像。
> - 不要在没有神经电生理监测的情况下为神经功能正常的患者实施手术。
> - 不要只做 CTJ 的背侧减压而不做固定。
> - 单纯韧带损伤会造成不稳定，需要进行固定。

致　谢

感谢 Avani R. Panchal 为本章绘图。

参考文献

5 篇 "必读" 文献

1. Nichols CG, Young DH, Schiller WR. Evaluation of cervicothoracic junction injury. Ann Emerg Med 1987; 16:640-642
2. Evans DK. Dislocations at the cervicothoracic junction. J Bone Joint Surg Br 1983;65:124-127
3. Amin A, Saifuddin A. Fractures and dislocations of the cervicothoracic junction. J Spinal Disord Tech 2005;18:499-505
4. An HS, Vaccaro A, Cotler JM, Lin S. Spinal disorders at the cervicothoracic junction. Spine 1994; 19:2557-2564
5. Lenoir T, Hoffmann E, Thevenin-Lemoine C, Lavelle G, Rillardon L, Guigui P. Neurological and functional outcome after unstable cervicothoracic junction injury treated by posterior reduction and synthesis. Spine J 2006; 6:507-513

6. Wang VY, Chou D. The cervicothoracic junction. Neurosurg Clin N Am 2007;18:365-371
7. Chen J, Eismon FJ. Cervicothoracic trauma: diagnosis and treatment Semin Spine Surg 2005; 17:84-90
8. Sapkas G, Papadakis S, Katonis P, Roidis N, Kontakis G. Operative treatment of unstable injuries of the cervicothoracic junction. Eur Spine J 1999;8:279-283
9. Rao R. Neck pain, cervical radiculopathy, and cervical myelopathy: pathophysiology, natural history, and clinical evaluation. J Bone Joint Surg Am 2002;84-A:1872-1881
10. Kaneriya PP, Schweitzer ME, Spettell C, Cohen MJ, Karasick D. The cost-effectiveness of oblique radiography in the exclusion of C7-T1 injury in trauma patients. AJR Am J Roentgenol 1998; 171:959-962
11. Gelb DE, Hadley MN, Aarabi B, et al. Initial closed reduction of cervical spinal fracture-dislocation injuries. Neurosurgery 2013; 72(Suppl 2):73-83
12. Vaccaro AR, Hulbert RJ, Patel AA, et al; Spine Trauma Study Group. The subaxial cervical spine injury classification system: a novel approach to recognize the importance of morphology, neurology, and integrity of the disco-ligamentous complex. Spine 2007;32:2365-2374
13. Gertzbein SD. Scoliosis Research Society. Multicenter spine fracture study. Spine 1992;17:528-540
14. Magerl F, Aebi M, Gertzbein SD, Harms J, Nazarian S. A comprehensive classification of thoracic and lumbar injuries. Eur Spine J 1994;3:184-201
15. White AA, Panjabi MM. Clinical Biomechanics of the Spine, 2nd ed. Philadelphia: Lippincott; 1990
16. Cotler JM, Herbison GJ, Nasuti JF, Ditunno JF Jr, An H, Wolff BE. Closed reduction of traumatic cervical spine dislocation using traction weights up to 140 pounds. Spine 1993; 18:386-390
17. Karikari IO, Powers CJ, Isaacs RE. Simple method for determining the need for sternotomy/manubriotomy with the anterior approach to the cervicothoracic junction. Neurosurgery 2009;65(6,Suppl):E165-E166, discussion E166
18. Kaya RA, Türkmenoğlu ON, Koç ON, et al. A Perspective for the selection of surgical approaches in patients with upper thoracic and cervicothoracic junction instabilities. Surg Neurol 2006;65:454-463. discussion 463
19. Boockvar JA, Philips MF, Telfeian AE, O'Rourke DM, Marcotte PJ. Results and risk factors for anterior cervicothoracic junction surgery. J Neurosurg 2001;94(1,Suppl):12-17
20. Resnick DK, Benzel EC. Lateral extracavitary approach for thoracic and thoracolumbar spine trauma: operative complications. Neurosurgery 1998;43:796-802, discussion 802-803

13

颈椎外伤合并强直性脊柱炎或弥漫性特发性骨肥厚症

原著 Jorrit-Jan Verlaan, F. Cumhur Öner
翻译 潘胜发 审校 孙 宇

■ 引言

在急诊室评估创伤患者的过程中，必须有效保护患者颈椎，直到完全排除颈椎骨折和韧带损伤[1]。初步评估伤情和处理危及生命的损伤后，才能处理颈椎损伤。了解患者基本信息、受伤机制、体格检查和影像学检查，确认所有信息真实可靠，有助于我们判断患者是否有严重颈椎外伤。有时这些信息会误导我们判断颈椎外伤的程度，带来误诊或未能及时正确诊断，使患者疗效不佳。例如，如脊柱强直的患者病变已经发展到颈椎，一旦发生颈椎外伤，其损伤机制和影像学表现与普通患者有明显差别[2,3]。脊柱强直包括两种病理改变：强直性脊柱炎（AS）和弥漫性特发性骨肥厚症（DISH）。AS 和 DISH 的存在均会严重影响颈椎外伤患者诊断、治疗、康复和最终疗效[4]。本章讨论 AS 和 DISH 如何影响颈椎外伤患者的处理过程，从院前急救到患者转出及随访。

■ 脊柱强直疾患的病因学和流行病学

AS 和 DISH 是我们定义明确但却了解甚少的两种累及脊柱的疾病[5,6]。虽然这两种疾病致病机制不同，但结果都是脊柱的进行性强直（脊柱节段融合）。AS 是一种系统性炎症，表现为血清学阴性脊柱关节炎，可以累及脊柱、周围关节及非骨骼系统。AS 典型病理改变是渐进性关节软骨破坏，从骶髂关节到关节突关节，直到椎间隙消失、脊柱与骨盆环融合[5]。尽管有研究揭示本病的一些基因学特征，但我们仍不了解最终导致关节破坏的整个过程。患者常见症状是脊柱疼痛、僵直和乏力，男性患者高发，一般 20~30 岁起病，发病率为 0.1%~1.4%[5]。AS 的发展和显现方式多种多样，从发病到出现临床症状潜伏期可以很长。对可疑 AS 患者，应该摄取全脊柱包括骨盆的正侧位 X 线片检查，早期患者可能只能从 CT 或 MRI 上发现病变。患者有临床症状并符合人口统计学特征，结合影像学早期表现如骶髂关节炎、晚期表现如骶髂关节强直，可以做出 AS 诊断。AS 的治疗是多方面的，某些药物治疗被证实可以减缓疾病发展，包括非甾体类抗炎药、免疫抑制剂和肿瘤坏死因子——α 受体阻滞剂[7]。

DISH 特点完全不同，表现为脊柱和脊柱外韧带的骨化，而关节面不受累[8]。DISH 是基于轻度炎性病变的系统性疾病，可能与 2 型糖尿病、动脉粥样硬化和心血管疾病有关[6, 9]。DISH 发病率统计差异性很大，从 2.9%~30%。影响这一数据的因素很多，包括地域差异（可能与某些基因有关）、抽样人群偏差以及不同方法的影像学检查[10]。多数患者没有临床症状，所以个体间差异并不影响 DISH 的诊断。常见非特异性症状是背痛和脊柱僵硬，只有少数患者在颈椎前方形成巨大骨赘时可以出现吞咽困难[11]。

Resnick 和 Niwayama 团队[8]提出的 DISH 诊断标准被大家广泛采用：骨化波及连续 4 个以上椎体并且没有脊椎关节炎、椎间盘退变和强直性脊柱炎。CT 检查被认为是影像学诊断的金标准。DISH 骨形成过程中，如果诊断模棱两可，治疗主要是应用止痛药物缓解患者脊柱疼痛，以及治疗少数患者的吞咽困难[12]，极少数患者在切除颈椎骨化块时需要充足的营养支持[11]。因为 DISH 与很多代谢疾病有关，所以将来这类患者会越来越多。

■ 脊柱强直的生物力学特征

健康颈椎的柔韧结构可以将创伤能量分散到多个椎节，外力达到一定程度后可以引起骨折或韧带撕裂。在 AS 或 DISH 的进展期，脊柱柔韧性丧失[3]。通过患者颈椎侧位片或矢状位 CT 重建影像，可以很直观地发现 AS 或 DISH 对颈椎生物力学的影响。AS 患者椎间隙和关节突关节间隙完全消失，颈椎成为一体，生物力学特征与长管状骨一样[3]。DISH 患者骨化主要在前纵韧带，也可累及后纵韧带、黄韧带、棘间韧带和棘上韧带[13]，虽然关节突关节和椎间盘不受累，但是随着形成骨桥的节段越来越多，颈椎逐渐变强直。在 AS 和 DISH 进展过程中，可以出现继发性关节强直，包括因为应力遮挡形成的椎体骨赘（DISH 引起的骨沉积可以干扰正常骨密度测定）和周围软组织萎缩[14, 15]。在 AS 和 DISH 的长期影响下，颈椎脆化并且僵硬，局部骨质疏松，最终表面被丧失功能的软组织覆盖。更为严重的是，多节段融合使得力臂变长，轻微外力即可造成骨结构的扭曲变形[16]。多位作者的研究都证实了这一点，低能量损伤可以造成脊椎强直患者骨折，如从坐位/站立位摔倒或低速车祸伤[3]。损伤过程中，局部能量达到峰值时会引起颈椎骨折，类似股骨这种长管状骨骨折，骨折端处连续性完全中断[17]。由于周围软组织的功能丧失（因萎缩或受脊柱病变的累及），强直的脊柱发生骨折后容易出现早期脱位及继发性不稳定（图 13.1，图 13.2）。根据 AO 脊柱骨折分型，这类患者最常见的两种骨折类型为过伸型损伤的 B3 型和旋转剪切损伤的 C 型[17]。骨折易出现在多节段融合脊柱的中间部位或边缘，根据 AO 脊柱骨折分类，这类骨折都是不稳定骨

13 颈椎外伤合并强直性脊柱炎或弥漫性特发性骨肥厚症

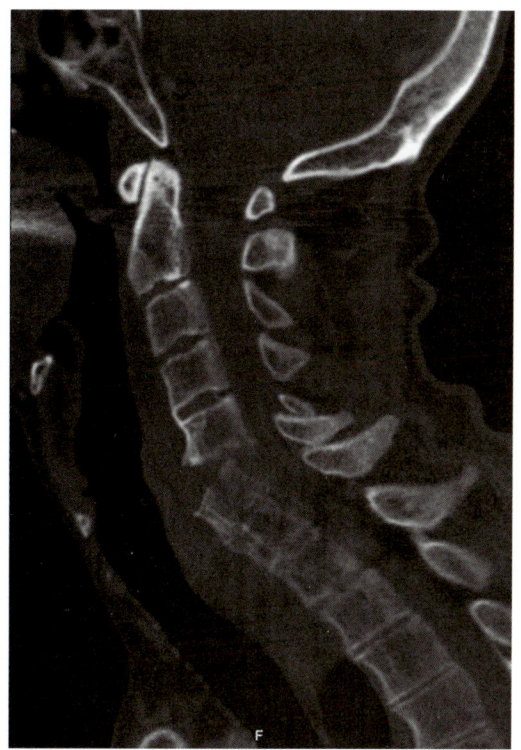

图 13.1 61 岁男性强直性脊柱炎患者在人行道上被车撞伤,中矢状位 CT 重建示过伸型骨折,C 型骨折,严重成角和脱位。患者就诊时的神经功能依据美国脊柱损伤(ASIA)分型为 A 型

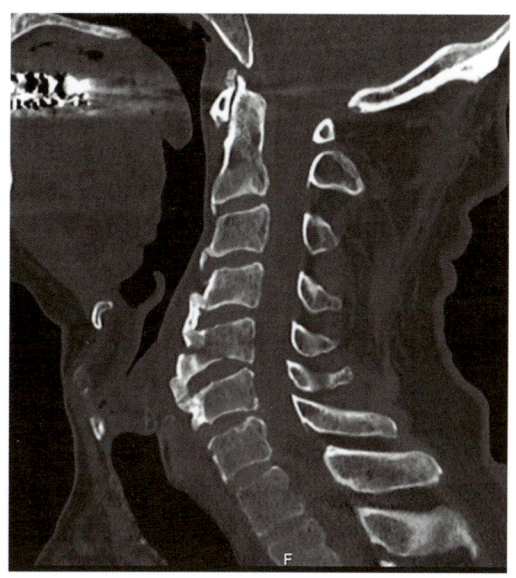

图 13.2 60 岁男性弥漫性特发性骨肥厚症患者从三节矮楼梯上滑倒,中矢状位 CT 重建示 C5 B3 型骨折。患者就诊时神经功能正常

折,最佳治疗方法是手术内固定,复位不当和外固定后最终还是需要手术来处理。另外,伤后直接导致或处理不当引起脊柱椎管力线不佳,容易合并原发性或继发性神经损伤[3]。

■ 颈椎强直骨折患者的院前评估和转运

很多现代创伤急救指南指出,急救的第一步是在建立并维持创伤患者的呼吸道通畅后实现颈椎制动[1]。为了制动颈椎,通常给患者佩戴硬质颈围领,并用头部固定器固定头部,再把患者平放在一个长脊柱板上牢牢束缚住,以便于长途转运时保护好脊柱。尽管这些措施可以为很多不稳定脊柱骨折患者提供保护,但对伴随颈椎强直患者却可能是有害的[3]。许多 AS 患者在颈胸结合部或胸段发展为脊柱后凸畸形,DISH 患者虽然不像 AS 患者那么明显,但是因为颈椎僵直固定,不能在后方施加主/被动的复位力量。这类患者如果被强行固定在直板上,不仅可能使患者不适,如果患者有急性骨折还可以造成骨折脱位的进一步恶化,甚至医源性脊髓损伤。有文章报道 AS 患者躺在专用脊柱板上接受其他手术后,出现脊柱骨折和医源性四肢瘫痪,这似乎让人难以理解[18]。转运合并或疑有 AS 的脊柱损伤患者时,需要小心地把患者置于脊柱平板上,并尽可能用真空床垫、枕头或沙袋固定患者的脊柱，使患者处于舒适体位[3]。

颈椎强直患者发生创伤时，如何开放并维持气道至今仍是对急诊医生的巨大挑战[19]。许多因素可以造成脊柱强直患者困难插管，包括短颈、开口困难、肥胖、颈椎前方大骨赘以及可能存在的颈椎骨折。如果此类患者需要插管，则不如首先建立面罩通气通道，等待更有经验的医生或应用纤维支气管镜等专门设备。脊柱强直患者发生脊柱骨折后，神经损伤的表现可以从较轻的间断刺痛到严重的四肢完全瘫痪。近期研究表明，57%AS 患者和 30%DISH 患者出现脊柱骨折，在入院时就有神经损伤。在早期院前评估阶段，即使粗略的感觉运动功能查体也有助于确定脊柱功能，对临床诊断和手术计划的制订至关重要。

■ 颈椎强直骨折的处理原则

考虑到 AS 和 DISH 的患者颈椎生物理学特性类似长管状骨，所以针对长管状骨骨折的部分治疗原则也适用于颈椎强直骨折患者[20]。众所周知，长管状骨骨折的愈合过程中，骨表面软组织的完整性至关重要。它会为骨折愈合提供营养，并且防止微生物侵入。另外，为了使长管状骨骨折在可接受的位置上愈合，骨折端需要某种方式的固定。骨折预期的愈合有直接愈合和间接愈合两种，决定了我们采用哪种固定方式：相对固定（管型石膏、髓内针）或绝对固定（加压接骨板）[20]。粉碎性骨折的愈合是间接性的：先在骨折断端间形成血肿，进而血肿机化，最后形成骨痂。由于长管状骨的力臂长，不管采用哪种固定方式都要求沿着长轴方向的大范围固定，以避免因为螺钉拔出造成内固定失败（或者保守治疗患者因为不恰当的石膏外固定失败引起骨折块移位）。强直的颈椎骨折的愈合过程与长骨间接愈合方式类似而需要相对固定，借助沿着长轴的固定针以"桥接接骨板"的模式固定[20]。

据以往经验，骨折头尾侧各固定 3 个椎节可以提供牢固的稳定性。对有脊柱强直的颈椎骨折，理想内固定系统既能在骨折端两侧提供可靠的骨把持力，又能避免局部应力增加，特别是在生物力学不稳定区域，如颈胸结合部。作者认为，上胸椎椎弓根螺钉的把持力优于 C7 螺钉（图 13.3），所以骨折远端固定到上胸椎可以使集中于颈胸段的应力分散，颈胸段运动丧失对已有强直的 AS 或 DISH 患者影响很小。根据患者骨质情况，骨折近端可以采用 4~6 枚侧块螺钉固定。C1 螺钉可以采用 Harms 置钉技术，C2 应用椎弓根螺钉技术，对下颈椎推荐使用侧块螺钉技术，即使在 AS 或 DISH 患者解剖结构异常时，也无须过度剥离不稳定颈椎的软组织，安全有效且简便易行。

有脊柱强直的颈椎骨折需要复位，特别是患者有神经功能障碍时。强直颈椎的骨折的典型表现是断端头侧颈椎围绕尾侧部分旋转平移，引起颈椎曲度异常，继发椎管狭窄；如果是爆裂骨折，骨折块可以突入椎管压迫脊髓[21]。多数患者经过小心仔细的复位，使颈椎曲度恢复正常后，颈椎管可以间接得到彻底减压，从而避免颈椎椎板切除。对严重骨折脱位或骨折块引起交锁的患者，在

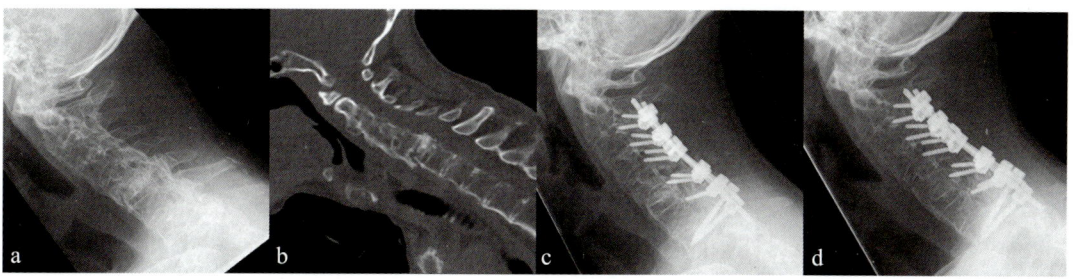

图 13.3 62 岁男性 AS 患者于站立位摔倒。（a）侧位片显示 C5-C6 局部后凸。（b）中矢状位 CT 重建示患者 C1 之外的椎节全部融合，C5-C6 脱位。（c）术后侧位片示 C3~T1 长节段固定。（d）术后 1 年侧位片示 C5-C6 融合

复位操作前应切除骨折部位的椎板，脊髓减压后再行可视下的复位操作更加安全有效[22]。强直的颈椎强直骨折的愈合是间接的，复位和固定的过程中应避免局部压缩和过牵[21]。一旦 AS 或 DISH 患者骨折得到坚强固定，骨折愈合过程很快，无须另外植入自体骨或人工骨。

强直颈椎骨折治疗的并发症

处理强直颈椎骨折时，应特别注意以下几点：首先，应尽早明确骨折的诊断[23]。不幸的是，患者延误就诊或医生延误诊断的情况时常发生。AS 或 DISH 患者对脊柱疼痛已经习惯，经常忽视一些轻微的摔倒或事故，直到症状加重才就诊。医生在行常规检查时，对 AS 或 DISH 患者影像学上的异常会判断失误。例如，此类患者如果有 B3 型骨折，一种后方结构为支点铰链的过伸型骨折，在患者仰卧或佩戴颈部支具站立的情况下摄片，在 X 线影像上骨折端可以闭合[23]。所以在通常情况下，医生遇到 AS 或 DISH 患者在外伤后主诉颈痛或脊柱疼痛时，即使外伤很轻微，也应仔细排除骨折的可能。某些骨折只能在 MRI 上发现，如果有疑问应行 MRI 检查，因为一旦漏诊，结果常是灾难性的[24]。

其次，患者到达医院后，可能因为脊柱生理曲度丢失导致脊髓损伤，患者的神经功能障碍会进一步恶化[3]。对此类外伤患者，在现场处理和转运过程中，必须注意维持整个脊柱的曲度，最好用滚木翻滚技术搬动患者。此时，最少应由 3 名（或更多）经过训练的人员实施。Halo 头颈胸外固定架可以提供坚强外固定，避免处理和转运中的二次神经损伤。尽管 Halo 头颈胸外固定架不是最终治疗手段，但有助于在手术台上固定患者体位，并在手术过程中维持颈椎曲度。

最后，应特别注意手术中的固定步骤。我们应该重视患者脊柱原有的畸形，复位后连接钉、棒应将颈椎固定于受伤前的位置，因为矫正或过度矫正后凸，患者可能无法耐受，并且会因为牵拉或者血运障碍引起医源性脊髓损伤[24]。

▪ 本章小结

AS 和 DISH 是导致颈椎强直的常见原因，随着颈椎运动节段逐渐融合，弹性降低，生物力学特征越来越像长管状骨。因为应力遮挡，强直颈椎的骨矿物质含量明显低于正常人群，对抗外力的强度也降低，即使在轻微外伤下也可发生骨折。此类患者发生外伤后，在转运和诊断过程中应仔细保护好颈椎，避免骨折脱位的加重或医源性脊髓损伤。强直颈椎的骨折在常规影像学检查时易被误诊和漏诊，患者延误就诊、影像学检查不足或不恰当以及医生延误诊断都是常见原因。

如果颈椎强直患者出现轻微外伤后颈背痛，医生应该高度怀疑脊柱骨折的存在；一旦诊断明确，处理原则与长管状骨骨折类似。手术治疗是最佳选择，Halo 头环背心或颈围领外固定不可靠，骨折脱位可以进展，并继发假关节形成或二次脊髓损伤。手术应当采用长节段桥接固定，并避免固定节段止于颈胸结合部。此类患者的疗效取决于入院时的神经功能状态以及是否避免继发性神经损伤。

要点

- 对每一例有脊柱强直而且有颈部压痛的创伤患者，保持对颈椎强直骨折的高度警惕。
- 对强直颈椎骨折提供良好保护极其重要，直到得到恰当的处理。
- 强直颈椎骨折的处理原则与长管状骨骨折相同。
- 强直颈椎骨折的早期恢复运动和行走训练对最终取得良好预后至关重要。

难点

- 强直颈椎骨折误诊可能带来灾难性后果。
- 在转运脊柱强直患者前，应当注意到此疾病并将脊柱固定在原有的畸形状态。
- 继发性神经损伤严重影响患者最终治疗效果，应该避免。

▪ 参考文献

5 篇"必读"文献

1. Navarro S, Montmany S, Rebasa P, Colilles C, Pallisera A. Impact of ATLS training on preventable and potentially preventable deaths. World J Surg 2014;38: 2273-2278
2. Caron T, Bransford R, Nguyen Q, Agel J, Chapman J, Bellabarba C. Spine fractures in patients with ankylosing spinal disorders. Spine 2010;35:E458-E464
3. Westerveld LA, van Bemmel JC, Dhert WJ, Öner FC, Verlaan JJ. Clinical outcome after traumatic spinal fractures in patients with ankylosing spinal disorders compared with control patients. Spine J 2014; 14:729-740
4. Westerveld LA, Verlaan JJ, Öner FC. Spinal fractures in patients with ankylosing spinal disorders: a systematic review of the literature on treatment, neurological status and complications. Eur Spine J 2009;18: 145-156
5. Braun J, Sieper J. Ankylosing spondylitis. Lancet 2007;369:1379-1390
6. Mader R, Verlaan JJ, Buskila D. Diffuse idiopathic skeletal hyperostosis: clinical features and pathogenic mechanisms. Nat Rev Rheumatol 2013;9:741-750

7. van den Berg R, Stanislawska-Biernat E, van der Heijde DM. Comparison of recommendations for the use of anti-tumour necrosis factor therapy in ankylosing spondylitis in 23 countries worldwide. Rheu-matology (Oxford) 2011; 50: 2270-2277
8. Resnick D, Shapiro RF, Wiesner KB, Niwayama G, Utsinger PD, Shaul SR. Diffuse idiopahtic skeletal hyperostosis (DISH) [ankylosing hyperostosis of Forestier and Rotes-Querol]. Semin Arthritis Rheum 1978; 7: 153-187
9. Senolt L, Hulejova H, Krystufkova O, et al. Low circulating Dickkopf-1 and its link with severity of spinal involvement in diffuse idiopathic skeletal hyperostosis. Ann Rheum Dis 2012; 71: 71-74
10. Westerveld LA, van Ufford HM, Verlaan JJ, Öner FC. The prevalence of diffuse idiopathic skeletal hyperostosis in an outpatient population in The Netherlands. J Rheumatol 2008;35:1635-1638
11. Verlaan JJ, Boswijk PF, de Ru JA, Dhert WJ, Öner FC. Diffuse idiopathic skeletal hyperostosis of the cervical spine: an underestimated cause of dysphagia and airway obstruction. Spine J 2011;11:1058-1067
12. Sarzi-puttini P, Atzeni F. New developments in our understanding of DISH (diffuse idiopathic skeletal hyperostosis). Curr Opin Rheumatol 2004;16:287-294
13. Verlaan JJ, Öner FC, Maat GJ. Diffuse idiopathic skeletal hyperostosis in ancient clergymen. Eur Spine J 2007;16:1129-1135
14. Westerveld LA, Verlaan JJ, Lam MG, et al. The influence of diffuse idiopathic skeletal hyperostosis on bone mineral density mea-surements of the spine. Rheumatology (Oxford) 2009;48:1133-1136
15. Diederichs G, Engelken F, Marshall LM, et al; Osteoporotic Fractures in Men Researoh Group. Diffuse idiopathic skeletal hyperostosis (DISH): relation to vertebral fractures and bone density. Osteoporos Int 2011;22:1789-1797
16. Verlaan JJ, Westerveld LA, van Keulen JW, et al. Quantitative analysis of the anterolateral ossification mass in diffuse idiopathic skeletal hyperostosis of the thoracic spine. Eur Spine J 2011;20:1471-1479
17. Vaccaro AR, Öner C, Kepler CK, et al; AOSpine Spinal Cord Injury & Trauma Knowledge Forum. AOSpine thoracolumbar spine injury classification system: fractur description, neurological starus, and key modifiers. Spine 2013;38:2028-2037
18. Danish SF, Wilden JA, Schuster J. Iatrogenic paraplegia in 2 morbidly obese patients with ankylosing spondylitis undergoing total hip arthroplasty. J Neurosurg Spine 2008;8:80-83
19. Thompson C, Moga R, Crosby ET. Failed videolaryn-goscope intubation in a patient with diffuse idiopathic skeletal hyperostosis and spinal cord injury. Can J Anaesth 2010;57:679-682
20. Williams TH, Schenk W. Bridging-minimally invasive locking plate osteosynthesis (Bridging- MILPO): technique description with prospective series of 20 tibial fractures. Injury 2008;39:1198-1203
21. Sapkas G, Kateros K, Papadakis SA, et al. Surgical outcome after spinal fractures in patients with ankylosing spondylitis. BMC Musculoskelet Disord 2009;10:96-24
22. Aoki Y, Yamagata M, Ikeda Y, et al. Failure of conservative treatment for thoracic spine fracture in ankylosing spondylitis: delayed neurological deficit due to spinal epidural hematoma. Mod Rheumatol 2013:23:1008-1012
23. Gilard V, Curey S, Derrey S, Perez A, Proust F. Cervical spine fractures in patients with ankylosing spondylitis: Importance of early management. Neurochirurgie 2014;60:239-243
24. Elgafy H, Bransford RJ, Chapman JR. Epidural hematoma associated with occult fracture in ankylosing spondylitis patient: a case report and review of the literature. J Spinal Disord Tech 2011;24:469-473

14
类风湿性关节炎和骨质疏松

原著　David T. Anderson
翻译　张凤山　　审校　孙宇

■ 引言

类风湿性关节炎（RA）是慢性炎性自身免疫性疾病，特征是对称性侵蚀性外周关节滑膜炎。全球有1%~2%的人口受累，17%~86%的患者可以累及任何关节，常早期累及颈椎[1]。该病可以导致颈椎滑膜关节、韧带和骨的进行性破坏，特别是寰枢关节。这种进行性破坏可以进一步导致关节不稳定，一般有以下三个特征，可以单独出现也可合并出现：寰枢关节下陷（AAI），寰枢关节半脱位（AAS）和枢椎下关节半脱位（SAS）。每一种不稳定都可以导致脊髓压迫和神经症状[2~8]。随着抗类风湿药物（DMARDs）的应用增加，因类风湿性关节炎需要对脊柱病变进行减压和稳定的手术的需求在减少[9, 10]。然而，治疗类风湿性关节炎的脊柱外科医生在遇到颈椎创伤时，必须意识到此类患者的特殊性。已经存在的不稳定、畸形、骨质量下降以及受损的愈合能力，所有加在一起，使得类风湿性关节炎患者颈椎创伤的治疗更为复杂。应当鼓励脊柱创伤中心发展强有力的治疗程序来有效地治疗这些独特的患者。

骨质疏松是一种进展性骨病，以骨量和密度丢失、骨的微结构损害和脆性骨折为特征。它也是一种广泛存在的疾病，累及数百万老年人，无性别和种族之分，主要导致髋部、脊柱和腕部骨折风险的增加。随着人口老龄化，这对卫生系统也造成特别的负担。骨折发生前，骨质疏松是相对隐匿无症状的，骨折会导致发病率、死亡率和成本的明显增加。据估计，50%以上大于50岁的女性和20%以上大于50岁的男性会经历骨质疏松性骨折[11]。椎体压缩骨折最常见，并且多见于疾病早期；随年龄增加，髋部骨折的风险显著增加。椎体压缩骨折可以导致慢性背痛、进展性后凸、生活质量降低，并增加医疗资源的占用[12]。

骨质疏松一般导致胸腰椎压缩骨折，但是老年人骨矿密度减少也可导致特殊类型的颈椎骨折，甚至在低能量创伤的情况下。近来，齿突骨折受到了特别关注，因为理想的治疗方法存在争议。另外，对颈胸结合部的颈椎椎体压缩骨折和骨折脱位应该引起足够重视，因为其可能导致畸形和该部位的特殊挑战。治疗这种骨折时，医生必须意识到其固有的困难，不管是非手术治疗还是手术治疗。

在老年人群中，两者均与并发症的风险、发病率和死亡相关。

类风湿性关节炎

病理生理学和生物力学

类风湿性关节炎经历早期的细胞介导的针对软组织的免疫应答，之后是软骨，最后是骨。类风湿因子（一种免疫球蛋白IgM抗体）、单核细胞、白细胞介素-1（IL-1）和肿瘤坏死因子-α（TNF-α）的复杂相互作用，导致一系列事件先后发生，包括抗原抗体反应、微血管增生以及最终的滑膜增生。这可导致血管翳形成、关节侵蚀和软组织破坏，以及最终的半脱位和不稳定[2, 4, 7]。

颈椎有独立的滑膜覆盖的关节。由于寰枕和寰枢关节没有椎间盘，故其全部稳定性依赖于这些滑膜关节和韧带复合体结构（横韧带、十字韧带和翼状韧带）。因此，寰枕和寰枢关节最常受累。

不稳定有三种典型类型。第一种类型是寰枢关节下陷（AAI）。由于枕骨髁、C1侧块和C1-C2侧块的关节受到破坏，导致齿突向头侧移位，这种类型也被称为颅底凹陷和颅骨下沉。该型可以导致脑干受压，有可能预后较差。直立位侧位X线片有助于诊断，已有多种测量方法（McRae线，McGregor线，Ranawat方法及其他）来明确诊断。

第二种类型是寰枢关节半脱位（AAS），在类风湿性关节炎中最常见，是横韧带复合体被破坏或齿突被侵蚀的结果，后者导致屈伸活动时寰枢关节前后运动异常。屈曲时更加明显，在侧位X线片上表现为寰齿前间隙（AADI）增加（>5 mm）和寰齿后间隙（PADI）减小（<14 mm）[3]。屈曲位下，上颈髓重复受压导致神经症状或损伤。

第三种类型是枢椎以下关节半脱位（SAS），指由小关节、关节囊滑膜破坏以及后方韧带复合体削弱所致的不稳定。C3~C7存在一个脊椎相对于另一个脊椎的渐进性半脱位，从而在直立位侧位片上形成标志性的"台阶"样外观（图14.1）。该病没有骨赘形成，经常累及C2-3和C3-4节段，以此可以与退变性滑椎进行鉴别。随后可以出现神经受压及相关症状。另外，屈伸位片可以确定半脱位的程度。脊髓储备间隙（SAC）小于14 mm提示可能存在脊髓压迫。

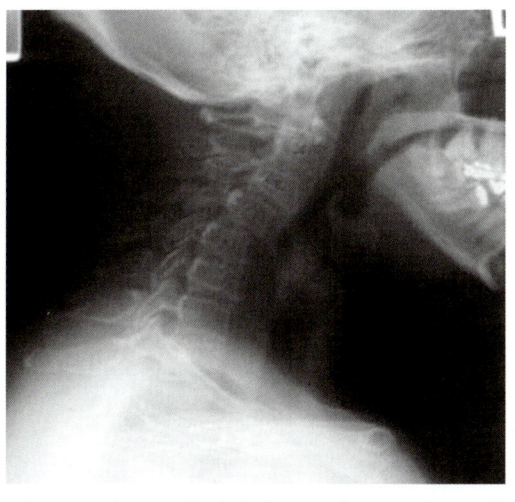

图14.1 类风湿性关节炎。通常累及颈椎，并导致一个椎体相对于另一个椎体进行性的向前半脱位，在站立位侧位像上形成"台阶"样外观。注意累及C2-C3和C3-C4，这在颈椎退变中不典型

影 像

对患有类风湿性关节炎的创伤患者进行治疗时，分清既往已有的畸形和新的创伤改变是一个挑战。类风湿性关节炎患者就诊时很可能症状轻微。伤前类风湿性关节炎累及颈椎，通常无症状或者仅有颈痛[1, 2]。必须认识到：40%~80%的类风湿性关节炎存在颈痛，并且43%~86%的患者在X线片上有半脱位；只有7%~34%存在神经功能缺失[2, 3, 8]。仔细全面地询问病史和进行体格检查，会发现任何新的症状、神经系统损伤的症状和体征。只要有可能，一定要拍摄直立位X线片。很多创伤中心现在应用CT作为头颈外伤的筛查工具，它可以显示任何明显的新鲜骨折。体格检查中发现神经体征改变时应行MRI检查，X线片发现颅底凹陷时也应该考虑MRI检查。MRI有助于鉴别新发创伤和既往畸形。更重要的是，它可以显示异常脊髓信号，从而可能指导治疗。

多数创伤救治中心已经建立了创伤流程，应当严格遵循。高级创伤生命支持（ATLS）指南帮助团队确定有无任何威胁生命的损伤，处理这些损伤，发现任何其他损伤，不论患者是否患有类风湿性关节炎。但是，应该详尽采集病史，包括询问既往类风湿性关节炎的诊断。如果患者报告既往有此诊断，应立即引起治疗组的警惕，密切注意更加隐匿的症状和体征。所有患者应该评估有无其他散在的损伤和神经功能状态。在很多急诊科，颈椎CT是标准的筛查程序。如果发现任何神经功能缺失，应行MRI检查。如果患者神经功能完整且可以站立，根据脊柱创伤团队对CT检查结果的判断，应该拍摄直立位和屈伸位X线片。如果患者伤前曾就诊于脊柱专家并进行过评估，获得任何既往的X线片、CT或MRI会非常有帮助。这些既往的发现有助于区别新的创伤和既往的畸形。

在临床检查过程中，应该注意患者的疼痛和压痛。颈痛和枕部痛是类风湿性关节炎患者最常见的症状[1]。神经系统检查应该发现任何功能缺失、脊髓病体征、力弱、步态异常、精细运动能力障碍或者手的感觉异常。获得良好的病史和确定任何既往症状至关重要。

治 疗

颈椎骨折的治疗应该遵循相应的骨折治疗标准。相对稳定的骨折可以采用非手术治疗，可以选择硬质颈托或Halo头环背心；但是由于老年人较高的并发症发生率[13]，Halo头环背心应用似乎不被看好。

不稳定性骨折、脊髓损伤伴有持续性脊髓受压和不完全性神经系统损伤，最终需要手术减压和稳定。脊柱外科医生应该遵循下颈椎损伤分类（SLIC）指南[14]。如果合并类风湿性关节炎的颈椎创伤患者需要手术治疗，强烈推荐前后路联合固定，因为绝大多数类风湿性关节炎患者伴有骨质疏松，单独应用任一入路均存在较高的失败风险。而且这类患者常伴有骨质疏松、已有畸形或椎管狭窄、内科疾病，以及疾病本身造成的机体功能和活动能力下降等问题，都可能带来挑战。必须仔细评估手术的风险和收益，并与患者和家属进行充分沟通。

手术治疗的最终目标是解除任何脊髓压迫、稳定任何不稳定并恢复脊柱顺列。术前 Halo 头环牵引有助于实现这些目标。术前可能需要几天的牵引。借助各种植骨材料和内固定器材，最终实现坚强的骨性融合。细心准备植骨床，小心安放坚强内固定，使用自体骨（强烈推荐），均有助于实现坚强融合。另外，非类风湿性关节炎患者术后制动时间要长于其他患者。

对于合并类风湿性关节炎的创伤患者的三种特异性不稳定，均应采取相应的治疗措施。合并类风湿性关节炎的 SAS，如果 SAC 小于 14 mm，或者屈伸位 X 线片上存在动态不稳定，可以考虑前路/后路手术。如果不稳定不能复位，应该先行前路手术恢复矢状面顺列，然后行后路固定融合术。对于合并类风湿性关节炎的 AAS，如果存在 SAC 小于 14 mm、脊髓压迫、动态不稳定，应该考虑后路 C1-2 融合术。如果是固定性不稳定，可能需要椎板切除术。类风湿性关节炎合并 AAI 和脊髓压迫，具有手术指征，可以考虑在牵引后行枕颈融合术。如果畸形固定，可能需要 C1 后弓切除术。

■ 骨质疏松

病理生理学

骨质疏松是全身性疾病，最终导致骨的力学强度下降。预防骨质疏松的关键是在 30~40 岁期间达到正常的峰值骨量。恰当的营养、适量的钙和维生素 D 摄入、规律的月经周期，以及规律的锻炼，都有助于保持骨的健康。绝经之后，失去了雌激素的保护作用，女性会发生快速骨丢失。无论男女，50 岁后都开始出现骨量丢失[11]。国家骨质疏松基金会已经制定和公布了可以预测患者骨质量下降的特征，包括既往脆性骨折史、一级亲属的骨折、白人、吸烟、低体重指数、女性、痴呆、健康不佳、虚弱[15]。

骨质量可以通过 X 线片和 CT，但最好是通过双能 X 线吸收（DEXA）进行评价。ST 低于 25 岁对照组 1~2.5 个标准差为骨量减少，低于 2.5 个标准差定义为骨质疏松。骨质疏松药物治疗期间可以通过 DEXA 密切跟踪骨质量并提供信息，有助于对脊柱疾病的治疗进行选择。但是在有创伤的情况下，无法常规获取数值。

骨质疏松最早影响松质骨，只有在后期时才会影响皮质骨。脊柱前柱负重的椎体主要由松质骨组成，表面覆盖一薄层皮质骨壳。相反，脊柱的后柱包含大量皮质骨并在力学上很强大。骨质疏松影响松质骨的微结构，因此由于这些区域力学强度较低，在承受较高的应力时容易发生骨折。

骨折类型

骨质疏松性压缩骨折通常发生在中胸部（T5~8）和胸腰段（T10~12）。中胸椎是最后凸的部位，松质骨较弱，在屈曲时前柱负荷增加。胸腰段代表脊柱中一个较直的部分，从相对僵硬的胸椎（由于胸廓增加了稳定性）过渡到活动的腰椎，导致该部位易承受复合力，最典型的包括导致前柱失败的轴向压缩以及压缩和爆裂骨折。

在老年患者，脊柱顺列和骨关节病对骨质疏松性压缩骨折的类型也发挥作用。前凸区域一般得到保护，因为压缩力会移向富含皮质骨的后柱。因此，颈、腰椎骨折不多见。退变和关节僵硬会导致软骨下骨硬化，并且有一个整体的保护效果。通常老年患者骨质疏松和退变共存。由于脆弱的疏松骨、僵硬的关节段、可能的上胸椎后凸等临床特征，可能导致两种类型的颈椎骨折。应特别注意寰枢复合体和颈胸结合部的骨折。骨质疏松脊柱的 C1-2 关节骨折通常见于相对低能量的摔倒损伤。老年人的脊柱通常存在胸段过度后凸，随之上颈段代偿性过度前凸。另外，C2 椎体独特的解剖结构使得跌倒时齿突处于危险状态。C2 椎体松质骨比例高，C1-C2 关节走行相对水平，因此 C1-C2 关节活动幅度较大，但是应力却集中于齿突，特别是在摔倒时。对老年人齿突骨折的处理一直存在激烈争议。

骨质疏松脊柱在低能量创伤时也可发生颈胸结合部骨折。在上胸椎过度后凸的情况下，创伤时颈胸结合部可能承受更大压缩力和剪切力。虽然过去难以获得颈胸结合部的影像学检查，但是现在急诊科可以通过快速 CT 扫描轻易获得结果。另外，C7 和 T1 椎体位于相对僵硬的胸椎和活动度较大的颈椎之间，因而在老年人中更容易发生骨折。

治疗和手术策略

处理颈椎创伤应该严格遵守 ATLS 指南，明确任何威胁生命的情况和其他散在的损伤，包括详细收集病史和全面的神经系统检查。老年患者，无论受到高能量或者低能量创伤，均应行颈椎 CT 检查。接诊医生必须意识到这些人群的骨结构和顺列的隐匿性变化，而这些变化又导致颈椎的某些区域受到威胁。在骨质疏松和僵硬的脊柱，临床医生应该对寰枢结合部和颈胸结合部的损伤保持高度警惕。如果存在任何神经功能缺失，应该行 MRI 检查。在很多创伤中心，如果确认有骨折就会行 MRI 检查。如果可能的话，负重状态下的颈椎 X 线片有助于选择治疗方案。

如前所述，老年 II 型齿突骨折的治疗是多少年来激烈争论的主题。最近，AOSpine 北美分会针对非手术治疗和手术治疗进行了多中心大样本研究[17~19]。对于齿突骨折的处理，不论选择何种治疗方法，都比较困难，而且都存在伴发疾病多、并发症发生率甚至死亡率较高等情况。I 型和 III 型齿突骨折一般选择保守治疗（硬围领制动），II 型骨折（图 14.2）因为不融合率高而在治疗上存在挑战[17~20]。非手术治疗包括硬质颈托或 Halo 头环背心制动。由于 Halo 头环背心存在较高的并发症发生率和患者不耐受等问题，因此在老年人群中应用较少[13, 20]。年轻患者由于不存在不愈合的风险，因此是常用的方法。硬质颈托是最常用的非手术治疗方法，它可能会导致骨折不愈合，但即使纤维愈合也可以提供足够的稳定性。在 AOSpine 的研究中，36% 的患者接受保守治疗。其中，81% 的患者用硬质颈托治疗，9% 用软质围领，10% 用 Halo 头环背心制动[17]。

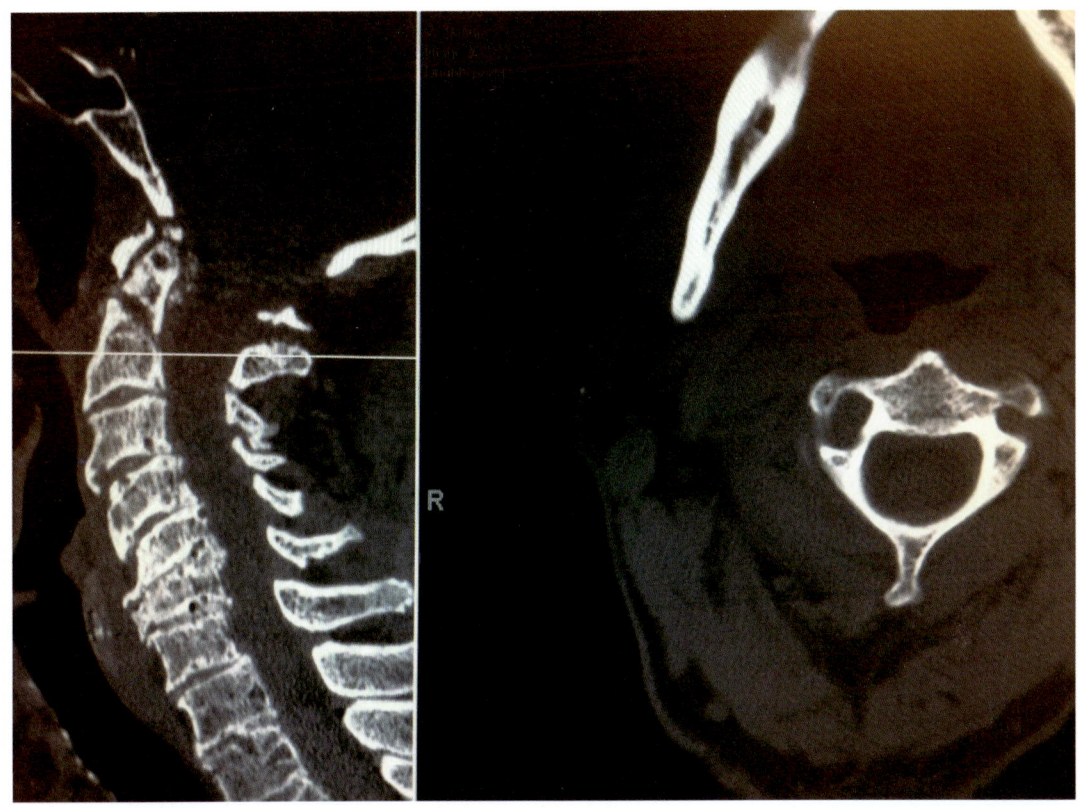

图 14.2 在骨质疏松情况下的老年Ⅱ型齿突骨折。一例老年患者受到相对较轻的创伤后发生这种骨折，注意僵硬、硬化和骨质疏松的颈椎

对有不融合危险因素同时又具有手术指征的患者可以考虑手术治疗。另外，骨折移位和不融合导致的不稳定也是手术指征。不同的创伤中心处理差异很大。手术入路包括前路齿突螺钉固定或后路 C1-C2 融合术（图 14.3），个别病例需要经口切除齿突结合后路稳定术。在 AOSpine 的研究中，64% 的患者因为Ⅱ型齿突骨折接受了手术固定。在这些患者中，79% 的患者接受了后路 C1-C2 螺钉固定融合，12% 接受了前路齿突螺钉固定，其余接受了各种后路钢丝或螺钉固定与融合。在这项研究中，手术治疗不仅融合率高，并且并发症发生率与非手术治疗相接近，总体效果好。最初的非手术治疗中，男性、老年、有神经功能障碍者容易出现治疗失败。随访研究证实，不管采取何种治疗，1 年的死亡率都相对较高，达 18%[19]。另外，在最初采取非手术治疗的患者中，22% 发展为症状性不融合，其中超过 60% 需要手术固定[18]。这些研究为老年患者齿突骨折的治疗提供了非常有力的文献支持。另外，他们强调了治疗这些骨折的特有困难，因为骨折的部分原因就是骨质疏松本身。考虑到患病人群的年龄，脊柱外科医生在确定治疗方案时必须仔细考虑并平衡风险和收益，与患者及家属充分

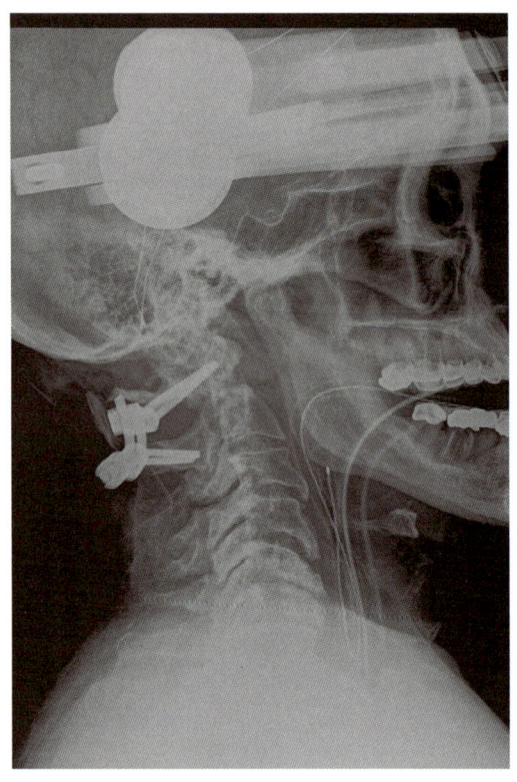

图 14.3　老年 Ⅱ 型齿突骨折，适于手术干预。该患者通过后路 C1-C2 融合，因为局部解剖所限，必须使用 C2 经椎板螺钉

沟通。

　　治疗伴有骨质疏松的颈胸结合部骨折也同样存在挑战。在骨质疏松的脊柱，该部位脊柱前柱塌陷可以导致上胸椎后凸增加，并可能形成颏胸接触畸形。另外，该部位的骨折通常是不稳定的，可能需要手术固定来恢复脊柱顺列和重建稳定性。压缩骨折一般发生在下颈椎，可能导致上段胸椎过度后凸，使得前方手术入路困难。屈伸侧位片可以提供足够的信息，确定前路手术是否切实可行。为了达到坚强的固定和可靠的融合，强烈推荐前后路联合入路。

■ 本章小结

　　类风湿性关节炎是慢性增生性自身免疫性疾病，早期累及颈椎。尽管随着 DMARDs 的应用，颈椎畸形相关手术逐渐减少，但是脊柱外科医生在处理颈椎创伤时必须意识到此类患者的特有挑战。不论患者既往是否有类风湿性关节炎，都应当严格遵循颈椎创伤救治流程。脊柱外科医生在治疗这类患者的颈椎创伤时，必须意识到经常会遇到多种问题。另外，陈旧畸形和新鲜创伤的鉴别存在困难，针对新发症状详细询问病史非常重要。如有手术指征，强烈建议采用前后路联合固定以获得可靠的融合。尽一切努力恢复解剖顺列，防止神经功能减退。最后，外科医生需要意识到这些患者术后功能康复也是一个挑战。

　　骨质疏松是一种渐进性骨病，以骨量减少和骨密度降低、骨质细微结构受损并发生脆性骨折为特征。中胸椎和胸腰段的压缩骨折是骨质疏松患者最常见的脊柱骨折类型，但是处理颈椎创伤时必须特别注意骨质疏松脊柱的问题。上颈椎和上胸椎的原有畸形加上相对僵硬的脊柱，导致了这两个部位的特征性骨折。完善的工作和识别隐匿的问题可以提高处理这些骨折的能力。不管选择何种治疗，这些骨折一般预后较差。有手术指征时，必须考虑在松脆的骨骼上进行固定。技术精湛、延长制动、密切随访和良好的康复，对于获得可靠的融合和全面恢复非常重要。

要点

- 严格遵守正确的手术技术，有助于避免手术并发症。但是，治疗 RA 患者时，外科医生必须准备好处理这些具有挑战性的患者群体存在的并发症。
- 细心准备植骨床，认真安放坚强内固定，异体骨配合自体骨植入，可以降低假关节形成的风险。
- 在合适的患者中，延长围领固定时间或应用头环背心，有助于达到坚强的融合。
- RA 患者颈椎术后常需要更长的恢复和康复时间，因此强有力的康复和物理治疗团队至关重要。
- 由于肢体畸形，再加上任何已有的脊髓症状，患者可能出现功能受限。早期物理医学和康复团队的介入是有帮助的。
- 负责治疗的外科医生必须敏感地意识到治疗骨质疏松患者颈椎骨折的内在困难。
- 已经存在的畸形，包括胸段过度后凸、颈段代偿性过度前凸以及僵硬性脊柱，所有这些可能导致治疗困难。
- 讨论治疗选择时，骨质疏松患者通常合并其他需要关注的疾病，对整体健康和风险层面的问题进行仔细评估很重要。
- 内科团队、物理医学和康复团队的早期干预，可以帮助患者从初期损伤顺利通过治疗，并最终到达康复阶段。
- 确定有哪些特殊需要和辅助设备可能有利于功能恢复，避免一些医疗问题。
- 采用手术固定治疗 II 型齿突骨折时，仔细准备植骨床对实现坚固愈合至关重要。
- 仔细阅读术前影像有助于确定各种螺钉钉道的可行性。
- 较长和较粗的螺钉可提供较好的把持力，从而实现更为坚强的固定。
- C2 椎弓根螺钉比短的 C2 峡部螺钉更为有利；如果椎动脉走行异常，椎弓根螺钉可能无法置入。
- 由于颈胸结合部应力较大，处理该部位时强烈推荐前后路联合的手术入路。
- 长节段固定可以提供更为坚强的稳定。

难点

- RA 患者可能存在某些内科问题，拟行颈椎手术减压和稳定时会有所影响。
- 在治疗计划中有内科团队密切干预很重要。活动性 RA 疾病和 DMARDs 治疗可能会为后续处理带来困难。
- RA 患者的皮肤可能存在切口愈合问题。
- 不管选择何种治疗，骨质疏松性骨折发生并发症的风险相当大。
- 结构失败和螺钉脱出可能会延长 C1-C2 骨折的围领制动时间。

- 颈胸结合部的手术固定应该考虑定制颈胸支具。
- 如果颈胸结合部固定失败能够确定，可能需要重新固定并扩大固定范围的翻修术。

参考文献

5 篇"必读"文献

1. Rawlins BA, Girardi FP, Boachie-Adjei O. Rheumatoid arthritis of the cervical spine. Rheum Dis Clin North Am 1998;24:55-65
2. Kim DH, Hilibrand AS. Rheumatoid arthritis in the cervical spine. J Am Acad Orthop Surg 2005;13:463-474
3. Boden SD, Dodge LD, Bohlman HH, Rechtine GR. Rheumatoid arthritis of the cervical spine. A longterm analysis with predictors of paralysis and recovery. J Bone Joint Surg Am 1993; 75:1282-1297
4. Pellicci PM, Ranawat CS, Tsairis P, Bryan WJ. A prospective study of the progression of rheumatoid arthritis of the cervical spine. J Bone Joint Surg Am 1981;63:342-350
5. Ranawat CS, O'Leary P, Pellicci P, Tsairis P, Marchisello P, Dorr L. Cervical spine fusion in rheumatoid arthritis. J Bone Joint Surg Am 1979;61:1003-1010
6. Nurick S. Pathogenesis of spinal cord disorders. Brain 1972;95:87-100
7. Zeidman SM, Ducker TB. Rheumatoid arthritis. Neuroanatomy, compression, and grading of deficits. Spine 1994;19:2259-2266
8. Youseff JA, Forsythe SL, Glover N, Patterson AJ. Rheumatoid arthritis. In: Vaccaro AR, Anderson P, eds. Cervical Spine Trauma. Philadelphia: Rothman Institute;2010
9. Kauppi MJ,Neva MH,Laiho K, et al; FIN-RACo Trial Group. Rheumatoid atlantoaxial subluxation can be prevented by intensive use of traditional disease modifying antirheumatic drugs. J Rheumatol 2009;36:273-278
10. Mallory GW, Halasz SR, Clarke MJ. Advances in the treatment of cervical rheumatoid: Less surgery and less morbidity. World J Orthod 2014; 5:292-303
11. Lane JM, Russell L, Khan SN. Osteoporosis. Clin Orthop Relat Res 2000;372:139-150
12. Cumhur Öner F. Osteoporosis. In:Vaccaro AR, Anderson P, eds. Cervical Spine Trauma. Philadelphia: Rothman Institute; 2010
13. Majercik S, Tashjian RZ, Biffl WL, Harrington DT, Cioffi WG. Halo vest immobilization in the elderly: a death sentence? J Trauma 2005; 59:350-356, discussion 356-358
14. Joaquim AF, Patel AA,Vaccaro AR. Cervical injuries scored according to the Subaxial Injury Classification system: an analysis of the literature. J Craniovertebr Junction Spine 2014; 5:65-70
15. Heinemann DF. Osteoporosis. An overview of the National Osteoporosis Foundation clinical practice guide. Geriatrics 2000;55:31-36, quiz 39
16. White AA, Panjabi MM. Clinical Biomechanics of the Spine. Philadelphia: Lippincott; 1978:31
17. Chapman J, Smith JS, Kopjar B, et al. The AOSpine North America Geriatric Odontoid Fracture Mortality Study: a retrospective review of mortality outcomes for operative versus nonoperative treatment of 322 patients with long-term follow-up. Spine 2013; 38: 1098-1104
18. Smith JS, Kepler CK, Kopjar B, et al. Effect of type II odontoid fracture nonunion on outcome among elderly patients treated without surgery: based on the AOSpine North America geriatric odontoid fracture study. Spine 2013;38:2240-2246
19. Fehlings MG, Arun R, Vaccaro AR, Arnold PM, Chapman JR, Kopjar B. Predictors of treatment outcomes in geriatric patients with odontoid fractures: AOSpine North America multi-centre prospective GOF study. Spine 2013;38:881-886
20. Lewis E, Liew S, Dowrick A. Risk factors for nonunion in the non-operative management of type II dens fractures. ANZ J Surg 2011; 81:604-607

15
儿童颈椎损伤

原著 Ahmet Alanay，Caglar Yilgor
翻译 曹隽 张学军 审校 孙宇

■ 引言

本章主要介绍儿童颈椎损伤，其在测量学、生物力学、临床表现以及处理原则等方面与成人颈椎损伤均有所不同。儿童颈椎损伤罕见，但考虑其较高的并发症发病率和死亡率，需要临床医生尽快做出正确诊断。为此，本章详述了儿童颈椎损伤的流行病学、发育解剖学以及临床表现在不同年龄的区别。相对应的，对于儿童颈椎损伤的损伤机制和分型、体格检查与影像学特点、治疗原则以及并发症情况也作了介绍。

■ 流行病学

儿童颈椎损伤罕见，在儿童外伤中所占比例很低；一旦发生，则其并发症和死亡率均高于成人。超过60%的儿童脊柱损伤为颈椎损伤；一过性或永久性的脊髓损伤也很常见，而超过半数的此类损伤不伴有影像学上的骨损伤。8岁以下的儿童更易出现颈椎骨折伴脊髓损伤。在发生颈椎损伤的儿童中，三分之一至半数合并神经系统损伤；75%的患儿为不完全性损伤，其余为完全性损伤。这类患者的死亡率为16%~18%。由于儿童有着较强的恢复潜能，幸存患儿的预后优于成人，约90%部分恢复，60%完全恢复[1]。

60%的颈椎损伤发生于男童，发病高峰有两个，分别在2~4岁和12~15岁。最常见的损伤类型为单纯韧带损伤。在10岁以上的颈椎损伤儿童中，也仍有20%为单纯韧带损伤。

婴儿(0~2岁)、幼儿和儿童(2~8岁)以及大年龄儿童(8岁以上)的脊髓，在头—脊柱比例、骨骼构成比例、椎体形态、颈部肌肉发育、关节突形态以及韧带松弛程度等方面均有着显著差异。更重要的是，其骨软骨结合部位对于剪切力的敏感性也依次增高。患儿年龄越小，越容易损伤上颈椎。上颈椎损伤死亡率更高，尤其是寰枕损伤最为危险；而下颈椎损伤则容易合并脊髓损伤。

汽车车祸导致的驾驶者、乘客以及步行者受伤是最常见致伤原因。高处坠落与运动损伤也分别是低龄与大龄儿童的致伤原因，约占30%。少部分患者也存在非意外性创伤，通常合并头部、胸腹部以及骨骼肌肉系统的外伤。

存在唐氏综合征、黏多糖病、脊柱骨骺发育不良以及椎管闭合不全、齿突发育不良等先天异常的儿童，也容易出现颈椎和脊髓的损伤。

■ 损伤机制

颈椎损伤是由屈曲、伸展、侧屈、压缩、拉伸以及旋转等力同时或依次作用导致的。例如，用力摇摆可形成屈伸和旋转类扭矩，从而导致损伤。

过屈损伤包括屈曲泪滴骨折、楔形（压缩）骨折，单侧或双侧关节突半脱位/脱位、向前半脱位以及棘突骨折。棘突骨折、单侧关节突骨折以及向前半脱位损伤属于稳定性损伤，其余为非稳定性损伤。

过伸损伤的机制通常是面部或前额受到冲击。过伸损伤包括 C1 椎体前弓撕脱骨折，单纯 C1 后弓骨折，过伸泪滴样骨折，过伸脱位，椎板骨折以及创伤性 C2 椎体滑脱（Hangman 骨折）[2]。其中，过伸泪滴样骨折是由前纵韧带撕裂造成的，在成人多发于 C2 椎体，但在儿童则更易导致枢椎以下颈椎损伤，合并脊髓损伤和椎前软组织肿胀。

轴向压缩力会造成寰椎 Jefferson 骨折或下颈椎的爆裂骨折。损伤发生时如颈部轻度屈曲则格外危险，这是因为此时脊柱序列为一直线，脊柱的应力分散机制失去作用，颈部的肌肉系统也不能协助吸收震动。

扭转损伤常与屈曲或仰伸损伤伴发，并导致椎动脉损伤。侧向屈曲损伤相对罕见，会导致椎体侧向压缩骨折、钩突和横突骨折、枕骨髁骨折。其他类型的损伤，如寰枕脱位、寰椎轴向损伤和齿突骨折，则不由单一损伤所致，而是多种复合力共同作用的结果。

在行驶的车辆中对儿童不恰当或不充分的固定，会使损伤的发生率和严重程度增加。由于儿童的头相对于躯干较成人大，在车辆上应用三点式安全带单纯固定躯干，一旦出现碰撞很容易导致颈部过屈损伤。

合并损伤

约半数颈椎损伤患儿合并其他创伤性损伤。其中，40% 的患儿存在头部创伤，这类患者 Glasgow 昏迷评分较低，死亡率高，也易合并脊髓损伤。其他常见的合并损伤包括实体脏器损伤，腹壁损伤，骨骼损伤如骨盆或四肢骨折。胸部及血管外伤则相对少见。

40% 的患儿存在多节段脊柱损伤，但颈椎的多节段损伤却很罕见。仅 1% 患儿存在多于一个节段的脱位，3% 患儿存在多于一个椎体的颈椎骨折[3]。

C3~C5 脊髓损伤可能会影响膈神经功能，会继发呼吸停止或过度通气。脊髓震荡也能影响心血管系统，造成高血压或心动过缓。因此，对于怀疑颈椎损伤的儿童，要注意监测呼吸系统和循环系统功能。

■ 发育解剖学与胚胎学

多数椎骨来源于 4 个主要骨化中心：两侧椎弓各 1 个，2 个在椎体中央。骺软骨部位不断成骨使得椎骨纵向变长和径向变粗。纵向生长由软骨内成骨所致，径向生长则由软骨膜和骨膜成骨共同完成。椎体后方附件通过位于棘突部的独立的骺软骨也不断纵向生长。

寰椎前弓软骨的骨化发生于生后3个月至1岁，后弓则在3岁完成骨化。椎体与后方附件之间的软骨在7岁骨化[4]。

枢椎齿突在中线部位有2个额外的骨化中心。椎体和齿突在3~6岁骨化，但骨化线可能终身可见。齿突顶点有一个次级骨化中心，在6~12岁骨化；若不能骨化则会形成永久的小骨块，这应与齿突游离小骨相鉴别。另一个次级骨化中心位于下骨骺环，其于青春期出现，在25岁骨化融合[4]。

枢椎以下颈椎C3~C7的发育相类似。首先在3~6岁椎体中央骨化，同时椎弓在中线处汇合。次级骨化中心位于横突前方、棘突尖及骨骺环上下方[4]。

■ 正常解剖，生物力学与影像学变异

了解儿童颈椎解剖特点，有助于分析损伤类型并将损伤与正常解剖变异相鉴别。正常解剖变异与年龄、性别有关，但儿童也有一些类似的特点：
- 关节突关节较浅和水平
- 棘间韧带、关节囊、软骨终板更有弹性而不易撕裂
- 钩突能够限制旋转和侧向移动，但10岁以下的儿童未发育
- 椎体为楔形，棘突未完全发育

生物力学的变异主要源于儿童未成熟的脊柱更富有弹性。骨骼系统比神经系统更具有延展性，因此创伤后脊髓病，甚至没有任何脊柱骨损伤的征象，在儿童较成人更为多见。这导致儿童更易出现无影像学异常的脊髓损伤（Spinal cord injury without radiological abnormalities，SCIWORA），这个问题在本章后面会详细讨论。其他儿童的生物力学变异包括：

- 由于上述的解剖学特点，儿童枢椎以下椎体活动度很大，这在8岁以下的儿童更明显
- 由于儿童颈椎更富有弹性，导致运动支点更高，位于C2-C3水平。随着年龄增长，支点逐渐向尾端移动，10岁时到达C5-C6水平。随后，大龄儿童与青少年的颈椎损伤机制更加接近成人[5]
- 儿童寰枕关节由于韧带生理性的高弹性、骨骺软骨的存在、C1侧块更平、枕骨髁更小而稳定性稍差，更容易出现寰枕关节的侧向损伤

在X线片与CT中，软骨骨骺容易被误认为骨折线。次级骨化中心、棘突分裂以及未融合的环状骨环也易与损伤混淆。相反，通过软骨骨骺的骨折也易被误认为正常。因此，了解和熟悉颈椎骨平均骨化与融合时间以及软骨骨骺生长板和次级骨化中心十分必要。生长板总体上是对称的，并有着平滑、硬化的边界。

> **常见正常影像学变异如下：**
> - 8岁以下儿童上颈椎常见假性半脱位或假性滑脱，如C2在C3椎体上向前脱位，还有C3在C4椎体上向前脱位（相对少见一些）。其发生率在正常儿童中可达20%。假性半脱位可利用后方颈椎（Swischuk）连

线与真性不稳定相鉴别[6]。此线为侧位 X 线片上 C1 与 C3 棘突前缘皮质的连线,如果 C2 的棘突前缘皮质距离此线大于 2 mm,则考虑 C2 存在向前脱位。
- 16 岁以下儿童、青少年可见颈椎前凸减少或消失。
- 8 岁以下儿童可见大于 3 mm 的楔形未发育完全的椎体,这是由于椎间隙与椎体高度近似且椎体呈椭圆形。注意与压缩骨折鉴别。随着年龄增大,椎体形状逐渐变为长方形,而轻度的 C3 椎体楔形外观可一直持续到 12 岁[7]。
- 寰齿间隙(ADI)是指齿突前缘与寰椎前弓后缘之间的距离。ADI 在儿童增大,即使达到 4.5~5 mm 也仍然属于正常。
- 在成人,颈椎 X 线片发现椎前存在可见的空间常提示损伤导致的水肿或出血;而在儿童,其咽后其空间可增大至 6 mm 以内,这与呼气运动有关,尤其在儿童哭泣时更为明显。如疑有异常,可在吸气状态、颈椎轻度后伸位置下重复行 X 线检查以鉴别。
- C2 椎体的软骨骨骺线常被误认为骨折。6~12 岁儿童的齿突软骨骨骺线常被误认为齿突分离。齿突–C2 椎体间软骨骨骺线常被误认为 II 型齿突骨折。相对应的,6 岁以下儿童最常见的累及齿突的损伤是骨折线穿过齿突软骨骨骺的骨折,这非常容易被漏诊。齿突向背侧倾斜属于正常,但向腹侧倾斜常提示异常。
- 7 岁以下儿童行张口位 X 线检查可显示齿突假性 Jefferson 骨折,4 岁以下儿童更为常见。这种现象是由于寰椎与枢椎的位置所致,寰椎侧块与齿突脱位最大可达 6 mm,其与寰椎与枢椎的生长速度差异有关。

■ 颈椎外伤的排除

院前注意事项

在外伤现场立即对伴多系统损伤、锁骨以上部分的钝挫伤、出现神经症状或意识状态异常的患者进行颈部固定,有助于避免脊柱及脊髓的再次损伤。所有患者在检查排除颈椎损伤前均应给予以上处理。因此,在就诊及行影像学检查排除颈椎损伤前采取颈椎制动措施是标准程序。

由于幼儿头部/身体比例较大,制动时应将背板对应枕部的区域凹陷或将躯干垫高,以消除平卧在平板上导致的颈部屈曲和部分气道阻塞。应用硬质颈托和沙袋协助固定对于限制颈部活动很有效。但也要注意对于一名惊恐挣扎的儿童,制动反而可能造成伤害。颈托也可能造成颈部过伸。因此,尽管三点制动仍然是最终目标,在以上情况下采用患儿耐受性更高的人手制动更合适。

如果考虑存在颈椎损伤,应立即将患者转运至儿童创伤中心。如果距离较远,先送至附近医疗机构给予临时处置和固定,也有助于进一步转运。

患者风险评估与诊断建议

可以依据临床症状、X线检查结果以及进一步的影像学检查结果排除儿童颈椎损伤。基于以上信息，对于每例患儿都需要准确评估其风险程度。截至目前，仍然没有适用于儿童预测其风险的准确数字，成人相关数据仅作为参考。

临床症状排除需要综合病史、临床表现和体格检查结果。如果患儿精神状态警醒且无异常症状，预测其风险较低时，可以考虑排除颈椎损伤。但如果患儿风险高，则不能排除颈椎损伤。

排除的首要目标是评估后将患儿分为以下三类：①低风险；②清醒状态但不是低风险；③昏迷或迟钝状态

（美国）全国急诊X线应用研究（NEXUS）提供了5个标准来判断是否为低风险：①颈部中线部位触诊无压痛，②正常警觉状态，③无过度兴奋状态，④无神经症状，⑤无疼痛或牵拉性损伤。应用以上标准，可以减少20%的儿童颈椎X线检查。但是针对颈髓损伤的NEXUS研究只涵盖了少部分9岁以下的儿童，没有涉及2岁以下幼儿。因此，对于此类患者需要额外的关注[8]。有学者建议增加第六条标准：能够恰当地进行言语交流[9]。运动范围内活动是否有疼痛以及损伤机制也应该作为考虑是否进行影像学检查的指标[10]。

最近的研究认为在以下情况不推荐进行颈椎影像学检查：处于正常警觉状态的3岁以上儿童；没有神经症状且颈部中线无触痛或伴有疼痛的牵拉伤；没有无法解释的低血压；无过度兴奋[11]。在此年龄段的儿童中进行的另一项研究认为以下情况不推荐进行颈椎影像学检查：Glasgow昏迷评分>13分；无神经症状，没有中线区域的触痛或伴有疼痛的牵拉伤；无过度兴奋；无不能解释的低血压；无车祸受伤或高处坠落（3米以上）的病史，或符合已知或怀疑损伤机制的非事故性损伤[11]。尽管目前院前急救推荐立即制动颈部，但熟悉以上低风险标准能够有效避免不必要的急救措施。

对于不符合低风险标准但清醒的儿童，仍然需要颈部制动固定并进一步检查。Lee等[12]针对以上内容也提出了类似的十条标准，作为是否制动颈部和行影像学检查的评估工具。

对于如何排除处于昏迷或迟钝状态患儿的颈椎损伤，目前尚无一致观点。（美国）国家健康护理协会（NICE）推荐1小时内行头部与颈部CT检查[13]。对于此类患者行MRI检查有助于尽早明确排除颈椎损伤并减少ICU与总的住院时间。对于昏迷超过48小时或72小时仍然不能排除颈椎损伤的患儿，均推荐进行MRI检查[14]。这份报告中提到，MRI检查改变了34%的患儿的X线与CT诊断，其中，23%的患儿之前的检查结果正常但在MRI中发现异常。但如果患儿正常或仅仅存在稳定性损伤，MRI即使发现异常，损伤也不会进展为非稳定性。

通过X线片排除儿童颈椎损伤

可通过X线检查排除颈椎损伤，应包括以下体位的X线片：前后位与侧位，斜位，屈曲位与仰伸位，张口齿突位，轻度牵引位等。

在以上方式中，尽管侧位片上外耳道与下颈椎关节突显示有重叠，但其对颈椎损伤敏感性最高。斜位片与齿突位片对于传统体位片有所补充，尤其对不配合检查的低龄儿童。张口齿突位片对于 8 岁以下儿童并无必要。

以往，屈曲位片和仰伸位片用于评估那些没有神经系统损伤、普通 X 线检查正常但持续存在脊柱压痛的患儿。这种颈椎稳定性的动态评估需要患者颈部能够正常主动活动，但如果存在肌肉痉挛或疼痛，运动范围就会受限。而且，此类患儿需要避免被动活动颈部，以降低损伤加重的潜在风险。由于屈曲、仰伸位片的效果并不确定，而且 MRI 应用广泛，所以目前并不推荐这种检查。MRI 检查能够显示所有这种动态摄片能够发现的阳性表现以及无法发现的韧带损伤。因此，目前的趋势是仅将动态摄片用于已确诊有韧带损伤且可能合并不稳定的外伤伤后 2~3 周后的复查。

轻度牵引位片能够进一步显示结构异常，但由于其潜在的风险目前也不推荐使用。

由于儿童骨骼发育的特点，使得进行影像学解读时要依据儿童相应的年龄来判断。在颈椎各个节段仔细测量并评估椎间隙、椎间盘、神经孔等很有必要。使用 Swischuk 线以及 ADI 进行测量，具体方法上文有详细介绍。

另一个有用的测量方法是 Powers 比，指颅底至寰椎后弓的距离除以枕骨后缘至寰椎前弓后缘的距离，>0.9 提示寰枕脱位。

另两个测量方法，Wackenheim 斜线与第三法则，也有助于评估寰枢关节不稳定（AAI）。Wackenheim 线是指沿着枕骨大孔向上至鞍背斜坡皮质边缘后方画线，此线应穿过或触及齿突，如果不能触及则提示 AAI。第三法则指齿突与脊髓应各自填充三分之一椎管内空间，最后预留三分之一空余。

其他有助于判断是否韧带损伤的正常指标如下：

· CT 检查枕骨—齿突间隔（BDI），<10.5 mm（13 岁以下儿童的 X 线片不可信）
· 枕骨—枢椎间隙（BAI）为前方 0~12 mm（儿童不应忽视此指标）
· 髁间距 < 5mm
· C1-C2 棘突间距离 <12 mm
· 下颈椎成角 <11°
· 咽后间隙 <7 mm
· 气管后间隙 <14 mm
· 8 岁以下齿突前方间隙 <5 mm，8 岁及以上 <3 mm

仅通过 X 线片来排除颈椎损伤可能会存在一定程度的误诊，枕后至 C2 为最常见的误诊区域。目前缺少文献数据来确认儿童颈椎外伤如果不进行 CT 检查会有多少骨折被漏诊。尽管 CT 检查更为敏感，也不能将 CT 检查作为所有需要影像学检查的颈椎损伤儿童的首选。临床症状不能排除时，应首选 X 线片，CT 检查应用于颈椎损伤的可能性更高的病例[10]。由于上颈椎更容易出现误诊，CT 检查也应更集中于枕骨至 C2 这个区域。

进一步影像学检查的应用

权衡 CT 与 MRI 等检查的风险与收益，以及误诊后带来潜在风险，要求临床采用最优化的影像检查模式，应尽量降低患儿的放射线暴露，以减少放射线相关的恶变疾病，尤其是甲状腺癌。

新一代 CT 检查速度更快，敏感性更高，接受射线更少。但 CT 仍然可能漏诊半脱位，并且对韧带损伤的敏感性不高。考虑到很大一部分的儿童颈椎损伤为单纯软组织损伤，而且 CT 检查发现 X 线片不能发现的微小损伤的概率不高，因此使用 CT 有增加放射暴露的风险，尤其是不是出于筛查目的时[15]。

在日常工作中，我们多对需要进一步检查的患者行 MRI 检查。MRI 检查除了对于软组织显示良好外，也对骨损伤也有较高的敏感性。我们常规采用短 STIR 序列作为创伤处理的程序的一部分，而将 CT 保留在合并多发创伤患者的检查中，尤其是合并头部创伤时。此时，CT 检查应扩大扫描范围至 C2。在进行 CT 检查的同时行血管造影，以避免漏诊血管损伤。

总体而言，对于神经系统检查异常的患儿以及需要进一步的特殊检查证实是否存在软组织和脊髓损伤的患儿，均推荐行 MRI 检查[10]。对 72 小时内依据临床症状和 X 线检查结果仍不能排除颈椎损伤的患儿，也推荐行 MRI 检查，因为这能够缩短佩戴颈托制动和 ICU 住院的时间。无论是否通过影像学检查发现神经损伤，MRI 都有助于评估损伤范围和判断是否合并韧带损伤。如怀疑患儿有损伤但 X 线检查结果模棱两可，或处于迟钝状态、不能言语交流时，MRI 检查尤其有帮助[14]。

MRI 检查的缺点是需要镇静或全麻，对幼儿更是如此。另外，MRI 检查时间较长，患者需要转运，这也增加了不稳定损伤患者从急诊室或 ICU 到 MRI 室转运过程的潜在风险。而且，尽管 MRI 对于软组织损伤高度敏感，其部分影像学异常结果与实际临床异常的关联仍然不明确。

进一步来说，MRI 可以为 SCIWORA 诊断提供相关信息，这点将在后面的章节中讨论。

特殊的儿童颈椎损伤

一般来说，有 5 类损伤需要注意：
1. 软组织损伤
2. 骨折
3. 骨折—半脱位/脱位
4. 无骨折的半脱位/脱位
5. 无影像学异常脊髓损伤（SCIWORA）

下面介绍常见损伤。

寰枕关节脱位（AOD）

寰枕关节的固有稳定机制较弱，翼状韧带、关节囊、覆膜等结构参与稳定关节。AOD 在幼儿最常见。主要致伤原因是突然减速，如高速车祸。

寰枕关节损伤常合并较高的死亡率。早期诊断比较困难，这是由于此损伤颈部制动后常可以自愈，因此大量此种损伤可能被漏诊。Powers 比有助于发现此损伤。另一个方法是测量 C1–C2 与 C2–C3 的比例，从而评估 C1–C2 纵向棘间关系，>2.5 提示枕骨与颈椎不稳定。

此方法较用 BDI 与 BAI 来评估覆膜损伤敏感性和特异性更高[16]。

AOD 的早期处理包括 Halo 头环背心制动，不建议行牵引或 Minerva 石膏固定。如不稳定严重，可行手术融合固定。

寰枢关节损伤（AAI）

仅有单纯软组织损伤（无骨折）的 AAI 罕见，通常不威胁生命，长期随访发现神经系统后遗症轻微。齿突尖韧带和翼状韧带撕裂，通常表现为 ADI 增大至 10~12 mm，提示存在脊髓压迫的风险。

合并或不合并骨折的 AAI 的早期处理为复位并用 Halo 头环背心制动，以减少颈部伸展。如不能闭合复位固定，推荐采用后路 C1-C2 融合固定，可预防迟发不稳定。

寰枢关节旋转半脱位

此类损伤在临床上可表现为痛性斜颈，颈部侧屈、向对侧旋转，分为以下几型[17]：
- Ⅰ型：主要表现为旋转但无明显半脱位，此类最为常见
- Ⅱ型：旋转同时合并 3~5 mm 的向前移位
- Ⅲ型：合并脊髓空间减少，表现为向前移位 >5 mm，伴双侧关节突向前方脱位
- Ⅳ型：枢椎向寰椎后方脱位，此型罕见

早期处理包括颈部牵引 1~4 周，然后制动 4~6 周。延误诊断和治疗会导致 C1-C2 粘连，导致难以复位、复发率高、C1-C2 活动度丢失，更有可能多需要手术稳定。图 15.1 显示了一例 16 岁 AARS 患者，采用头环牵引和治疗。

齿突骨折

C2 椎体有大量软骨骨骺，因此发生软骨损伤的概率也最高。齿突骨折相对常见，骨折线常穿过齿突基底的软骨骨骺。低龄儿童面向前方被固定在汽车座椅上，遭遇车祸时常造成此类损伤。患儿通常不伴有神经损伤。一般来说，此类骨骺损伤由于骨膜未损伤且呈套袖样包裹，更容易成功复位并通过仰伸位制动得以痊愈。

下颈椎损伤

尽管相对罕见，骨折、骨折—脱位、脱位以及单纯韧带损伤都能见到，尤其是 9 岁以上儿童。

神经系统正常的患儿，早期处理包括紧急手法复位并固定于仰伸位。立即行 MRI 检查以了解有无硬膜外血肿或椎间盘突出。部分患儿由于难以复位或椎管内压迫需要紧急手术治疗。

无影像学异常的脊髓损伤（SCIWORA）

Pang 与 Wilberger[18] 于 1982 年首次描述了这种独特的影像学检查无异常但存在神经损伤症状或体征的病例。随着影像技术的进步，此病症的定义也随之改变，因为尽管 X 线片与 CT 均显示正常，但 MRI 可显示异常病理改变，如脊髓水肿、椎旁肌肉水肿或出血、硬膜外或硬膜下出血、脊髓出血、韧带断裂、椎间盘水肿或突出，以及完全性脊髓横断伤。

15 儿童颈椎损伤

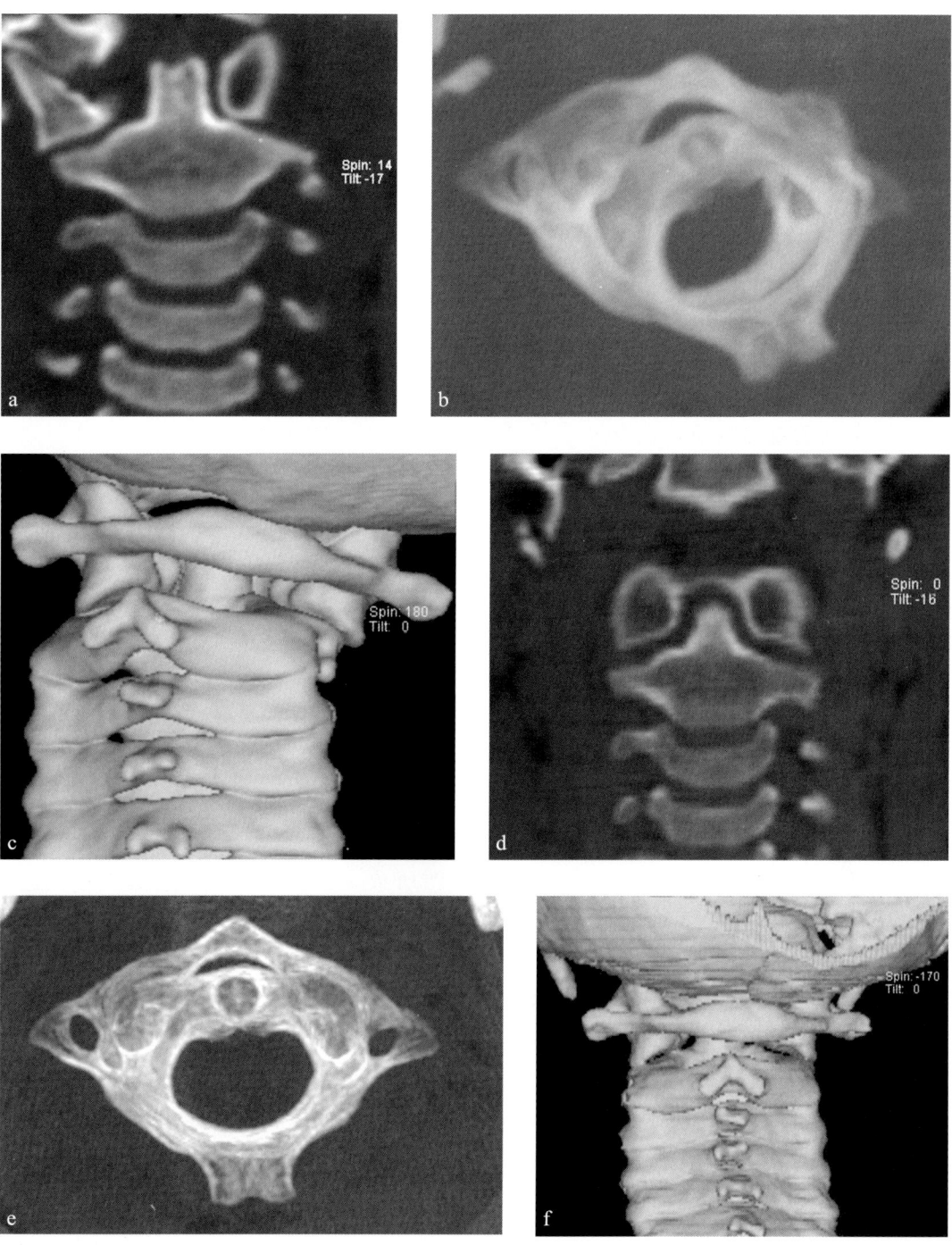

图 15.1 寰枢关节旋转半脱位的 16 岁儿童。(a) 冠状位影像。(b) 轴位最大 15 mm 突出投影。(c) 三维重建影像。(d) 冠状位影像。(e) 轴位最大 15 mm 突出投影。(f) 经 Halo 头环牵引与制动后完全复位的三维重建图像

SCIWORA 发生的基础是脊柱在断裂前能够拉伸数厘米，表现为一过性脱位，随后脊柱序列又恢复正常；同时脊髓也受到向头端和足端的牵拉，脊髓被拉伸数毫米而受损。

尽管也有迟发病例的报道，但多数 SCIWORA 表现为一过性神经系统症状，发生在首次损伤即刻或伤后短时间内。轻微的神经系统症状也可能在首次检查时被忽视。

临床发现或影像学特点有助于判断预后。严重或完全损伤通常与预后相关：完全损伤的患儿症状通常难以改善；而损伤严重但不完全的患儿虽然能够改善，但功能难以完全恢复。相比之下，轻中度损伤患儿的症状能够改善，部分甚至能够完全恢复。年龄与损伤部位也与最终预后有关。SCIWORA 更易发生在上颈椎，如果发生在 8 岁以下儿童则症状会更严重；但如果发生在下颈椎和 8 岁以上的儿童，则通常症状较轻。MRI 较单纯神经系统体格检查更有助于判断预后：若 T2 像提示无明显脊髓受损，则提示预后良好；如果存在少许出血和水肿，通常预后较好；若存在较多出血和完全性脊髓断裂，通常提示损伤严重或为永久性损伤。

SCIWORA 的治疗一般采用外固定制动 12 周，随后继续限制活动 12 周，以促进韧带愈合和避免复发。

运动损伤

运动相关损伤是 10 岁以上儿童或青少年颈椎损伤次最常见的致病原因。直接损伤包括扭伤与拉伤等，均可造成软组织损伤，常表现为中线区域触痛、肌肉痉挛、活动度下降但神经系统正常。治疗包括颈托固定和药物治疗，逐渐恢复运动。

部分患者会在从事接触性或冲撞性运动后出现从肩膀至手的刺痛或烧灼痛。臂丛神经受牵拉会导致一过性无力，但通常只累及单侧手臂，可持续达 30 分钟。多数此类损伤不需要治疗并且在数分钟或数天内自愈。复发的针刺样或烧灼样疼痛常需要理疗师协助治疗。

若损伤导致脊髓震荡损伤，即神经机能性麻痹，表现为双侧上肢、双腿或四肢出现感觉及运动症状。患者需要用硬质颈托固定 2 周，然后复诊检查动态摄片。

新生儿损伤

新生儿如发生生产相关的颈椎损伤和脊髓损伤，多表现为迟缓且无自主活动。这些损伤一般都是头位产时使用产钳所致。上颈椎最易受损。可采用定制的枕胸外固定器固定。

C2 骨折

双侧 C2 椎弓峡部骨折导致的创伤性脊柱前移滑脱在儿童罕见。在幼儿，区分这类损伤与软骨骨骺通常较困难，需要进一步行影像学检查。

齿突小骨

完全骨化的齿突与 C2 椎体不连接，成为齿突小骨，与寰枢椎不稳定和脊髓病有关。一般认为，齿突小骨不处理会增加 C1-C2 融合的风险。

■ 治疗策略

尽管部分患者需要住院甚至 ICU 治疗，但多数颈椎损伤患儿可以采用保守治疗。手术治疗主要针对不稳定性损伤、难以自愈的骨折或脱位、神经症状进行性加重、硬膜外出血伴相关症状、椎间盘突出，或脊髓受压等情况。近些年来，随着内固定器械的改进和手术技术的提高，外科医生更倾向于通过手术治疗那些需要采用 Halo 头环长时间制动的患者，目的是避免制动过长对儿童心理的影响。

目前，应用甲强龙治疗儿童颈椎损伤的数据较少，其效果仍存在争论；类固醇药物并不推荐作为标准治疗，其使用需要医生根据患者情况慎重考虑。

Halo 头环固定在最小至 7 个月的幼儿使用都是安全的。由于儿童颅骨薄，应适当增加固定针数量并减小每个针的固定力，以避免穿透颅骨。由于儿童韧带松弛及颈部肌肉未完全发育，牵引可能会导致颈部过伸，因此牵引重量应在检测神经症状的同时缓慢增加。Halo 头环牵引并发症较少，常见的为针道周围感染。

儿童颈椎内固定手术效果良好且并发症较少。儿童存在软骨多、解剖结构小等特点，要求精细准确的置钉操作。对于颈椎不稳定患儿，更要求麻醉后操作精准细致，避免意外损伤脊髓。转运时需要佩戴颈托，术前应再次摄片确认转运过程中颈椎无改变。术中可以使用髂骨、肋骨、锁骨进行取骨，协助植骨融合；也可使用人工骨、脱钙骨基质或骨替代物协助植骨。关闭伤口的过程很重要，需要足够软组织覆盖内固定物，有助于保护和愈合。

可使用螺纹棒或钢丝进行枕颈融合。可以同时使用板棒结构与 C1-C2 经关节突螺钉或 C2 椎弓根钉。也可采用后路钢丝并植骨或钉棒系统进行寰枢关节融合。对半脱位的复位固定，可采用前路或后路手术。后路融合可采用椎弓根钉或侧块螺钉固定。前路融合推荐使用短小的低切迹接骨板。

■ 预后与晚期并发症

尽管儿童较好的潜在愈合能力使得最终预后较好，但多数存在颈髓损伤的儿童在生长发育高峰会出现症状。这些症状可为瘫痪性或神经肌肉性，需要根据各自情况给予治疗。创伤后脊髓空洞形成可以源于脊柱残存后凸或再塑形后椎管狭窄加重。这些患者可表现为逐渐向近端神经节段进展的痉挛性瘫痪。而针对脊髓空洞的分流手术也不能确认全部有效。

■ 本章小结

儿童颈椎损伤罕见，在儿童损伤中只占很小部分。最常见的损伤为单纯韧带损伤。但是，颈椎损伤患儿的患病率和死亡率高于成人。汽车车祸是最常见的致伤原因。一过性或永久性的脊髓损伤常见，但儿童由于愈合能力高而最终预后也更好。约半数患儿存在其他相关外伤。了解儿童颈椎损伤相关的解剖特点，对于分析损伤类型和与正常发育相鉴别很重要。外伤现场即刻颈部制动固定，能够避免二次颈椎脊髓损伤。常依据于临床症状、X 线片和进一步的影像学检查结果排除颈椎损伤。当临床症状不能排除时，前后位和侧位 X 线片应作为首选筛查工具。要尽量在降低患者放射暴露的情况下适当使用 CT 检查。推荐对所有神经检查异常的患儿行 MRI 检查，以了解软组织和脊髓情况。

多数儿童颈椎损伤可以采用保守治疗。手术主要针对不稳定性损伤、难复位的骨折和脱位、神经症状不断进展和有畸形者。Halo 头环固定制动对儿童是安全的。儿童颈椎内固定效果良好且并发症发生率低。尽管多数儿童由于潜在愈合能力而预后良好，但部分颈椎损伤的儿童在生长发育高峰到来时会加重。

要点

- 颈椎损伤在儿童损伤中只占很小部分，但死亡率高。
- 半数颈椎损伤患儿合并脊柱、头部和其他部位损伤。
- 了解儿童颈椎的解剖和发育特点，有助于解读损伤类型和鉴别正常变异。
- 推荐在外伤现场立即颈部制动固定，同时急救医生使用风险标准进行病情评估。
- 如用 Halo 头环固定，应采用更多的固定针、更小的扭矩固定，以避免穿透儿童较薄的颅骨。
- 儿童颈椎内固定效果良好，并发症发生率低。

难点

- 齿突位 X 线片对于 8 岁以内儿童不适用。
- 咽后间隙增大并不一定提示水肿或出血，尤其对摄片时哭闹的患儿。
- 正常首次摄片未发现脊柱损伤，但可能脊柱在外伤时被拉伸了几厘米，表现为一过性脱位随后脊柱序列又恢复正常，脊髓被拉伸数毫米之后受损。

参考文献

5 篇 "必读" 文献

1. Easter JS, Barkin R, Rosen CL, Ban K. Cervical spine injuries in children, part I: mechanism of injury, clinical presentation, and imaging. J Emerg Med 2011; 41:142-150
2. Junewick JJ. Cervical spine injuries in pediatrics: are children small adults or not? Pediatr Radiol 2010; 40:493-498
3. Leonard JR, Jaffe DM, Kuppermann N, Olsen CS, Leonard JC; Pediatric Emergency Care Applied Research Network (PECARN) Cervical Spine Study Group. Cervical spine injury patterns in children. Pediatrics 2014; 133: e1179-e1188
4. Fesmire FM, Luten RC. The pediatric cervical spine: developmental anatomy and clinical aspects. J Emerg Med 1989;7:133-142
5. d'Amato C. Pediatric spinal trauma: injuries in very young children. Clin Orthop Relat Res 2005;432: 34-40
6. Swischuk LE. Anterior displacement of C2 in children:physiologic or pathologic. Radiology 1977; 122:759-763

7. Eubanks JD, Gilmore A, Bess S, Cooperman DR. Clearing the pediatric cervical spine following injury. J Am Acad Orthop Surg 2006; 14:552-564

8. Viccellio P, Simon H, Pressman BD, Shah MN, Mower WR, Hoffman JR; NEXUS Group. A prospective multicenter study of cervical spine injury in children. Pediatrics 2001; 108:E20

9. Gore PA, Chang S, Theodore N. Cervical spine injuries in children: attention to radiographic differences and stability compared to those in the adult patient. Semin Pediatr Neurol 2009; 16:42-58

10. Chung S, Mikrogianakis A, Wales PW, et al. Trauma association of Canada Pediatric Subcommittee National Pediatric Cervical Spine Evaluation Pathway: consensus guidelines. J Trauma 2011; 70:873-884

11. Rozzelle CJ, Aarabi B, Dhall SS, et al. Management of pediatric cervical spine and spinal cord injuries. Neurosurgery 2013; 72(Suppl 2):205-226

12. Lee SL, Sena M, Greenholz SK, Fledderman M. A multidisciplinary approach to the development of a cervical spine clearance protocol: process, rationale, and initial results. J Pediatr Surg 2003; 38:358-362, discussion 358-362

13. National Institute for Health and Care Excellence. Head injury guidance (CG176). http://www.nice.org.uk/guidance/CG176. Accessed November 27, 2014

14. Flynn JM, Closkey RF, Mahboubi S, Dormans JP. Role of magnetic resonance imaging in the assessment of pediatric cervical spine injuries. J Pediatr Orthop 2002; 22:573-577

15. Ramrattan NN, Öner FC, Boszczyk BM, Castelein RM, Heini PF. Cervical spine injury in the young child. Eur Spine J 2012; 21:2205-2211

16. Sun PP, Poffenbarger GJ, Durham S, Zimmerman RA. Spectrum of occipitoatlantoaxial injury in young children. J Neurosurg 2000; 93(1, Suppl):28-39

17. Phillips WA, Hensinger RN. The management of rotatory atlanto-axial subluxation in children. J Bone Joint Surg Am 1989; 71:664-668

18. Pang D, Wilberger JE Jr. Spinal cord injury without radiographic abnormalities in children. J Neurosurg 1982; 57:114-129

16

新的 AOSpine 下颈椎损伤分型系统

原著 Gregory D. Schroeder, Paul W. Millhouse, Alexander R. Vaccaro, F. Cumhur Öner, Luiz Roberto Vialle

翻译 唐冲　审校 孙宇

损伤分型系统有两个主要目的：第一，方便医务人员准确交流，包括治疗医师、学员和研究员；第二，指导损伤的治疗。骨科创伤中分型系统的实用性差异巨大，其中一些精心设计的分型，如 Schatzker[1,2] 的胫骨平台骨折分型已沿用了四十余年，而其他损伤分型却不断变化改进。1951 年，Böhler[3] 发表了第一个重要的脊柱损伤分型。随着脊柱解剖学、生物力学以及生理学研究的进展，已经证实这些早期的脊柱损伤分型是不全面的，由此提出了很多有关下颈椎损伤分型。

1970 年，Holdsworth[4] 基于自己观察的 2 000 余例脊柱损伤患者，发表了全脊柱损伤的力学分型。这是第一个定义了损伤稳定性（稳定和不稳定）的重要分型，同时也认识到后方韧带复合体的生物力学的重要性。为了改进这个分型系统，Allen、Ferguson 以及他们的团队[5] 建立了一个更具体的根据损伤机制进行分型的体系，将脊柱骨折分为六大类型：压缩屈曲型、垂直压缩型、分离屈曲型、压缩伸展型、分离伸展型、侧方屈曲型。尽管该分型简单明了，但可信度差、临床应用局限[6]。Harris 等[7] 进一步改进了此分型，将损伤机制分为屈曲、屈曲旋转、过伸旋转、垂直压缩、伸展和侧屈。这些改进虽然完善了脊柱损伤分型，但并没有提高其临床实用性。

在清楚了以往分型的局限性并应用既往类似方法学改进胸腰段脊柱损伤分型系统（TLICS）后，Vaccaro 等[8] 于 2007 年对下颈椎损伤分型（SLIC）和严重程度量表进行了改进，将形态学类型简化为三大类：压缩、分离、旋转/位移。此外，这是第一个正式考虑了椎间盘韧带复合体完整性和患者神经功能状态的下颈椎损伤分型。最后，SLIC 系统分别赋予损伤的形态学、椎间盘韧带复合体的完整性、患者神经功能状态相应的分值，各项分值的总和即为损伤评分，根据评分给予适当的治疗方案。尽管最初报道的可靠性可接受[8]，但最新的一项独立研究报道称：观察者之间中骨折形态学的一致性较差（k=0.29），而椎间盘韧带复合体完整性的一致性也仅为中度（k=0.46）[9]。此外，由于该分型是由一组选定的医师通过有限的病例数据制定的，而制定者的观点和推荐治疗方案可能与当地治疗不一致而受到广泛批评。最后，评价椎间盘韧带复合体的完整性需要应用MRI技术，但世界上很多地方并不具备行MRI检查的条件。

鉴于上述以往下颈椎损伤分型存在的问题，AOSpine于2015年发布了新的AOSpine下颈椎损伤分型系统。新的分型将脊柱骨折分为三种主要的形态学类型[10]：

- A型：压缩损伤（图16.1~5）。
- B型：前/后张力带损伤（图16.6~8）。
- C型：位移损伤（图16.9）。

此外，类似AOSpine胸腰椎分型系统[11]，将A、B型骨折进一步分成亚型（表16.1）；其次，对累及小关节的损伤进行单独分型（表16.2；图16.10~13），并评估患者的神经功能状态（表16.3）；最后，如果需要，可采用病例特异的修正参数（表16.4）。

一项最初的分型可靠性分析证实，该形态学亚型具有较好的观察者间一致性（k=0.64）[10]。一项全球性的可靠性

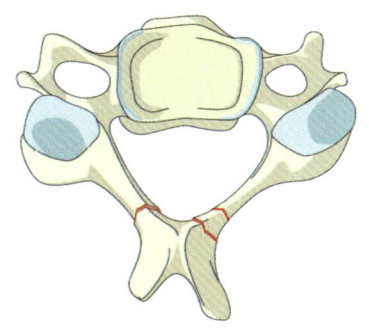
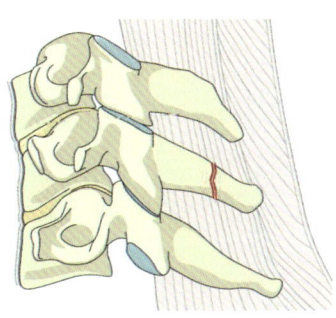

图16.1 A0亚型。不影响稳定性的轻微骨损伤，如棘突或横突骨折；此外，无骨折型神经损伤也属此型，如中央型脊髓损伤［引自 Vaccaro AR, Koerner JD, Radcliff KE, et al. AOSpine subaxial cervical spine injury classification system. Eur Spine J 2015 Feb 26（Epub ahead of print）］

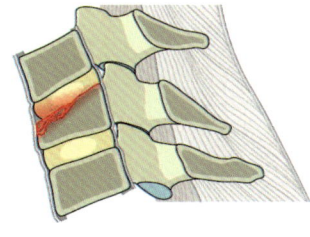

图16.2 A1亚型。累及一侧终板的压缩骨折，但不累及椎体后壁［引自 Vaccaro AR, Koerner JD, Radcliff KE, et al. AOSpine subaxial cervical spine injury classification system. Eur Spine J 2015 Feb 26（Epub ahead of print）］

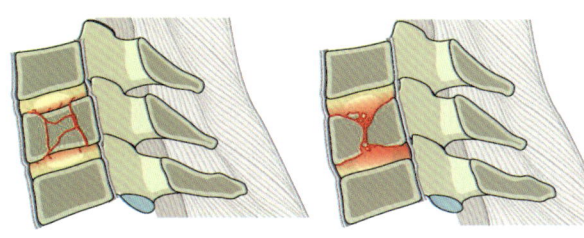

图16.3 A2亚型。冠状位劈裂骨折，累及椎体上、下终板，但不累及椎体后壁［引自 Vaccaro AR, Koerner JD, Radcliff KE, et al. AOSpine subaxial cervical spine injury classification system. Eur Spine J 2015 Feb 26（Epub ahead of print）］

颈椎创伤

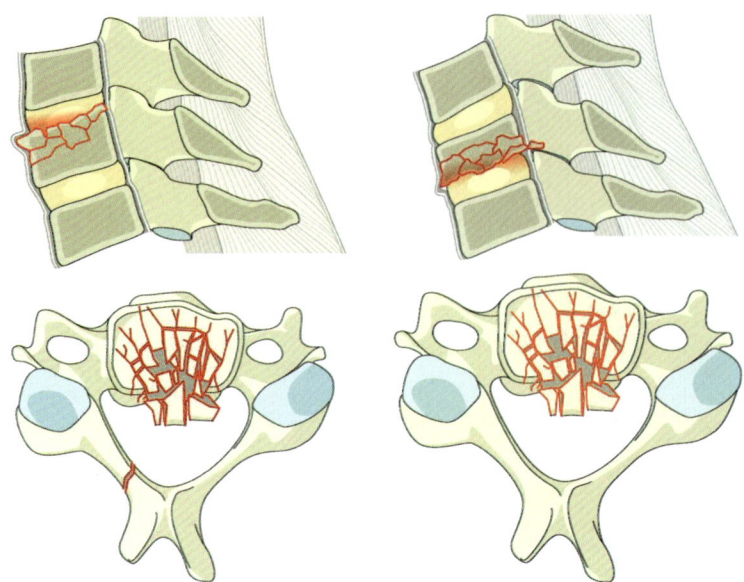

图 16.4 A3 亚型。不完全性爆裂骨折，累及一侧椎体终板及椎体后壁［引自 Vaccaro AR, Koerner JD, Radcliff KE, et al. AOSpine subaxial cervical spine injury classification system. Eur Spine J 2015 Feb 26（Epub ahead of print］）

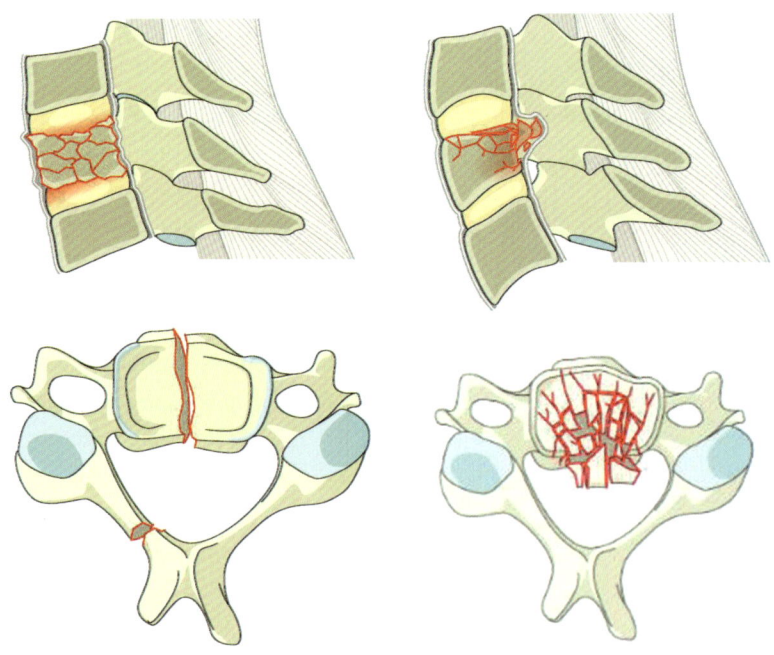

图 16.5 A4 亚型。完全爆裂骨折，累及椎体上、下终板及椎体后壁［引自 Vaccaro AR, Koerner JD, Radcliff KE, et al. AOSpine subaxial cervical spine injury classification system. Eur Spine J 2015 Feb 26（Epub ahead of print）］

16 新的 AOSpine 下颈椎损伤分型系统

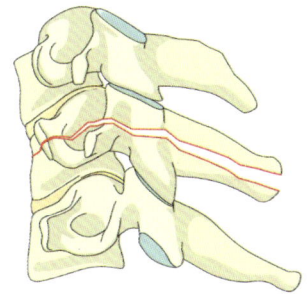
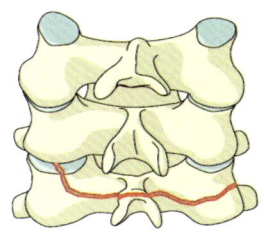

图 16.6 B1 亚型。经过骨结构的张力带断裂［引自 Vaccaro AR, Koerner JD, Radcliff KE, et al. AOSpine subaxial cervical spine injury classification system. Eur Spine J 2015 Feb 26（Epub ahead of print）］

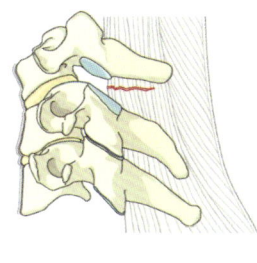
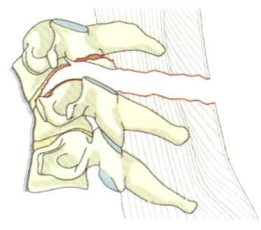
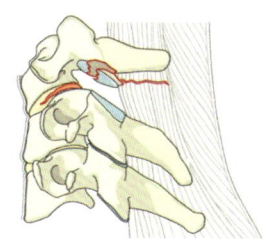
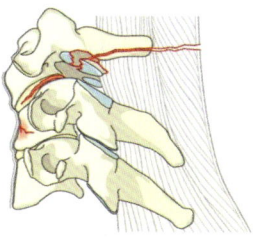

图 16.7 B2 亚型。任何破坏后方韧带张力带的损伤［引自 Vaccaro AR, Koerner JD, Radcliff KE, et al. AOSpine subaxial cervical spine injury classification system. Eur Spine J 2015 Feb 26（Epub ahead of print）］

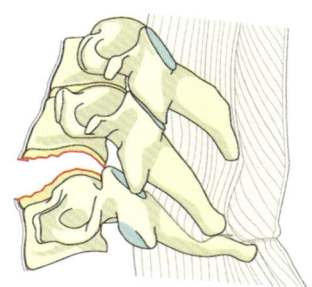
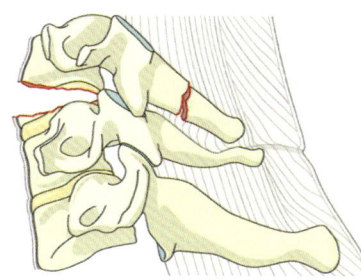
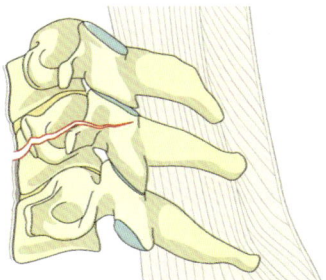

图 16.8 B3 亚型。任何破坏前方韧带张力带的损伤［引自 Vaccaro AR, Koerner JD, Radcliff KE, et al. AOSpine subaxial cervical spine injury classification system. Eur Spine J 2015 Feb 26（Epub ahead of print）］

颈椎创伤

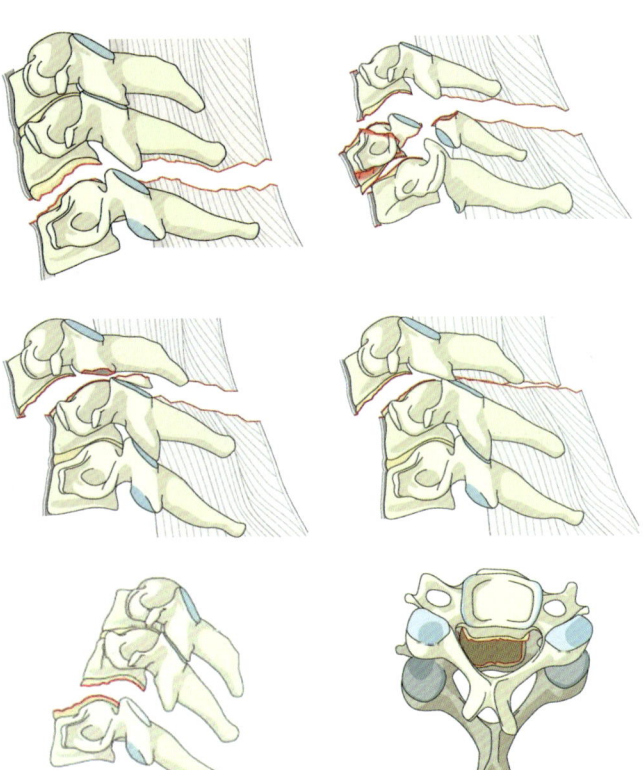

图 16.9 C 型。位移型损伤 [引自 Vaccaro AR, Koerner JD, Radcliff KE, et al. AOSpine subaxial cervical spine injury classification system. Eur Spine J 2015 Feb 26（Epub ahead of print）]

表 16.1 新的 AOSpine 下颈椎损伤分型系统中 A、B 型骨折的亚型

分型	定义
A	压缩损伤
A0	不影响稳定性的轻微骨损伤，如棘突 / 横突骨折；此外，无骨折型神经损伤也属此型，如中央型脊髓损伤
A1	楔形骨折，累及一侧椎体终板（多为上终板），不累及椎体后壁
A2	冠状位劈裂骨折，累及椎体上、下终板，但不累及椎体后壁
A3	不完全性爆裂骨折，累及一侧椎体终板及椎体后壁
A4	完全爆裂骨折，累及椎体上、下终板及椎体后壁
B	张力带损伤
B1	经过骨结构的张力带断裂
B2	任何破坏后方韧带张力带的损伤
B3	任何破坏前方韧带张力带的损伤

表 16.2 新的 AOSpine 下颈椎损伤分型系统中小关节损伤的分级

损伤	定义
F1	无移位的骨折，骨折块高度 <1 cm，累及侧块 <40%
F2	任何有移位的骨折，或骨折块高度 >1 cm，或累及侧块 >40%
F3	漂浮侧块
F4	任何导致小关节半脱位、翘起或脱位的骨折
BL	累及双侧小关节

表 16.3 新的 AOSpine 下颈椎损伤分型系统中患者神经功能状态的分级

状态	定义
N0	神经功能完好
N1	有神经症状但是已完全缓解
N2	持续性神经根病或神经根损伤
N3	不完全性脊髓损伤
N4	完全性脊髓损伤
Nx	无法进行神经功能检查
+	进行性脊髓压迫

表 16.4 新的 AOSpine 下颈椎损伤分型系统中病例特异的修正参数

修正参数	定义
M1	后方韧带复合体完整性不确定
M2	明显的椎间盘突出
M3	患有僵硬或骨代谢性疾病，如弥漫性特发性骨肥厚症或强直性脊柱炎
M4	椎动脉损伤

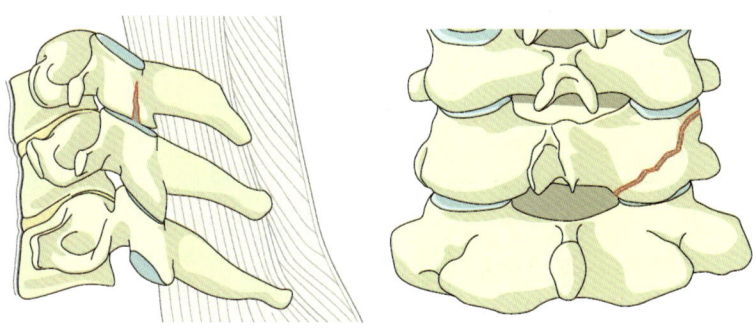

图 16.10 F1 亚型。无移位的骨折，骨折块高度 <1 cm，累及侧块 <40%［引自 Vaccaro AR, Koerner JD, Radcliff KE, et al. AOSpine subaxial cervical spine injury classification system. Eur Spine J 2015 Feb 26（Epub ahead of print）］

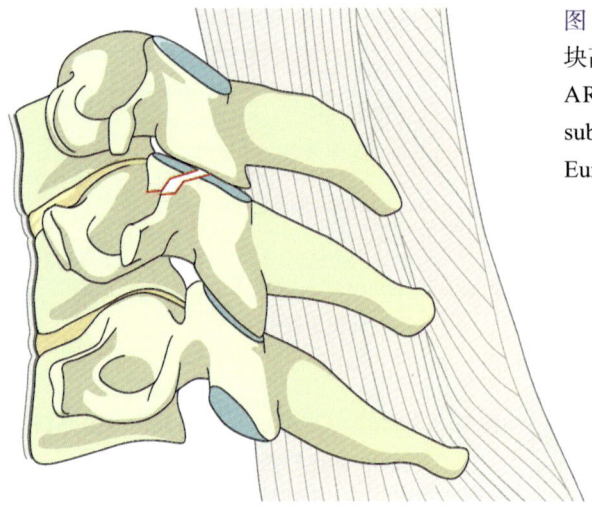

图 16.11　F2 亚型。任何有移位的骨折，或骨折块高度 >1 cm，或累及侧块 >40%［引自 Vaccaro AR, Koerner JD, Radcliff KE, et al. AOSpine subaxial cervical spine injury classification system. Eur Spine J 2015 Feb 26（Epub ahead of print）］

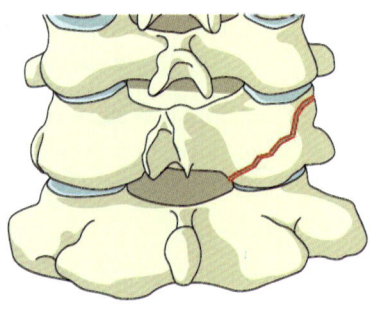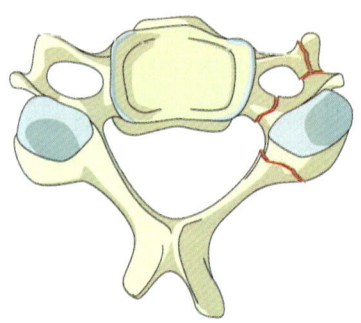

图 16.12　F3 亚型。漂浮侧块［引自 Vaccaro AR, Koerner JD, Radcliff KE, et al. AOSpine subaxial cervical spine injury classification system. Eur Spine J 2015 Feb 26（Epub ahead of print）］

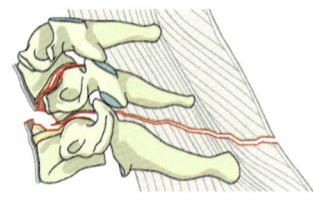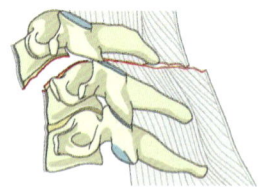

图 16.13　F4 亚型。任何导致小关节半脱位、翘起或脱位的骨折［引自 Vaccaro AR, Koerner JD, Radcliff KE, et al. AOSpine subaxial cervical spine injury classification system. Eur Spine J 2015 Feb 26（Epub ahead of print）］

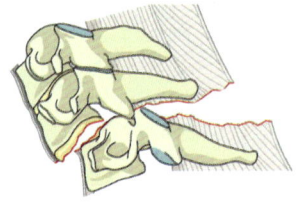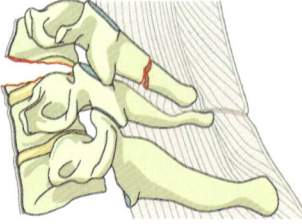

研究正在进行。此外，多项国际研究正致力于评估个体差异对治疗方案的影响，AOSpine下颈椎损伤评分最终将作为治疗方案随新的分型发布。为了避免出现以往分型系统的错误，一项运用了改良Delphi法改进手术方案的研究正稳步进行中，这样的全球性投入将被用于确定治疗方案，以及建立一个世界范围内可接受的下颈椎损伤治疗方案。

参考文献

5篇"必读"文献

1. Schatzker J, McBroom R, Bruce D. The tibial plateau fracture. The Toronto experience 1968-1975. Clin Orthop Relat Res 1979;138:94-104
2. Schatzker J. Compression in the surgical treatment of fractures of the tibia. Clin Orthop Relat Res 1974;105:220-239
3. Bohler L. Die Technik der Knochenbruchbehandlung. Wien: Maudrich; 1951
4. Holdsworth F. Fractures, dislocations, and fracture-dislocations of the spine. J Bone Joint Surg Am 1970;52:1534-1551
5. Allen BL Jr, Ferguson RL, Lehmann TR, O'Brien RP. A mechanistic classification of closed, indirect fractures and dislocations of the lower cervical spine. Spine(Phila Pa 1976)1982; 7:1-27
6. Stone AT, Bransford RJ, Lee MJ, et al. Reliability of classification systems for subaxial cervical injuries. Evid Based Spine Care J 2010; 1:19-26
7. Harris JH Jr, Edeiken-Monroe B, Kopaniky DR. A practical classification of acute cervical spine injuries. Orthop Clin North Am 1986; 17:15-30
8. Vaccaro AR, Hulbert RJ, Patel AA, et al. The subaxial cervical spine injury classification system: a novel approach to recognize the importance of morphology, neurology, and integrity of the disco-ligamentous complex. Spine(Phila Pa 1976)2007; 32:2365-2374
9. van Middendorp JJ, Audige L, Bartels RH, et al. THe Subaxial Cervical Spine Injury Classification System: an external agreement validation study. Spine J 2013; 13:1055-1063
10. Vaccaro AR, Koerner JD, Radcliff KE, et al. AOSpine subaxial cervical spine injury classification system. Eur Spine J. 2015 Feb 26[Epub ahead of print]
11. Vaccaro AR, Öner C, Kepler CK, et al. AOSpine thora-columbar spine injury classification system: fracture description, neurological status, and key modifiesr. Spine(Phila Pa 1976). 2013;38:2028-2037

索 引

A

AO Spine 下颈椎损伤分型系统 AO Spine Subaxial Cervical Spine Injury Classification System 83-84, 84t, 115, 118, 119t, 169-176

 压缩性损伤（A型） compression injuries (type-A) 115, 118, 170, 170f, 171f

  亚型 subtypes of 170f, 171f, 173t

 分离/张力带损伤（B型） distraction/tension band injuries (type B) 115, 118, 119t, 170, 172f

  亚型 subtypes of 170, 172f, 173t

 小关节骨折 facet joint injuries 119t, 174, 174f, 174t, 175f

 神经功能状况评估 neurologic status evaluation 174, 175t

 可信度分析 reliability analysis of 175, 177

 移位型损伤（C型） translational injuries (type C) 115, 118, 119t, 170, 173f

  亚型 subtypes of 173f

Aspen 硬质颈托 Aspen rigid cervical orthosis 41, 42, 42f

安全带损伤，儿童的 Seatbelt injuries, in children 157

B

Babinski's 征 Babinski's sign 131

背部肌肉，解剖和功能 Dorsal muscles, anatomy and function of 4, 7f, 15

 深部 deep 4, 5-6, 5t

 外在的 extrinsic 4-5

 内在的 intrinsic 4-5, 5t

背部肌肉 Muscles, of the back 4-6, 7f, 11f, 12. 也可参见特殊的肌肉 See also specific muscles

背侧入路，对于颈胸结合部损伤 Dorsal approaches, to cervicothoracic junction injuries 132f, 136-137

背阔肌，解剖和功能 Latissimus dorsi muscle, anatomy and function of 5

闭合复位，颈椎 Closed reduction, of cervical spine 39-40. 也可参见：特殊损伤下的 See also under specific injuries

不稳定的定义 Instability, definition of 19-20

不稳定的定义 Stability, definition of 19

C

C2，见枢椎 C2. See Axis

Clay-shoveler 骨折 Clay-shoveler's fractures 20

Collet-Sicard 综合征 Collet-Sicard syndrome 61-62

CT，颈椎损伤 Computed tomography (CT), of cervical spine injuries 26, 29f, 34, 39

 寰—枕分离 of atlanto-occipital dissociation 52-53

 儿童 in children 160, 161-162

 与平片比较 comparison with plain radiographs 32-34

"刺痛" "Stingers" 165

侧块骨折 Lateral mass fractures 105-114

 解剖学特征 anatomic considerations in 105-

106
　分类　classification of　106-108, 107t
　粉碎型　comminuted-type　107, 111
　定义　definition of　105
　侧块漂浮型　floating mass-type　105, 107, 111, 112f
　损伤水平　level of injury of　108
　损伤机制　mechanism of injury of　106
　伴随的血管神经性损伤　neurovascular injuries associated with　109-110
　病理解剖的　pathoanatomy of　108-109
　软组织受累　soft tissue involvement in　109, 113
　劈裂型　split-type　107, 111
　治疗　treatment for　111-112
侧块骨折—分离　Lateral mass fracture-separation　22
侧块螺钉，双皮质的和单皮质的　Lateral mass screws, bicortical and unicortica　179, 81
齿突，参见齿状突　Dens. See Odontoid process
齿突前间隙，儿童的　Predental space, in children　161
齿突小骨　Os odontoideum　166
齿状突（齿突）Odontoid process (dens)
　解剖和功能　anatomy and function of　2f, 8, 9, 10
　骨化中心　ossification centers of　158
齿状突（齿突）骨折　Odontoid process (dens) fractures　73-77
　前路螺钉固定　anterior screw fixation of　73-74, 75, 76
　儿童　in children　157, 163
　分型　classification of　73, 74f
　闭合复位　closed reduction of　40
　老年患者　in elderly patients　73, 74-76
　非手术治疗　nonsurgical treatment for　40, 43, 45
　骨质疏松性的　osteoporotic　151-153, 152f
　手术治疗与非手术治疗　surgical versus nonsurgical treatment for　74-76
创伤性脊髓病　Myelopathy, traumatic　28, 30f
　儿童的　in children　158
创伤性颅脑损伤，伴随枕骨髁骨折的　Traumatic brain injury, occipital condyle fractureassociated　50

D

DCL，在压缩性损伤中　DLC, in compression injuries　88, 89, 91
DISH，参见弥漫性特发性骨增殖症　DISH. See Diffuse idiopathic skeletal hyperostosis (DISH)
Dublin方法，寰枕脱位的诊断　Dublin method, of atlanto-occipital dissociation diagnosis　52
第三枕神经，解剖和功能　Third occipital nerve, anatomy and function of　11, 11f
钝性颈椎损伤　Blunt cervical trauma
　评估　evaluation of　25-38
　分级　grading of　32
钝性头部损伤　Blunt head trauma　51
多裂肌，解剖和功能　Multifidus muscle, anatomy and function of　5t, 6

E

儿童　Children
　C2解剖　C2 anatomy in　76-77
　颈椎损伤　cervical spine injuries in　156-168
　解剖特点　anatomic considerations in　158-159, 167
　C2骨折　C2 fractures　76-77, 81
　颈椎外伤的临床评估预案　cervical spine clearance protocol for　159-162, 167
　流行病学　epidemiology of　156-157
　影像学　imaging of　76-77, 160-162
　损伤机制　mechanism of injury in　157-158
　晚期并发症和预后　outcomes and late complications of　166-167
　特殊损伤　specific injuries　162-166
　治疗　treatment for　166
儿童侧向屈曲性损伤　Lateral flexion injuries, in children　157
儿童的　in children　158
儿童的前路融合术　Anterior fusion, in children　166
儿童使用甲基强的松龙　Methylprednisone, use in children　166

F

费城围领 Philadelphia cervical collars 41, 42, 43

分离性损伤（AO B型） Distraction injuries (AO type-B) 94-104
  强直性脊柱炎 ankylosing spondylitis and 94
  分类 classification of 95, 96f, 96t, 115, 118, 119t, 170, 172f, 173f
  闭合复位 closed reduction of 103
  弥漫性骨增殖症 diffuse skeletal hyperostosis and 94
  仰伸—分离 extension-distraction 94
  仰伸—分离性损伤 extension-distraction injuries 95
  屈曲—分离 flexion-distraction 94
  过伸性损伤 hyperextension injuries 95
  影像学 imaging of 97, 97f, 98f
  处理 management of 97
  形态学 morphology of 95
  亚型 subtypes of 170, 172f, 173f

副神经 Accessory nerve 51

覆膜，解剖和功能 Tectorial membrane, anatomy and function of 9, 50

G

膈神经损伤 Phrenic nerve injuries 157, 158

钩突 Uncinate process
  解剖和功能 anatomy and function of 18
  骨折 fractures of 21

钩椎关节，解剖和功能 Uncovertebral joints, anatomy and function of 12

骨化，弥漫性特发性骨肥厚症相关的 Ossification, diffuse idiopathic skeletal hyperostosis-related 140

骨软骨结合部（骨骺） Synchondroses 156
  与C2骨折相鉴别 differentiated from C2 fractures 165-166
  误读为骨折 misinterpreted as fractures 159

骨折，参见特殊类型骨折 Fractures. See also specific types of fractures
  闭合复位 closed reduction of 39-40
  枪伤伤口相关的 gunshot wound-related 44-45

骨质疏松症 Osteoporosis
  作为压缩性骨折的原因 as compression fracture cause 147
  齿状突骨折 odontoid process fractures 147-148, 151-153, 153f
  类型 patterns of 150-151
  治疗 treatment for 151-153
  病理生理学 pathophysiology of 150
  脊柱强直相关的 spinal ankylosis-related 140-141

关节突峡部骨折，也可参见 Hangman 骨折，脊柱滑脱 Pars interarticularis fractures. See also Hangman's fractures; Spondylolysis
  儿童的 in children 165-166

过屈性损伤，儿童 Hyperflexion injuries, in children 157

过伸性损伤 Hyperextension injuries
  神经系统损伤的原因 as neurologic injury cause 101
  脊柱强直性相关的 spinal ankylosis-related 141, 141f, 144
  上段脊柱 of the upper spine 22

H

Halo头环背心 Halo vest 42-44
  用于寰椎骨折 for atlas fractures 65
  用于颈胸结合部损伤 for cervicothoracic junction injuries 133
  并发症 complications of 44, 65, 89, 151-152
  用于压缩性骨折 for compression fractures 88, 89
  颅颈交界区损伤 for craniocervical junction injuries 56-57
  齿状突骨折 for dens (odontoid process) fractures 44
  屈曲—分离性损伤 for flexion-distraction injuries 99, 100, 101
  hangman骨折 for hangman's fractures 78
  枕骨髁骨折 for occipital condyle fractures 59
  用于儿童 use in children 163, 166, 167
  用于老年患者 use in elderly patients 151-152

用于类风湿性关节炎患者 use in rheumatoid arthritis patients 149

Hangman's 骨折 hangman's fractures 22-23, 77-79

　　C1-C2 椎弓根固定 C1-C2pedicle fixation of 78

　　非手术治疗 nonoperative treatment for 43, 44, 78

Harris 颅底—枢椎间距 Harris basion-axis interval 52

横韧带，解剖和功能 Transverse ligament, anatomy and function of 9

横突，解剖和功能 Transverse process, anatomy and function of 2f, 3, 8

横突棘肌，解剖和功能 Transversospinalis muscles, anatomy and function of 5-6

横突间肌，解剖和功能 Intertransversarii muscle, anatomy and function of 5t, 6

喉返神经，解剖和功能 Recurrent laryngeal nerve, anatomy and function of 15

后方固定 Posterior fixation

　　用于屈曲—分离型损伤 of flexion-distraction injuries 101-102

　　用于类风湿性关节炎患者 in rheumatoid arthritis patients 149

后方韧带复合体断裂 Posterior ligamentous complex, disruption of 97, 98f

后方融合，儿童的 Posterior fusion, in children 166

后方入路 Posterior approach

　　解剖学特征 anatomic considerations in 1

　　压缩性骨折 to compression fractures 91

　　小关节脱位 to facet joint dislocations 121-123, 126

　　屈曲—分离型损伤 to flexion-distraction injuries 99-100, 101f

　　侧块骨折 to lateral mass fractures 111

后凸 Kyphosis

　　颈胸结合部损伤相关的 cervicothoracic junction injury-related 132f, 133, 136

　　骨质疏松相关的 osteoporosis-related 150, 151

　　儿童创伤后的 posttraumatic, in children 166

后纵韧带 Posterior longitudinal ligament

　　解剖和功能 anatomy and function of 3, 4f, 18-19

　　损伤 injuries to

　　　　小关节骨折相关的 facet joint fracture-related 109

　　　　屈曲—分离型损伤相关的 flexion-distraction injuries-related 98-99

　　　　横断面 transection 20

滑脱性损伤，（AO C 型） Translational injuries (AO type-C) 170, 173f

　　分型 classification of 115, 118, 119t

　　亚型 subtypes of 173f

寰—齿间隙（ADI） Atlanto-dens interval (ADI)

　　前方，类风湿性关节炎 anterior, in rheumatoid arthritis 148

　　儿童 in children 159

　　定义 definition of 159

　　脊柱不稳定 in spinal instability 19

寰—枕分离（AOD） Atlanto-occipital dissociation (AOD)

　　解剖特点与生物力学 anatomic features and biomechanics of 50-51

　　分类 classification of 53

　　延误诊断 delayed diagnosis of 59

　　诊断 diagnosis of 51-56

　　流行病学 epidemiology of 49-50

　　病程与预后 prognosis and outcome of 58

　　治疗 treatment for 56-58, 59

寰—枕关节 Atlanto-occipital joints

　　解剖与功能 anatomy and function of 8-9, 15

　　儿童 in children 158-159, 161

　　脱位 dislocations of 156-157, 162-163

寰—枕膜，解剖与功能 Atlanto-occipital membrane, anatomy and function of 50

寰枢关节，不稳定 Atlanto-axial junction, instability of 19

寰枢关节 Atlanto-axial joints

　　解剖和功能 anatomy and function of 9, 18

　　脱位 dislocation of 23

　　损伤，儿童 injuries to, in children 163

　　半脱位 subluxation of 23

类风湿性关节炎相关的 rheumatoid arthritis-related 147, 148, 150
旋转，儿童 rotatory, in children 163, 164f
寰枢椎复合体，骨质疏松性骨折 Atlanto-axial complex, osteoporotic fractures of 151
寰枢椎融合，后路，寰椎骨折 Atlanto-axial fusion, posterior, of atlas fractures 65, 68–70, 68f, 69t
  Harms 技术 Harms technique 68, 69t, 70
  Magerl/Gallie 技术 Magerl/Gallie technique 68, 69, 69t, 70
寰枕关节 Occipitoatlantal joints
  解剖和功能 anatomy and function of 50
  在类风湿性关节炎的患者 in rheumatoid arthritis 148
寰椎（C1） Atlas (C1) 77, 77f
  解剖与功能 anatomy and function of 4f, 7f, 8, 15, 17–18
  变异 anomalies of 77
  发育 development of 76–77, 158
  骨化中心 ossification centers of 158
寰椎，骨折 Atlas body, fractures of 79–80, 81
寰椎骨折 Atlas fractures
  撕脱—类型 avulsion-type 22
  爆裂 burst 61, 62
    稳定 stable 63
    不稳定 unstable 63, 68
  分类 classification of 61, 62, 62f, 63f
  临床表现 clinical presentation of 61–62
  Dickman 类型 Dickman type 63f, 65
  Gehweiler 类型 Gehweiler type 62, 62f, 63–65
  影像学 imaging of 63, 63f, 70
  Jefferson 61
    儿童 in children 57
    Halo 头环背心制动 halo vest immobilization of 43
    假 Jefferson pseudo-Jefferson 159
  非手术治疗 nonoperative treatment for 45
  手术治疗 operative management of 65–70, 66f
    单纯骨融合术 with isolated osteosynthesis 65–68, 71
  治疗策略 therapy algorithm for 63–65, 64f
  寰椎横韧带的骨性撕脱 with transverse atlantal ligament bony avulsion 61, 62, 63f, 64, 66f, 71
  不稳定的 unstable 62, 63
    保守治疗 conservative management of 65
寰椎横韧带，撕脱骨折 Transverse atlantal ligament, bony avulsion of 61, 62, 63f, 64, 66f, 71
寰椎融合术 Osteosynthesis, of the atlas 65–68, 67t
挥鞭样损伤，治疗 Whiplash injuries, treatment for 44
回旋肌，解剖和功能 Rotatores muscle, anatomy and function of 5t, 6
昏迷病人/无意识病人 Comatose patients/unconscious patients
  颈椎外伤的临床评估预案 C-spine clearance protocol for 32
  颈椎损伤的影像学检查 cervical spine injury imaging in 26, 28, 34, 35, 39
  闭合复位前 prior to closed reduction 40
昏迷的病人，参见昏迷病人/无意识病人 Unconscious patients. See Comatose/unconscious patients

J

Jefferson 骨与关节外科杂志，美国版 Journal of Bone and Joint Surgery, American Volume 94
Jefferson 骨与关节外科杂志，美国版 Journal of Bone and Joint Surgery, American Volume 94
Jefferson 骨折，参见寰椎骨折 Jefferson fractures. See Atlas fractures, Jefferson
Jefferson 骨折，参见寰椎骨折 Jefferson fractures. See Atlas fractures, Jefferson
棘间肌，解剖和功能 Interspinalis muscle, anatomy and function of 5t, 6
棘间韧带，解剖和功能 Interspinous ligament, anatomy and function of 3, 4f
棘上韧带，解剖和功能 Supraspinous ligament, anatomy and function of 3, 4f
棘突 Spinous processes
  解剖和功能 anatomy and function of 2f, 3, 8,

14f

撕脱 avulsion of 20

脊髓，解剖和功能 Spinal cord, anatomy and function of 9-10

脊髓空间（SAC） Space available for the cord (SAC) 19

    在类风湿性关节炎的 in rheumatoid arthritis 149, 150

脊髓损伤 Spinal cord injury

    寰枕分离相关的 atlanto-occipital dissociation- related 51

    爆裂性骨折相关的 burst fracture-related 85

    颈胸结合部损伤相关的 cervicothoracic junction injury-related 131

    儿童的 in children 157-158, 167

    小关节骨折相关的 facet joint fracture-related 110

    无影像学异常的（SCIWORA） without radiographic abnormality (SCIWORA) 158, 162, 165

脊髓休克 Spinal shock 96-97, 158

脊髓震荡 Spinal cord concussion 165

脊柱滑脱 Spondylolisthesis

    退变性的，与枢椎下半脱位相鉴别 degenerative, differentiated from subaxial subluxation 148-149

    颈椎创伤性的，参见 Hangman 骨折 traumatic cervical. See Hangman's fractures

脊柱峡部裂 Spondylolysis

    正如侧块损伤 lateral mass injury as 107, 108, 111

    单侧的 unilateral 109

脊柱硬化 Ankylosis, spinal 139

    也可参见：强直性脊柱炎，弥漫性特发性骨肥厚症 See also Ankylosing spondylitis; Diffuse idiopathic skeletal hyperostosis (DISH)

    骨质疏松相关的 osteoporosis associated with 140-141

假关节，儿童的 Pseudoarthroses, in children 159

假性半脱位，儿童的 Pseudosubluxation, in children 159

肩胛提肌，解剖和功能 Levator scapulae muscle, anatomy and function of 5, 13

减压，创伤性颈椎骨折 Decompression, of traumatic cervical spine fractures 39-40

交感干 Sympathetic trunk 14, 15

解剖和功能 anatomy and function of 1-3, 2f

解剖和功能 anatomy and function of 12, 15

经关节突螺钉固定术，C0-C1 的 Transarticular screw osteosynthesis, of C0-C1 57

颈部，横断面的 Neck, transverse sections of 13-15, 14f

颈部挫伤 Sprains, cervica l44

颈部筋膜 Fascia, cervical 13-14, 14f

颈部深动脉，解剖 Deep cervical artery, anatomy of 6

颈长肌，解剖和功能 Longus colli muscle, anatomy and function of 13

颈脊髓神经机能性麻痹 Cervical cord neurapraxia 165

颈夹肌，解剖和功能 Splenius cervicis muscle, anatomy and function of 5, 5t, 6

颈袢 Ansa cervicalis 14

颈前入路 Anterior approach

    解剖学 anatomic considerations in 1

    压缩骨折 to compression fractures 89-90

    小关节脱位 to facet joint dislocations 121, 122-123, 125-126

    侧块骨折 to lateral mass fractures 111

    在神经血管鞘和内脏鞘之间 between neurovascular and visceral compart-ments 14, 14f

颈升动脉的解剖 Ascending cervical artery, anatomy of 6

颈托支具 Orthoses, cervical 40-42, 41f, 42f

    并发症 complications of 42, 89

    用于骨质疏松性骨折 for osteoporotic fractures 152

    种类 types of 41-42

    用于类风湿性关节炎患者 use in rheumatoid arthritis patients 149

颈围邻 Cervical collars 40-42, 41f, 42f

    寰枕分离 for atlanto-occipital dissociation 57

    颈部软组织拉伤 for cervical sprains 44

并发症　complications of　42
压缩性骨折　for compression fractures　87
颅颈交界区损伤　for craniocervical junction injuries　56–57
Hangman 骨折　for hangman's fractures　78
类型　types of　41–42
用于儿童　use in children　160
颈胸结合部　Cervicothoracic junction
　解剖和功能　anatomy and function of　130, 131f, 134, 136
　损伤　injuries to　130–138
　　闭合复位　closed reduction of　133
　　诊断　diagnosis of　130–133
　　骨折—脱位　fracture-dislocations　130, 131f
　　影像学　imaging of　133, 137, 151
　　非手术治疗　nonsurgical treatment for　133
　　骨质疏松性骨折　osteoporotic fractures　148, 151, 153
　　手术入路　surgical approaches to　134–137, 134t, 135f, 136f
　　治疗原则　treatment algorithm for　133, 134f
颈胸支具　Cervical thoracic orthoses　89
颈椎，也可参见寰椎（C1），枢椎（C2）　Vertebrae, cervical. See also Atlas (C1); Axis (C2)
　解剖和功能　anatomy and function of　1–3, 2f
　骨化中心　ossification centers in　158
颈椎　Cervical spine
　解剖和功能　anatomy and function of　1–16
　　成人/儿童的比较　adult/child comparison of　158–159
　　关节和韧带　joints and ligaments　3–4, 4f, 8–10, 15
　　肌肉　muscles　4–6, 7f, 11f, 12
　　枕骨和上颈椎　occipital and upper spine　6–12
　　枢椎以下的脊柱　subaxial spine　12–15
　　枕骨下区域　suboccipital region　10–12, 10t, 11f
　　上颈椎　upper cervical spine　17–18
　　血供　vascular supply　6
　　解剖关系　topographical relationships of　13–15
颈椎的生物力学　Biomechanics, of the cervical spine　17–24
　儿童　in children　158–159
　压缩暴力　compressive forces　19
　功能解剖与稳定性　functional anatomy and stability　17–19, 19t
　损伤后的颈椎　of injured cervical spine　20–23
　　过伸性损伤　extension injuries　22–23
　　屈曲性损伤　flexion injuries　20–22
　不稳定　instability　19–20
颈椎的旋转　Rotation, of cervical spine　19, 19t
颈椎的椎弓，解剖和功能　Vertebral arch, cervical, anatomy and function of　1, 2f
颈椎前凸　Lordosis, cervical　17
　缺失，在儿童　absence of, in children　159
颈椎损伤，也可参见：特殊类型的损伤　Cervical spine injuries. See also specific types of injuries
　评估　evaluation of　25–38, 95–97
　　颈椎外伤的临床评估预案　C-spine clearance protocol in　30–32, 31f, 33f, 35
　　临床评估　clinical evaluation　25–26
　　磁共振成像　magnetic resonance imaging in　34
　　平片与 CT　plain radiography versus CT scans in　32–34
　　影像学评估　radiological assessment in　26–30, 27f–30f
　非手术治疗　nonoperative management of　39–48
　　借助颈椎支具　with cervical orthoses　40–42, 41f, 42f
　　一般原则　general principles of　44–46
　　借助 Halo 头环背心制动　with halo vest immobilization　42–44
　　初步评估　initial assessment in　39
　　借助颅骨牵引　with skeletal traction　39–40
颈椎损伤的 X 线检查　X-rays, of cervical spine injuries　26, 27f, 28f

寰枕分离的 of atlanto-occipital dissociation 52, 53
　与 CT 对比的 comparison with computed tom-ography 32-34
　颅颈交界区损伤 of craniocervical junction injuries 59
　儿童颈椎创伤的 of pediatric cervical spine trauma 161-162
颈椎损伤的核磁共振（MRI） Magnetic resonance imaging (MRI), of cervical spine injuries 28, 30, 30f, 39
　寰枕分离 of atlanto-occipital dissociation 53
　在儿童 in children 160, 162, 165
　椎间盘韧带复合体完整性的评估 for diskoligamentous complex integrity assessment 170
　确定不稳定 for instability determination 20, 23
　闭合复位之前 prior to closed reduction 40
颈椎损伤的影像学 Imaging, of cervical spine injuries 25-38. 参见 CT、MRI、X 线检查 See also Computed tomography (CT): Magnetic resonance imaging (MRI); X-rays
　儿童 in children 160-162
　意识清醒/意识不清醒的患者 in comatose/unconscious patients 26, 28, 34, 35, 39, 160-162
颈椎损伤严重性评分 Cervical Spine Injury Severity Score (CSISS) 84, 105
颈椎外伤的临床评估预案 C-spine clearance protocol 30-32, 31f, 33f, 35
　用于儿童 for children 159-162, 167
颈椎制动 Cervical immobilization
　儿童 in children 159-160
　去除 discontinuation of 25, 30-32, 35
颈椎椎体 Vertebral bodies, cervical
　解剖和功能 anatomy and function of 1, 2f
　骨折 fractures of 98f
　骨质疏松性压缩性骨折 osteoporotic compression fractures of 148
　楔形变，儿童的 wedging of, in children 159
静脉丛 Venous plexuses

　解剖和功能 anatomy and function of 6, 10
　枕骨下的 suboccipital 12

K

髁间隙 Condylar gap 161

L

Lee 氏 X- 连线方法 Lee's X-line method 52
肋骨横突切除术 Costotransversectomy 134t, 135f, 137
泪滴样骨折 Teardrop fractures 21
　儿童的 in children 157
类风湿性关节炎 Rheumatoid arthritis 147, 148-150, 153
　在颈椎创伤 cervical spine trauma in
　　评估 evaluation of 149
　　影像学的 imaging of 149
　　治疗 treatment for 149-150, 153, 154
　病理生理学和生物力学的 pathophysiology and biomechanics of 148-149, 148f
　脊柱不稳定 spinal instability in 147
类固醇类药物，用于脊髓损伤的治疗 Corticosteroids, as spinal cord injury treatment 97
菱形肌，解剖和功能 Rhomboid muscles, anatomy and function of 5
颅底骨折 Skull base, fractures of 54, 54f
颅颈分离，参见寰枕分离 Craniocervical dissociation. See Atlanto-occipital dissociation
颅颈交界区，解剖与功能 Craniocervical junction, anatomy and function of 50-51
颅颈脱位，参见寰枕分离 Craniocervical dislocation. See Atlanto-occipital dissociation
颅神经麻痹 Cranial nerve palsy
　颅颈创伤相关的 craniocervical trauma-related 51
　枕骨髁骨折相关的 occipital condyle fracture-related 59
颅椎关节，解剖与功能 Craniovertebral joints, anatomy and function of 8, 15, 16
颅椎结合部，损伤 Craniovertebral junction, injuries to 49

M

Miami-J 硬质颈托 Miami-J rigid cervical collars 41, 42f, 43

Minerva 支具 Minerva brace 41-42, 43-44

弥漫性特发性骨增殖症（DISH） Diffuse idiopathic skeletal hyperostosis (DISH) 22, 139-146
    生物力学 biomechanics of 140-141
    C6-C7 仰伸—分离性损伤 with C6-C7 extension-distraction injuries 98f
    颈椎骨折伴随的 cervical spine fractures associated with 102, 103, 139-146
        诊断 diagnosis of 140
        流行病学 epidemiology of 140
        影像学 imaging of 140, 144-145
        院前评估与转运 prehospital assessment and transportation for 142
        治疗 treatment for 142-144
    定义 definition of 102
    评估 evaluation of 96
    影像学 imaging of 102

迷走神经 Vagal nerve 51

N

脑损伤，寰—枕脱位相关的 Brain injury, atlanto-occipital dissociation-related 51

P

PMT®CervMax™ 颈托 PMT®CervMax™ Cervical Orthosis Collar 41

Powers 比值 Powers ratio 52
    儿童的 in children 161, 163

Q

气道梗阻，闭合复位相关的 Airway obstruction, closed reduction-related 40

气管后间隙，儿童的 Retrotracheal space, in children 161

髂肋肌，解剖和功能 Iliocostalis muscle, anatomy and function of 5, 5t

髂肋肌 Sacroiliitis 140

牵引 Traction 39-40
    用于颈胸结合部损伤 for cervicothoracic junction injuries 133
    用于压缩性骨折 for compression fractures 87, 88
    用于小关节脱位 for facet joint dislocations 120
    用于 Hangman 骨折 for hangman's fractures 78-79

牵引弓 Gardner-Wells tongs 39, 45, 87, 133

前方入路，颈胸结合部损伤的 Ventral approaches, to cervicothoracic junction injuries 134, 136, 136f

前路固定 Anterior fixation
    屈曲—分离型损伤 of flexion-distraction injuries 101-102
    类风湿性关节炎病人 in rheumatoid arthritis patients 149

前路椎间盘切除与融合术 Anterior cervical diskectomy and fusion
    小关节脱位 of facet joint dislocations 121, 123
    小关节骨折 of facet joint fractures 107f
    骨折—脱位损伤 of flexion-distraction injuries 100, 100f

前纵韧带 Anterior longitudinal ligament
    解剖和功能 anatomy and function of 3, 4f, 18-19
    损伤 injuries to
        仰伸—分离型损伤相关的 extension-distraction injury-related 100
        侧块骨折相关的 lateral mass fracture-related 109
        撕脱性 tears 22

枪伤伤口 Gunshot wounds 44-45

强直性脊柱炎 Ankylosing spondylitis
    生物力学 biomechanics of 140-141
    颈椎创伤相关的 cervical spine trauma associated with 102, 103, 139-146
        院前评估与转运 prehospital assessment and transportation in 142
        治疗 treatment for 142-144, 143f
    定义 definition of 102
    诊断 diagnosis of 140
    流行病学 epidemiology of 140

评估　evaluation of　96
影像学　imaging of　102, 140, 144–145
病理生理学　pathophysiology of　139–140
屈曲—分离损伤　Flexion–distraction injuries　21, 94, 98–100
　闭合复位　closed reduction of　99
　小关节的　of the facet joints　97f, 99, 120
　影像学的　imaging of　97f, 98f
　非手术治疗　nonsurgical treatment for　99, 100, 101
　手术入路　surgical approaches to　99–100
屈曲—平移伤　Flexion–translation injuries　21
屈曲—旋转损伤　Flexion–rotation injuries　21
屈曲不稳定　Flexion instability　19
屈曲损伤　Flexion injuries
　生物力学　biomechanics of　20–22
　枢椎以下的　subaxial　97

R

韧带　Ligaments
　解剖和功能　anatomy and function of　18
　颅颈交界区的　of craniocervical junction　50
韧带损伤　Ligament injuries
　颈胸结合部的　to cervicothoracic junction　137
　儿童的　in children　161
　作为不稳定的原因　as instability cause　20
　后方的　posterior　20

S

SCIWORA（无影像学异常的脊髓损伤）　SCIWORA (spinal cord injury without radiographic abnormality)　158, 162, 165
Smith-Robinson 前内侧入路　Smith-Robinson anteromedial approach　136
Sun 氏棘突间比值　Sun's interspinous ratio　52
Swischuk 线　Swischuk 抇 line　59, 161
"Spence 原则"　"Rule of Spence"　63
上颈椎骨折　Upper cervical spine, fractures of　39
　非手术治疗　nonoperative treatment for　44–45
烧灼痛　"Burners"　165
舌下神经，解剖与功能　Hypoglossal nerve, anatomy and function of　51

舌下神经麻痹　Hypoglossal nerve palsy　57
舌下神经损伤　Hypoglossal nerve lesions　51
舌咽神经　Glossopharyngeal nerve　51
神经根病，小关节骨折相关的　Radiculopathy, facet joint fracture-related　110
神经功能受损　Neurologic impairment
　颈胸结合部损伤相关的　cervicothoracic junction injury-related　130–131, 133
　儿童　in children　156, 167
　与脊柱强直相关的　spinal ankylosis-related　142, 144, 145
神经功能状态，分级的　Neurologic status, grading of　174, 175t
神经系统检查　Neurologic examination　96
　在类风湿性关节炎的患者　in rheumatoid arthritis patients　149
枢椎（C2）　Axis (C2)
　解剖与功能　anatomy and function of　2f, 8, 15, 18
　　儿童　in children　76–77
　　变异　anomalies of　77
　　发育　development of　76–77, 158
　　骨化中心　ossification centers of　77, 77f, 158
枢椎骨折　Axis fractures　22–23
竖脊肌，解剖和功能　Rectus muscles, anatomy and function of　10, 10t, 11f, 12, 13
竖脊肌，解剖与功能　Erector muscle, anatomy and function of　5
双能放射线吸收（DEXA）　Dual-energy X-ray absorptiometry (DEXA)　150

T

头半棘肌，解剖和功能　Semispinalis capitis muscle, anatomy and function of　10,11f
头长肌，解剖和功能　Longus capitis muscle, anatomy and function of　13
头夹肌，解剖和功能　Splenius capitis muscle, anatomy and function of　5, 5t, 6
头斜肌，解剖和功能　Obliquus capitis muscles, anatomy and function of　10, 10t, 11f
推荐等级论证、发展和评价（GRADE）工作组　Grades of Recommendation, Assessment and Evaluation (GRADE) Working Group　94–95

吞咽困难 Dysphagia 42, 51, 59

V
Vista 围领 Vista cervical collars 41

W
Wholey 颅底—齿突尖距离 Wholey basion–dens interval 52, 52f

X
下颈椎 Subaxial cervical spine
 解剖和功能 anatomy and function of 12–15, 18–19
 发育 development of 158
 脱位 dislocations of 39
 骨折 fractures of 39
  非手术治疗 nonoperative treatment for 44
 不稳定 instability of 19–20
下颈椎损伤，也可参见儿童枢椎以下颈椎 Lower cervical injuries. See also Subaxial spine in children 163
下颈椎损伤分类系统（SLIC）和严重性评分 Subaxial Cervical Spine Injury Classification (SLIC) and Severity Scale 84, 88, 95, 96t, 115, 118t, 133
 有限性 limitations of 169–170
下颈椎稳定性，儿童的 Subaxial stabilization, in children 166
先天性颈椎管狭窄 Stenosis, congenital cervical 22
项韧带，解剖和功能 Nuchal ligament, anatomy and function of 3, 4f, 14f, 15, 50
小关节损伤 Facet joints
 解剖与功能 anatomy and function of 2f, 8, 12, 15, 18
 脱位 dislocations of 21, 22, 115–129
  双侧 bilateral 97f, 117f, 120, 123, 125f, 126
  分类 classification of 115–118, 118t, 119t
  闭合复位 closed reduction of 120–121, 124–125, 124f, 127
  屈曲—分离 flexion-distraction 97f, 99, 120
  影像的 imaging of 118–119, 120–121, 127
  初期治疗 initial management of 120–121
  损伤机制 pathomechanics of 119–120
  半脱位 subluxations 120
  手术治疗 surgical management of 121–127, 122t, 124f
  单侧 unilateral 115, 116f, 120, 123
 骨折—脱位 fracture-dislocations of 108, 108f, 120
 骨折 fractures of 21, 22
  损伤水平 level of injury of 108
  损伤机制 mechanism of injury of 106, 113
  非手术治疗 nonoperative treatment for 44
  软组织受累 soft tissue involvement in 109, 113
  伴随脊髓损伤 spinal cord injury associated with 110
  治疗 treatment for 111–113, 112–113
 损伤分型 injury classification of 174, 174f, 174t, 175f
斜方肌，解剖和功能 Trapezius muscle, anatomy and function of 5, 6, 7f
斜角肌，解剖和功能 Scalenus muscles, anatomy and function of 13
斜颈，与头颈部创伤相关的 Torticollis, craniocervical trauma-related 51
心跳骤停，颅颈不稳定相关的 Cardiac arrest, craniocervical instability-related 51
新生儿，颈椎损伤 Neonates, cervical spine injuries in 165
胸腰段，骨质疏松性骨折的 Thoracolumbar junction, osteoporotic fractures of 150–151, 153–154
胸腰椎损伤的分型 Thoracolumbar spine injuries, classification of 83–84, 169
旋转性损伤 Rotation injuries 94
 儿童的 in children 157

Y
压疮，硬质颈托伴随 Decubitus ulcers, cervical orthoses-related 42
压缩性骨折 Compression fractures
 AO-A 型骨折 AO type-A 83–93, 94, 170, 170f, 171f

爆散型　burst-type　85-88, 86f-87f
分类　classification of　83-84, 84t, 115, 118, 119t
流行病学　epidemiology of　85
影像学　imaging of　85-86, 86f-87f
压缩型　impaction-type　84t, 85, 91
初期处理　initial management of　87-88
非手术治疗　nonsurgical treatment for　88, 89, 91-92
劈裂型　split-type　84t, 85, 91
　亚型　subtypes of　170f, 171f, 173t
外科治疗　surgical treatment for　88, 89-92
屈曲—压缩型（泪滴样）　flexion-compression (teardrop)　21, 157
骨质疏松性的　osteoporotic
　齿状突骨折　odontoid process fractures　151-153, 153f
　骨折类型　patterns of　150-151
　治疗　treatment for　151-153
简单楔形骨折　simple wedge　21
咽后间隙, 儿童的　Retropharyngeal space, in children　159, 161
仰伸—分离损伤（EDIs）　Extension-distraction injuries (EDIs)　94, 95, 100-102, 101f
　闭合复位　closed reduction of　101
　非手术治疗　nonsurgical treatment for　101
　手术入路　surgical approaches to　101-102
仰伸不稳定　Extension instability　19
仰伸损伤　Extension injuries　22-23
医疗保健研究与质量局　Agency for Healthcare Research and Quality (AHRQ)　94-95
翼状韧带, 解剖和功能　Ligamenta flava, anatomy and function of　3-4, 4f
翼状韧带, 解剖与功能　Alar ligaments, anatomy and function of　18, 19, 50
硬膜外间隙　Epidural space　9, 10
用于儿童　for children　159-162, 167
用于儿童的颈椎内固定器械　Instrumentation, cervical, use in children　166
运动损伤　Sports-related injuries　165

Z

张力带损伤（AO B 型）　Tension band injuries (AO-type B)　170, 172f
　亚型　subtypes of　170, 172f, 173t
枕大神经, 解剖和功能　Greater occipital nerve, anatomy and function of　10-11, 11f
枕动脉, 解剖　Occipital artery, anatomy of　12
枕骨, 解剖　Occipital bone, anatomy of　4f, 6-8, 7f
枕骨—齿状突间隔（BDI）　Basion-dens interval (BDI)　161
枕骨—枢椎间隙（BAI）　Basion-axial interval (BAI)　161
枕骨髁　Occipital condyles
　解剖和功能　anatomy and functiono　8, 50-51
　骨折　fractures of　39, 44-45
　　解剖学特征以及生物力学　anatomic features and biomechanics of　50-51
　　撕脱骨折　avulsion fractures　50, 54, 54f, 55f-56f
　　分型　classification of　53-56, 54f-56f
　　压缩骨折　compression fractures　54f
　　流行病学　epidemiology of　50
　　发生率　incidence of　50
　　预后和疗效　prognosis and outcome of　58
　　治疗　treatment for　56-58
枕骨髁—C1 间隙（CCI）　Condyle-C1 interval (CCI)　52-53, 53f
枕颈分离, 参见寰枕分离（AOD）Occipitocervical dissociation. See Atlanto-occipital dissociation (AOD)
枕颈关节, 解剖和功能　Occipitocervical joint, anatomy and function of　18
枕颈交界区　Occipitocervical junction
　脱位　dislocation of　22
　不稳定　instability of　19
枕颈融合　Occipitocervical fusion　57-58, 59
　寰椎骨折　of atlas fractures　64
　儿童　in children　166
枕下肌, 解剖和功能　Suboccipital muscles, anatomy and function of　6, 10, 10t
枕下区域, 解剖和功能　Suboccipital region, anatomy and function of　10-12, 10t, 11f
枕下三角, 解剖和功能　Suboccipital triangle, anatomy and function of　10, 11f
枕下神经, 解剖和功能　Suboccipital nerve,

anatomy and function of 11-12, 11f
支具 Braces
 用于颈胸结合部损伤 for cervicothoracic junction injuries 133
 用于压缩性骨折 for compression fractures 89
 Minerva 类型 Minerva-type 41-42, 43-44
中胸段，骨质疏松性骨折的 Midthoracic region, osteoporotic fractures of 150, 153-154
椎动脉的解剖 Vertebral artery, anatomy of 6, 8, 10, 11-12, 11f, 14f, 15
椎动脉损伤 Vertebral artery injuries
 寰椎骨折相关的 atlas fracture-related 63, 67, 97
 枢椎骨折相关的 axis fracture-related 97
 儿童的 in children 157
 诊断 diagnosis of 127
 小关节脱位相关的 facet joint dislocation-related 127-128
 小关节骨折相关的 facet joint fracture-related 110-111
 屈曲分离损伤相关的 flexion-distraction injuries-related 99
 侧块骨折相关的 lateral mass fracture-related 109-110
 危险因素 risk factors for 127

治疗 treatment for 127
椎骨切迹 Vertebral notch, anatomy and function of 2f, 3
椎间盘，参见椎间盘破裂，椎间盘突出，椎间盘损伤 Intervertebral disks. See also Disk disruption; Disk herniation; Disk space injuries
 解剖和功能 anatomy and function of 12, 15
椎间盘破裂，在屈曲—分离性损伤中 Disk disruption, in flexion-distraction injuries 98-99
椎间盘突出 Disk herniation
 闭合复位相关的 closed reduction-related 99
 小关节脱位相关的 facet joint dislocation-related 120-121, 123-124, 125-126, 125f, 127
椎间隙损伤 Disk space injuries 22
椎孔，解剖和功能 Vertebral foramen, anatomy and function of 1, 2f, 3
椎前肌肉，解剖和功能 Prevertebral muscles, anatomy and function of 4
椎前间隙，儿童的 Prevertebral space, in children 159
最长肌，解剖和功能 Longissimus muscle, anatomy and function of 5, 5t